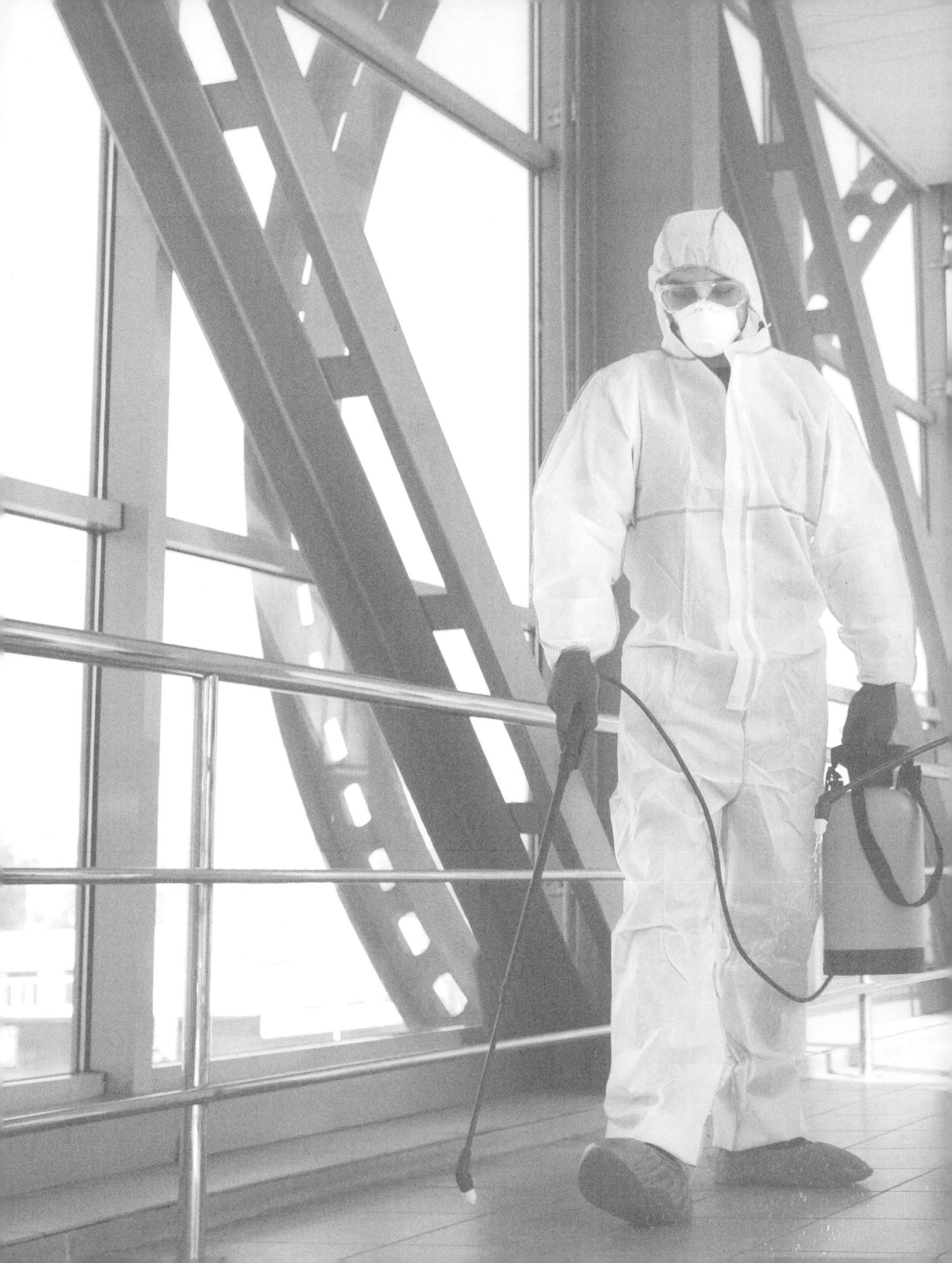

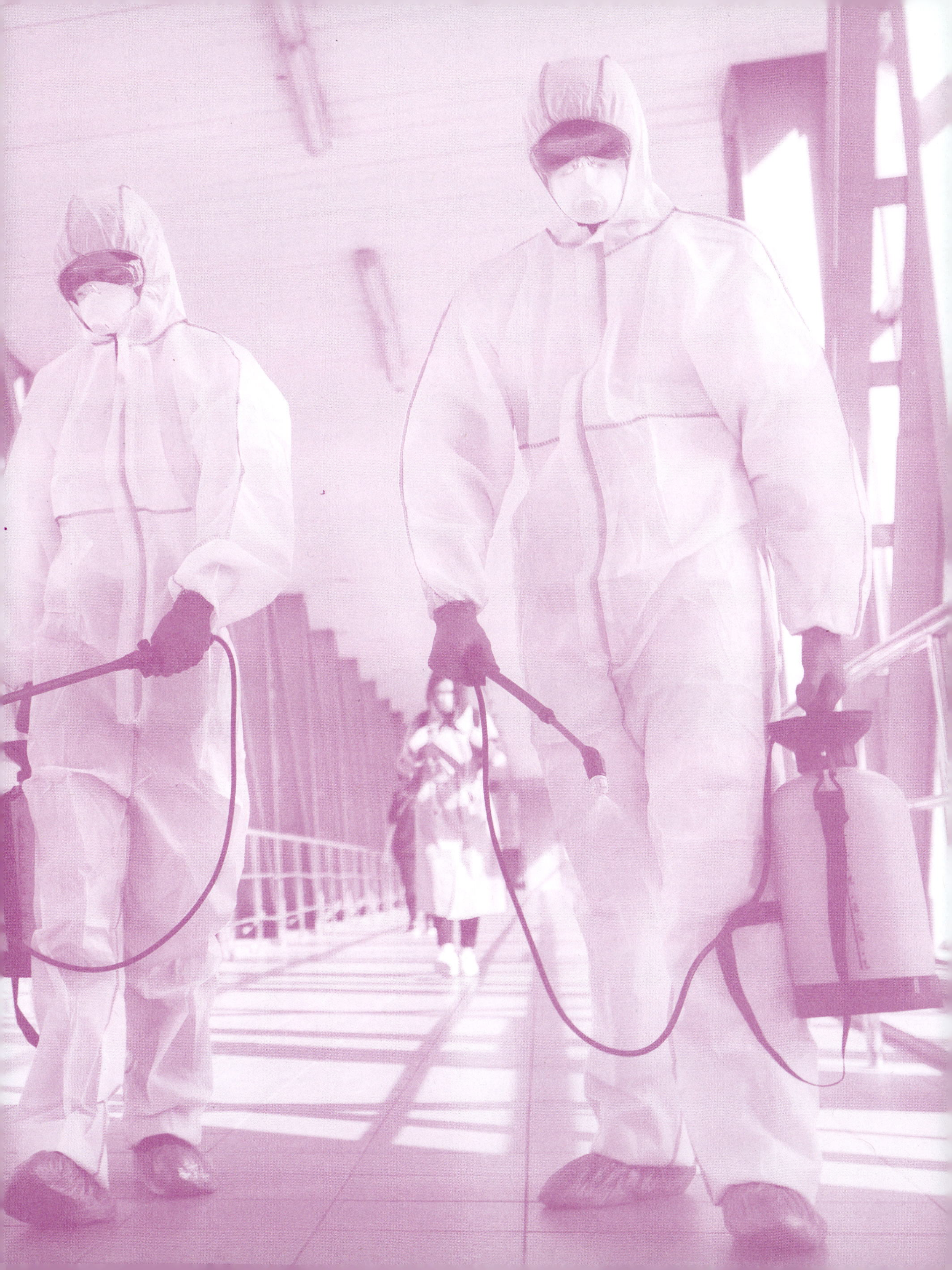

Public Hygiene Management

[개정 제8판]

공중위생 관리학

권혜영 · 김선옥 · 김수미 · 김영주 · 박승경 · 신규옥
신진영 · 안경민 · 안진미 · 왕혜자 · 이길영 · 최성임

메디시인

머리말

오늘날 문명의 눈부신 발달로 인간 수명 100세 시대를 살고 있습니다만, 사람은 평생을 살아가면서 누구나 노화를 경험하고, 언젠가는 사망에 이른다는 것입니다. 따라서 건강하게 장수하는 것은 모든 이들의 간절한 소망일 것입니다.

역사적으로 흑사병을 비롯한 많은 감염병으로 사람들이 희생되었고, 현대에 와서도 신종플루, AIDS, SARS, 조류독감에 이어 2020~2021년 세계를 휩쓴 코로나19 등의 감염병에서부터 고혈압, 당뇨병, 순환기계 질환, 각종 암, 뇌졸중 등의 질병이 건강한 삶의 큰 걸림돌이 되고 있습니다.

위와 같이 개인과 지역사회 및 국민 전체의 건강을 위해 공중위생관리학의 중요성은 아무리 강조해도 지나침이 없다고 하겠습니다.

현재 우리나라에서도 이와 같은 공중보건(위생관리)학의 중요성을 인식하여 각 전문대학 및 대학에서 관련 강의가 개설되고 있습니다. 공중보건학은 시대적 변천에 따라 영역이 광범위해져서 변화되는 최신정보 및 자료를 수집·정리하는 일이 쉽지 않지만 출판사의 적극적인 도움과 '미용인을 위한 전문적인 공중위생관리학'을 발간한 뒤에도 필자들의 뜨거운 열정으로 매해 개정판을 출간하고 있습니다.

대학생들이 공중위생관리학을 이해하는 데 도움이 되었으면 하는 바람이며, 필요할 때마다 찾게 되는 쉽고 친근한 친구같은 실용도서로 자리매김하길 희망합니다.

향후에도 필자들은 공중보건에 대한 진보된 내용이나 수록해야 할 부분을 발빠르게 정리하여 수정해 나갈 것이며 최신자료로서 부족함이 없도록 노력할 것입니다.

전공 교수님들과 이 분야 전문가들의 많은 지도와 편달을 바라며, 독자 여러분들께서도 많이 아껴주셨으면 합니다.

끝으로 이 책이 출판되기까지 아낌없는 지원을 해주신 (주)지구문화/메디시언 임직원 여러분께 감사를 드립니다.

신축년 새 봄에

필자 일동

차례

Contents

chapter 2 환경위생

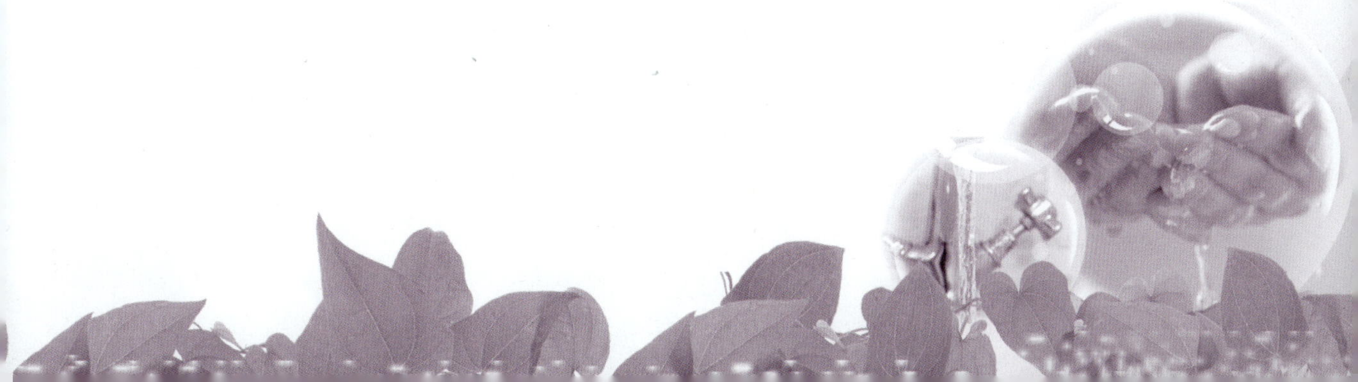

차례

PART Ⅱ 질병관리

chapter 3 질병관리

Contents

PART Ⅲ 소독과 살균

chapter 4 소독과 멸균학

차례

PART Ⅳ 보건관리

chapter 5 보건관리

Contents

차례

PART I

인간의 환경과 공중 보건

Chapter **1.** 공중보건의 개론

1. 건강과 공중보건
2. 건강증진
3. 공중보건의 발달사
4. 산업보건

Chapter **2.** 환경위생

1. 환경위생
2. 공기
3. 물
4. 식품위생

Chapter 1 공중보건학 개론

Section 1. 건강과 공중보건

01. 건강의 의미

(1) 건강의 정의

건강의 정의는 역사와 시대의 변천에 따라서 조금씩 변화되어 왔다. 19세기 초에는 신체적인 건강이 중심이 되었으며, 19세기 중엽에는 신체적인 것은 물론이고 정신적인 개념으로까지 확대되었다. 20세기에는 사회활동까지 건강의 개념으로 변화되었다.

세계보건기구(World Health Organization, WHO)에서 1948년 4월 7일에 내린 정의에 따르면, "건강이란 단순히 질병이나 허약하지 않은 상태를 의미하는 것이 아니라 육체적 · 정신적 · 사회적으로 완전히 안녕한 상태(Health is a complete state of physical, mental, social well-being and not merely the absence of disease or infirmity)"를 의미한다. 사회적인 안녕(social well-being)이란 혼잡한 사회환경 속에서 개인의 역할과 기능을 원만히 수행하여 만족스런 상태의 생활을 하는 것을 의미한다.

이처럼 건강이란 정신적 · 육체적으로 완전히 안녕하고, 복잡한 사회생활 중에 다차원적인 기능과 역할을 수행함에 있어 무리가 없는 상태를 말한다. 즉, 건강이란 본인 스스로 만족감을 느끼며, 사회에 도움이 되는 역할을 할 수 있는 상태를 나타내는 생활개념이다.

건강에 대한 학자들의 견해는 매우 다양하다. 건강을 의미하는 영어 'health'는 '신체조건이 양호한 상태'의 뜻을 가진 'hal'로부터 유래되었으며, "신체상태가 완전하고 양호하다."라는 의미로 주로 신체의 건강에 국한되었다.

① 뒤보스(Dubos)

건강의 의미를 신체적인 건강과, 환경에 대한 적응으로부터 비롯되는 정신적 · 정서적 · 영적 · 사회적인 건강과 관련된 삶의 질로 규정하고 있다.

② 윌리(Wylie)

건강이란 주위 환경에 연관된 인간의 완전함과 끊임없는 적응이다.

③ 베르나르(Bernard Claude)

건강이란 외적인 환경의 변화에 대한 내적인 항상성(homeostasis)이 일정한 상태라고 정의하였으며, 균형이 깨질 경우 건강하다고 할 수 없다는 항상성설을 주장하였다.

④ 히포크라테스(Hippocrates)

건강이란 개인의 체질과 환경과의 균형잡힌 조화이다.

⑤ 월시(Walsh)

건강이란 개인이 맡은 사회적인 임무와 역할을 능률적으로 수행할 수 있는 최적의 상태를 유지하는 것이다.

⑥ 옥스포드 영어사전(Oxford English Dictionary)

건강이란 정신과 육체가 정상적인 기능으로 충족되고 효율적인 상태라고 정의하였다.

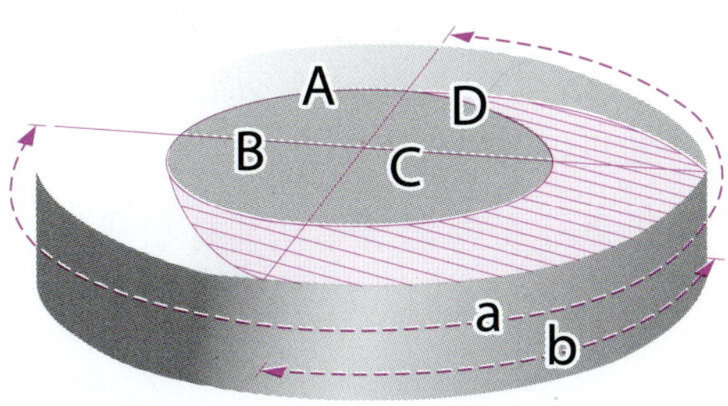

A범위 : 의학적으로 완전한 건강 상태로서 사회에 적응하는 단계이다.
B범위 : 질병의 준비 단계로서 감염병인 경우는 잠복기에, 만성병인 경우는 자각증상이 없는 시기에 해당된다.
C범위 : 완전한 질병 상태로서 노동력이 상실되어 사회생활에서 탈락된 상태이다.
D범위 : 질병에서 회복되는 단계이다.
A, B, C, D 4단계 : 완전히 연속적 상태로 이들 각 단계는 상호간에 이동이 가능하다.
a(B, C, D) : 보건의식이 향상된 계층에서 병적으로 인식
b(C) : 보건의식이 빈약한 계층에서 병적으로 인식

그림 1-1 건강의 연속성

(2) 건강의 척도

① 균형잡힌 몸매와 몸무게 유지
② 신체 기능이 원활한 상태 유지
③ 사회생활에서의 보람과 명랑한 상태 유지
④ 충분한 수면과 심신의 안정 유지
⑤ 무병한 상태와 사회생활에서의 조화 유지

(3) 건강상의 장애요인

① 선천적인 요인
② 후천적인 요인
③ 가정환경
④ 직장환경
⑤ 지역사회환경
⑥ 불의의 재난 및 사고

2. 질병의 개념

(1) 질병의 정의 및 발생요인

질병이란 인체의 조직 혹은 기관의 이상으로 원활한 생리기능을 수행하지 못하여 개체가 받는 각종 자극 및 스트레스에 대한 적응기전의 이상으로 인체의 기능 및 구조에 장애가 초래된 상태를 뜻한다.

질병은 연령이나 각종 질병에 대한 저항력, 영양의 불균형, 좋지 않은 생활습관 등과 병인(병인체) 간의 불균형 상태에서 생기는 것이다. 병균이 침입하더라도 면역력이 좋을 경우에는 발병률이 낮지만, 면역력이 떨어졌을 경우에는 발병률이 높아진다. 질병은 이처럼 병인, 숙주, 여러 가지 좋지 못한 환경에 의해서 발생한다.

표 1-1 질병의 발생요인

대분류	소분류		내 용
병인적 요인	정신적		스트레스, 노이로제
	화학적		화학약품, 농약, 영양소
	생물학적		곰팡이, 기생충, 세균, 바이러스
	물리적		방사선, 이상기압, 한랭, 온열
숙주적 요인	생물학적	선천적	유전적 요인, 성, 연령, 인종 사망의 20 ~ 25%가 유전적 요인
		후천적	면역수준 및 영양상태
	사회적	생활양식 및 건강상태	식이, 육체적 운동, 일상활동, 흡연, 음주, 생활양식 및 건강행태
		경제적	가족상태, 거주환경, 교육수준, 작업환경, 직업유무
환경적 요인	생물학적		전염성 질병의 매개물(유해곤충 등)
	물리적		지리, 계절, 기상
	사회적		의료제도, 사회적 관습, 의료시설, 교육제도, 의식주 수준 및 정치제도 등의 포괄적인 사회환경

① **병인요인** : 정신적 요인, 물리적 · 화학적 요인, 병원체, 영양

② **숙주요인** : 심리적 · 생물적 특성 등의 감수성의 인간 숙주, 개인 및 민족적 특성

③ **환경요인** : 생물학적 · 사회적 · 경제적 · 물리화학적 환경 등

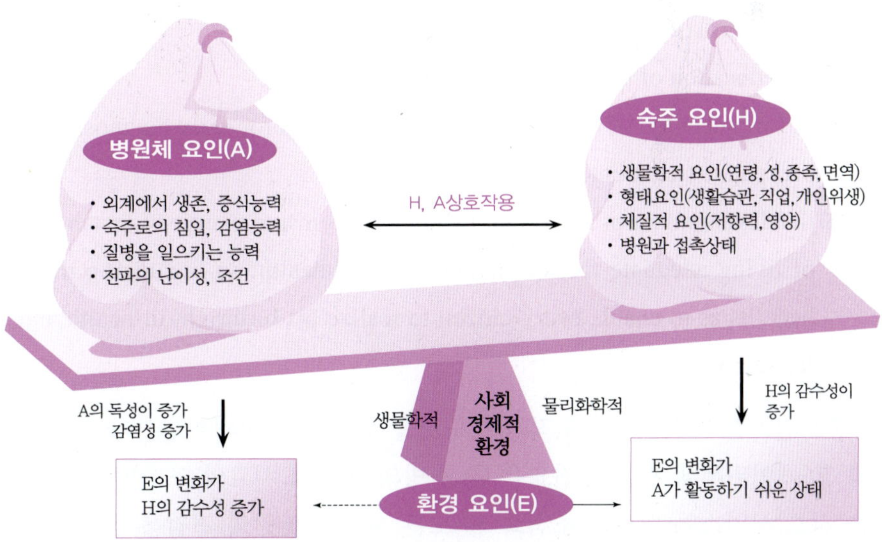

그림 1-2 John Gordon의 질병 혹은 유행병의 발생기전

(2) 질병의 3대 발생요인 및 상호작용

병인은 환경 숙주보다 질적 및 양적으로 유리하게 작용하며, 숙주집단의 면역성이 낮으면 감염병은 더욱 활발하게 유행할 수 있다.

3. 공중보건

(1) 공중보건학의 정의

공중보건학은 세계보건기구가 규정한 것과 같이 신체 및 정신적인 건강뿐만 아니라 사회적으로도 안녕을 보장하려는 기술과학이라고 할 수 있다. 공중보건학과 유사하게 사용되는 용어로는 공중위생학이 있는데 국가별로 공중보건학과 공중위생학이 혼재되어 사용되기도 한다. 일본 및 독일에서는 공중위생학이라는 용어를 사용하며, 한국이나 미국에서는 공중보건학이라는 용어를 사용한다.

건강에 대한 개념과 함께 공중보건학에 관한 정의는 여러 가지가 있으나 가장 널리 통용되는 것은 미국 예일대학교 윈슬로(C. E. A Winslow) 교수의 정의(1920)이다.

> "Public health is the art and science of preventing disease, prolonging life and promoting physical and mental efficiency through organized community effort for
>
> ① the sanitation of the environment,
> ② the control of communicable infections,
> ③ the education of the individual in personal hygiene,
> ④ the organization of medical and nursing services for early diagnosis and preventive treatment of disease and
> ⑤ the development of the social machinery to insure everyone a standard of living adequate for the maintenance of health, so organizing these benefits as to enable every citizen to realize his birthright of health and longevity."

공중보건이란 지역사회의 조직적인 노력을 통하여 ① 환경위생관리 ② 감염병관리 ③ 개인위생에 관한 보건교육 ④ 질병의 예방적 치료와 조기발견을 할 수 있는 간호 서비스와 의료의 조직화 ⑤ 모든 사람이 본인의 건강을 유지하는 데 적합한 생활수준을 보장받도록 사회제도를 발전시키는 것을 포함하고 있다.

(2) 공중보건의 궁극적인 대상

지역사회 주민 전체 및 인간집단의 국민 전체

(3) 공중보건의 목표

국민 전체의 건강 실현을 위한 질병의 예방 및 수명연장을 위한 신체적 · 정신적 효율 증진

(4) 공중보건사업 수행의 3대 요소

① 보건교육
② 보건행정
③ 보건관계법규

4. 공중보건학 관련 학문

공중보건학과 유사한 학문으로 위생학, 예방의학, 공중위생학, 사회의학, 건설학, 지역사회의학, 의료사회학 등이 있다.

(1) 위생학

우리 주위의 모든 환경조건을 과학적으로 연구 · 측정하여 부적합한 환경을 개선함으로써 합리적이고 쾌적한 생활을 영위할 수 있도록 하기 위한 연구 및 건강을 유지 · 증진시키는 과학이며 질병의 예방을 다루는 학문이다.

(2) 예방의학

공중보건학이 실천 위주의 예방의학적 내용을 기초로 지역사회와 인구집단의 질병예방 및 건강증진을 위한 광범위한 학문이라면 예방의학은 각 개인을 대상으로 건강증진 및 질병예방의 의학적 기술을 적용하는 학문이다.

표 1-2 예방의학과 공중보건의 차이점

분류	예방의학	공중보건
목적	질병의 예방, 수명의 연장, 육체적 · 정신적 건강과 능률의 향상	
대상 및 단위	개인, 가족	지역사회
내용	질병의 예방, 건강증진	불건강의 원인이 되는 사회적 요인 제거, 집단건강의 향상을 도모
책임소재	개인, 가족	공공조직
진단방법	임상적 진단	지역사회의 보건통계자료
문제해결	진료와 투약	보건관리와 봉사

5. 공중보건학의 범위

① **보건관리 분야** : 보건행정, 보건통계, 보건영양, 보건교육, 성인보건, 정신보건, 가족계획, 모자보건, 학교보건, 보건정보 등 지역사회를 단위로 한 인간집단을 중심으로 질병예방 및 건강을 유지 · 증진시키기 위한 연구

② **역학 및 질병관리 분야** : 비전염성 질환 관리, 기생충 질환, 감염병 관리, 역학 등 질병 발생원인과 과정

③ **환경보건 분야** : 환경오염, 식품위생, 산업보건, 환경위생 등 환경요인에 대한 과학적 보건 분야

6. 공중보건수준 평가

지역사회와 국가의 건강수준을 수치로 표현한다는 것은 어려운 일이다. 공중보건수준을 평가하는 다양한 지표들이 있지만 절대적인 것이 아니다. 건강수준을 정확하게 나타낼 수 있는 지표가 있으면 합리적이겠지만 연속선상에서 동적으로 변동되는 건강을 정확하게 측정하는 것은 매우 어려운 일이다.

그러므로 인간집단의 공중보건수준을 평가하기 위해서 반대개념인 사망력을 이용한다. 사망력은 건강지표보다 객관적으로 판단이 가능하다. 대다수의 나라에서 행정통계를 통한 출생과 사망 정보를 집계하므로 이를 통해 간접적인 측정을 한다.

WHO는 건강지표(health indicator)에 의한 건강수준을 측정하며, 다른 국가들과 비교가 가능한 지표로서 다음의 4가지를 제시하고 있다.

① 비례사망지수(Proportional Mortality Indicator, PMI)

일 년 동안 사망한 전체 사망자에 대한 같은 해 사망한 50세 이상의 사망자를 표시한 것으로 수치가 높게 나올수록 전체 사망자 중에서 고령자의 비율이 높다는 것을 의미하므로 보건수준이 높음을 반영한다.

② 평균수명

0세의 평균여명을 평균수명이라고 한다. 평균여명이란 어떤 연령의 사람이 앞으로 평균적으로 몇 년을 더 살 수 있는지에 대한 기대치를 의미한다.

③ 보통사망률

특정 년도의 인구 중에서 같은 해의 총 사망자수를 의미한다.

④ 영아사망률

출생 1,000명에 대한 생후 1년 미만의 사망영아수로 나타낸다. 영아사망률이 공중보건수준을 나타내는 지표로 사용되는 것은 영아가 영양 · 질병 · 환경 등 외적인 요소에 매우 민감하게 반응하고, 영양섭취 문제 · 산전관리 · 산후관리 · 경제상태 · 환경위생상태 · 의료수혜 정도 · 교육 정도 등에 따라 크게 영향을 받기 때문이다.

Section 2. 건강증진

1. 건강증진의 정의

건강증진이라는 용어의 사용이 본격화된 것은 1975년 캐나다의 라롱드(Lalonde)에 의해서 발표된 '캐나다의 건강에 관한 새로운 시각' 이라는 보고서와 1979년 미국의 '건강한 사람들(Healthy people)' 에 공식적인 건강증진의 개념이 표현된 것이 계기이다.

라롱드의 보고서가 세계보건기구(WHO)의 주도적인 행동을 촉발하여 새로운 건강증진 개념으로 '2000년에 전인류에게 건강을(Health for all by the year 2000)' 전략을 1978년 알마아타 선언을 통해서 선포하였다.

1984년 세계보건기구는 건강증진의 의미를 '사람들이 자신의 건강을 더욱 잘 관리하고 개선할 수 있도록 하는 과정' 이라고 하였다.

1986년 오타와에서 개최된 제1차 국제건강증진회의(Ottawa charter for health promotion, 1986)에서 건강증진을 '사람들로 하여금 건강에 대한 영향력 행사 능력을 강화하도록 도와주는 과정' 이라고 하였다.

미국의 보건후생부는 '2000년의 건강한 국민(Health People 2000)' 이라는 정책 보고서에서 '국민건강을 위한 전반적 목표인 건강한 삶의 기간 연장, 계층간 건강수준 격차 감소, 예방 서비스 접근성 제고를 달성하기 위한 건강증진 및 질병 전략' 을 아래와 같이 제시하였다.

① 전국민의 건강한 삶을 연장한다.
② 건강에 관련된 불평등을 완화한다.
③ 전국민의 예방보건 서비스에 대한 접근이 가능하도록 한다.

따라서 건강증진은 단순한 질병예방이나 치료가 아닌 건강향상을 위해 사람들이 지니고 있는 건강의 잠재력을 최대한 발휘할 수 있도록 개발하는 것이며, 의학적인 결과에 영향을 미치기는 하지만 비의학적인 접근이라고 할 수 있다.

2. 건강증진 및 관리

건강증진을 위해서는 질병에 걸리지 않아야 하는데, 과거에는 단순히 의료기술에 의한 질병의 치료 또는 예방이 곧 건강증진이라고 생각했다. 하지만 성인병과 같은 퇴행성 질환의 발생은 어릴 때부터 굳어진 생활습관(life style)과 밀접한 관계가 있다고 밝혀지면서 의료기술에 의존하기보다는 건강증진을 위해 스스로 관리하고 노력할 것이 강조되고 있다.

인간의 90% 이상이 건강하게 태어나지만 개인의 '그릇된 행동' 에 의해서 다양한 병에 걸린다. 개인마다의 유전적 원인에 따라서 다르긴 하지만, 건강한 잠재력을 갖고 있으면 개인의 건강을 위한 올바른 행동양식과 건강에 좋은 환경을 유지하기 위한 끊임없는 노력이 필요하다.

건강을 결정하는 중요한 요소에는 인간생물학적 요소(human biological factor), 환경(environment), 생활양식(life style), 보건의료체계(health care system) 등이 있다. 최근 가장 심각한 건강문제로 부각되고 있는 것은 사고와 만성 퇴행성 질환이다. 이는 의료적인 문제보다는 생활양식과 환경 등 비의료적인 문제와 깊은 관계가 있다.

1976년 미국의 보건교육후생성 자료에 따르면, 75세 이전 사망자의 사망원인 분석 결과 생활양식 50%, 환경 및 인간생물학적 원인 20%, 보건의료적 원인 10%로 나타났다.

1999년 우리나라의 보고에서도 생활양식이 52%, 환경 및 인간생물학적인 원인이 20%, 보건의료적인 원인이 8% 로 나타났다. 이러한 결과는 건강한 생활습관의 중요성을 나타내고 있다.

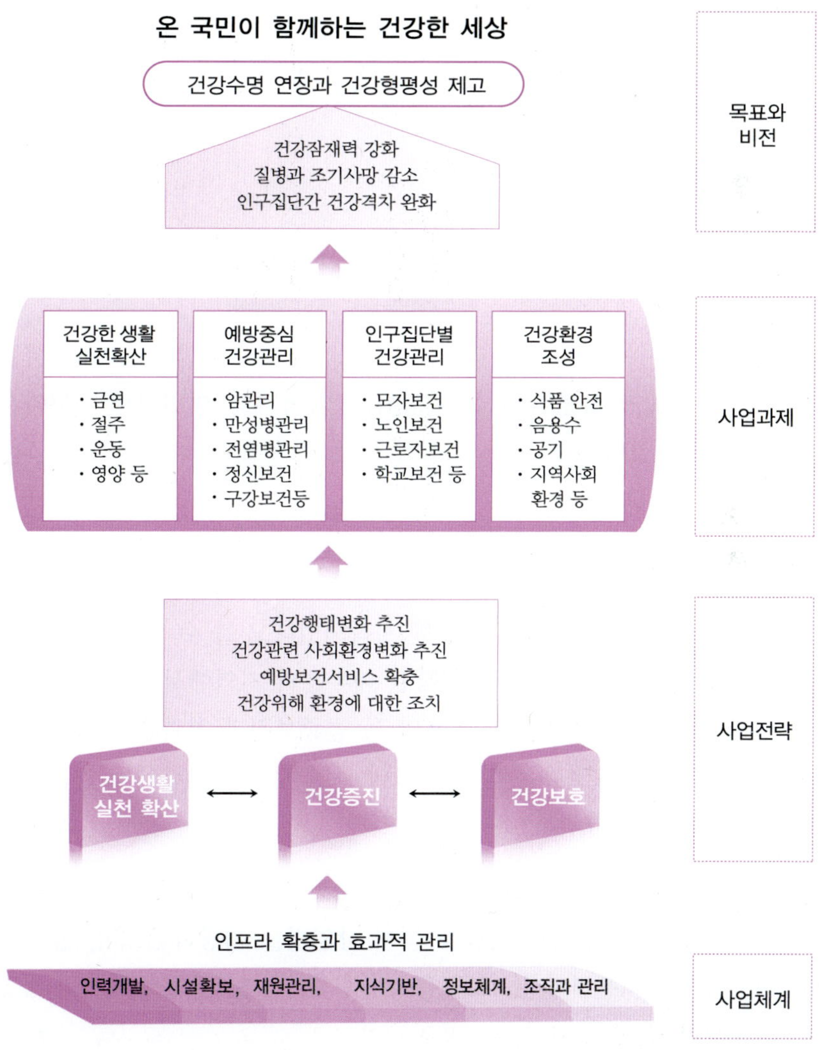

그림 1-3 국민건강증진사업 개념도

1995년 1월 5일 국민건강증진법이 공포되면서 국민건강증진사업이 제도적으로 자리를 잡게 되었다. '국민건강증진사업' 이란 보건교육, 질병예방, 영양개선 및 건강생활의 실천을 통해서 국민건강을 증진시키는 사업을 말하며 "국가 및 지방자치단체는 건강에 관한 국민의 관심을 높이며 국민건강을 증진시킬 책임을 진다."(법 제3조제1항) 라고 명시하였다. 따라서 보건복지부 장관은 건강증진계획 기본시책을 수립하고, 지방자치단체장은 이에 따른 건강증진 세부계획을 수립해서 시행하도록 하였다.

Section 3. 공중보건의 발달사

질병에 걸리지 않고 건강을 유지하고자 하는 인간의 노력은 인류역사와 더불어 시작되었다.

공중보건의 발달사는 학자에 따라서 다양한 견해가 있지만 본 교재에서는 가장 일반적인 ① 고대기 ② 중세기 ③ 여명기 ④ 확립기 ⑤ 발전기로 나누어서 중요한 내용을 살펴보았다.

1. 고대기(~A.D. 500)

공중보건의 역사는 인류의 역사와 함께 시작되었다고 볼 수 있다. 역사적 자료나 문헌에서 보면 세계 4대 문명이 시작된 대부분의 지역에서 도시가 건설되었으며, 배수관 · 화장실 · 의료시설 · 목욕탕 등 공중보건과 연관된 시설이 과학적이고 체계적으로 되어 있었다는 점에서 고대 문명 시대의 인류에게 높은 건강의식이 있었다고 볼 수 있다.

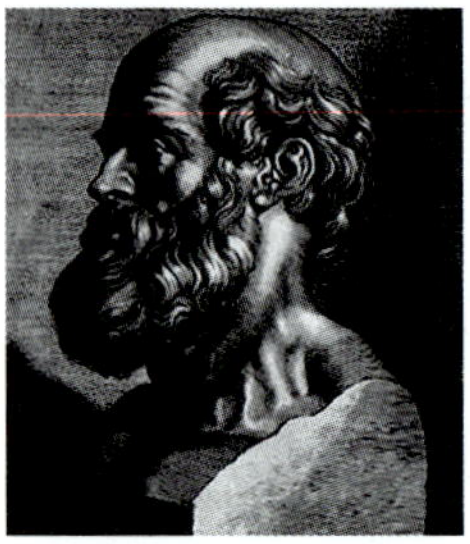

의성(醫聖) 히포크라테스 (Hippocrates, B.C.460~377)

① 고대 인도의 베다(Veda) 시대

규칙적이고 매우 위생적인 생활을 통해 감염병을 예방하였으며, 방부나 살균에 대한 기술을 적용하였다. 또한 음식 · 목욕 · 의복 · 운동 · 신체의 청결 등에 관한 규정이 있었다.

② 고대 그리스 시대

고대 그리스의 히포크라테스(Hippocrates, B.C. 460~377)는 '인간과학'을 주장하였다. 히포크라테스는 의학의 아버지로 환경과 질병 발생 사이에 깊은 관계가 있다고 생각하였고, 여러 가지의 다양한 예방법과 치료법에 대한 업적을 남겼다.

〈히포크라테스 전집(Corpus Hippocraticum)〉에서는 해부학, 부인과 소아의 질병, 질병의 예후, 식이요법과 약물요법, 의학윤리, 수술 등의 주제를 다루면서 4액체설과 장기설을 주장하였으며 내용은 다음과 같다.

- 4액체설 : 인체는 혈액, 황담즙, 점액, 흑담즙을 가지고 있다. 이 4가지 체액의 균형에 의해서 건강이 유지된다는 설이다.
- 장기설 : 의술에 있어서 다양한 경험과 관찰이 가장 중요하다는 논리로 유행이라는 단어를 처음 사용하기 시작하였다. 좋지 않은 기후, 생활양식, 지형, 공기, 음식 등에 의해서 인간의 질병이 발생한다는 설이다.

③ 로마 시대

위생학(Hygiene)이라는 용어를 처음 사용하였으며 상수도 시설, 공중목욕탕, 위생공학, 정기 인구조사 등이 발달하였고, 목욕탕과 수도 및 도로 등을 관리하는 공무원이 있었다. 또한 사체의 매장 등에 관한 규정을 제정 · 시행하였다.

2. 중세기(A.D. 500~1500)

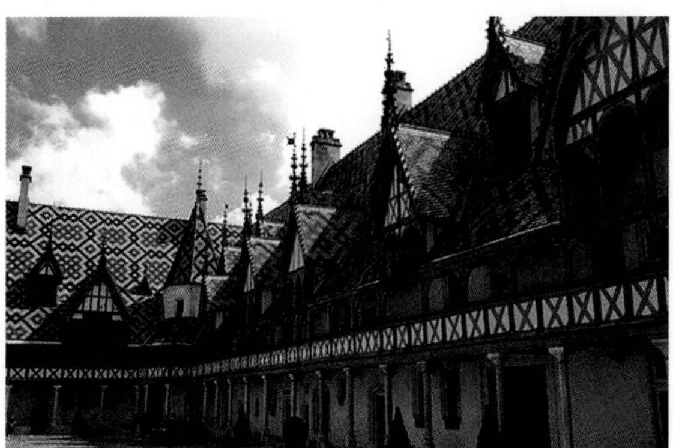

그림 1-5
현존하는 가장 오래된 병원
– Hotel Dieu(660)

문화적인 암흑기라고 할 만큼 고대 그리스보다 퇴보된 시대였으며 모든 질병의 원인을 신이 내린 벌로 간주하여 의학 발전이 제자리걸음을 했던 시대였다(기독교가 죄악과 질병 사이에서 해결사 역할을 함).

이 시대 사상의 핵심이었던 기독교 사상을 중심으로 하여 로마와 희랍의 물질주의적인 사상으로 극에 달한 사치주의에 대한 반발 및 종교적인 경건 사상에 의거해 육체적 금욕을 경시하는 사고방식을 행동의 규범으로 삼았다.

13세기에는 나병이 유럽에 만연하여 검역제도가 만들어졌다. 14세기에는 유럽 대도시에 선페스트가 유행하여 2개월 동안 여행자를 검역하였다. 15세기 말~16세기까지는 전 유럽에 매독이 유행하여 '접촉전염설'이 대두되었다.

페스트에 대한 대책으로서 환자 격리소 설치, 환자 색출, 환자의 침상 및 의복 소각, 항구 폐쇄, 검역기간 규정 등 현대와 비슷한 조치를 강구하였다.

중세 말기에는 채광, 주거생활, 환기, 협소한 가로수, 불충분한 배수구, 불량 음료수, 비위생적 사체 등에 관한 방역 규정이 있었다.

3. 근세(A.D. 1500~1850) – 여명기, 요람기

근세는 문예부흥(1453~1600)의 시기였다. 침체되었던 중세에서 벗어나 근대 과학기술이 태동하고, 산업혁명(1760~1830)으로 공중보건학적 사상이 조금씩 싹트기 시작했다.

공장 중심으로 도시가 형성되어 인구가 집중되면서 연소자나 노동자 등의 근로조건이 심각한 보건문제로 대두되었다.

개인위생보다는 공중보건으로 개념 전환이 된 시기로 생산수단의 도구가 기계로 대체되면서 대량생산이 가능해지고, 산업혁명이 가속화되었다.

(1) 영국

① **그라운트**(John Graunt, 1620~1647) : 런던의 출산 및 사망에 대한 통계적 연구를 발표하고, 이 통계가 정부정책 확립의 기본이 된다고 역설하여 보건행정의 과학화를 뒷받침하였다.

② **제너**(Jenner, 1749~1823) : 천연두 접종법(1798)을 발견하여 18세기 유럽에서 만연했던 천연두를 근절하는 데 커다란 기여를 했으며, 예방접종의 대중화가 가능하였다.

③ **체드윅**(Edwin Chadwick, 1800~1890) : 1842년 '노동자 계층의 위생상태'라는 보고서를 통해서 지역 공중보건 활동의 중요성, 위생개혁의 시급성, 보건행정 조직체계 마련에 대한 내용을 제시하였다. 이는 현대의 보건행정 및 공중보건의 원칙이 되었다.

이후에 이 보고서의 영향으로 1848년 세계에서 최초로 공중보건법이 제정되기도 하였다.

(2) 이탈리아

이탈리아 의사 라마치니(B. Ramazzini, 1633~1714)는 52개 직종에 속해 있는 직장인과 연관된 〈노동자의 질환〉이라는 책을 발간하였다. 그가 남긴 직업병에 대한 업적은 산업위생 분야에서 선구자 역할을 하였다.

(3) 독일

요한 프랑크(J. P. Frank)는 위생행정에 관한 12권의 저서를 출간하였으며, 이 12권의 저서는 공중보건학에 대한 최초의 저서로 알려져 있다. 그는 "국민의 건강을 확보하는 것은 국가의 책임이다."라고 주장하며 공중보건학의 체계화를 정립시켰다.

4. 확립기(A.D. 1850 ~ 1900) – 근대

공중보건학에 있어서 내용적 · 제도적인 부분이 구체적으로 정립된 시기이다. 면역학 및 세균학이 눈부시게 발전하여 예방의학적 개념이 확립된 시기로서 전염병의 근본적인 차단 및 질병예방 활동이 가능해지면서 공중보건의 큰 발전을 가져왔다.

(1) 영국

① 체드윅(E. Chadwick, 1800~1890) : 구빈법(Poor Law) 개혁, 묘지위생, 근로자 보건 등에 관한 보고로 공중보건의 성장을 촉진시켰으며, 런던을 중심으로 유행한 열병의 참상을 조사하여 〈Fever Report〉를 정부에 제출하였다.

② 존 스노(John Snow, 1855) : '콜레라에 대한 역학조사 보고서'를 통해서 장기설을 뒤집고 '전염병 감염설'을 입증하였다.

③ 조셉 리스터(J. Lister) : 페놀에 의한 무균수술법, 석탄산 살균법, 기구, 기계, 의복의 고온멸균법을 고안하였다.

④ 윌리엄 라스본(William Rathborne) : 1862년 영국 리버풀(Liverpool) 시에서 최초로 방문간호사업을 시작하여 19세기 말에 영국 전역으로 확대시킨 간호사이다.

(2) 독일

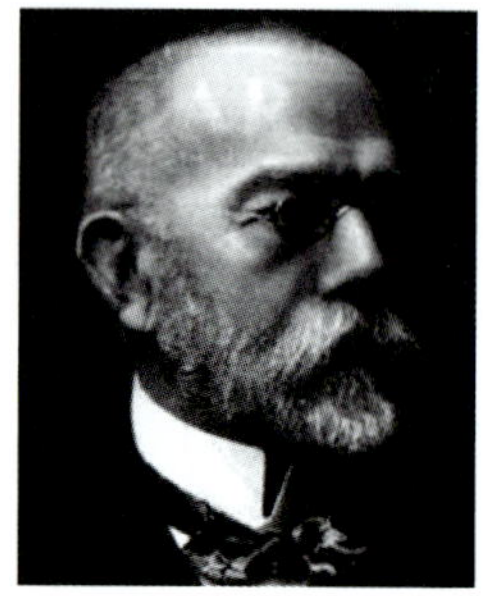

코흐(Robert Koch, 1843~1910)

① 코흐(R. Koch, 1843~1910) : 파상풍균(1878), 결핵균(1882), 콜레라균(1883)을 발견하였다.

② 파스퇴르(L. Pasteur, 1822~1895) : 닭콜레라균(1880), 탄저균(1877)을 발견했고 광견병 백신(1884), 돈단독 백신(1883)을 개발하였다.

③ 에를리히(Ehrlich, 1854~1915) : 살발산(salvalsan)이라는 매독 치료제를 발명하면서 화학요법이 시작되고 백신 개발, 치료제 발명, 세균 발견 등 질병을 예방하는 기본적인 틀을 확립시켰다.

④ 막스 폰 페텐코퍼(Max von Pettenkofer) : 세계 최초로 뮌헨 대학에 위생학 교실을 개설하여 실험위생학의 기초를 확립시켰으며, 1876년에 베를린에 '독일국립위생원' 이 건립되었다.

5. 발전기(A.D. 1900~현재)

확립기의 공중보건학은 독일과 영국 등 유럽을 중심으로 발전해 왔지만 발전기의 공중보건학은 미국이나 영국을 중심으로 체계화되었다.

① 1910년 미국의 공중보건협회가 의학에 사회의학을 도입시켰다.

② 1913년 하버드 대학과 매사추세츠 대학 연합으로 보건대학원을 창설하여 보건행정학, 산업보건학, 소아보건학, 역학, 보건통계학 등의 강좌를 개설하였다.

③ 1920년 윈슬로(Winslow, 1877~1957)는 공중보건의 정의를 발표하였다.

④ 1933년 시덴스트리커(E. Sydenstricker)는 〈건강과 환경〉이라는 저술을 통해 사회의학의 필요성을 강조하였다.

⑤ 1945년 샌프란시스코에서 UN 헌장에 보건문제를 삽입시켰다.

⑥ 1946년 2월 국제보건기구를 위한 준비위원회가 설립되었으며 세계보건기구(WHO) 헌장의 초안이 작성되었다.

⑦ 1948년 4월 7일 WHO가 발족되었다.

⑧ 1972년 국제인간환경회의에서는 '하나뿐인 지구(The only one earth)' 를 오염으로부터 보호할 것을 다짐하는 인간환경선언을 하였다.

⑨ 1973년 공해문제를 해결하기 위해서 국제환경기구(United Nations Environment Program, UNEP)가 설립되었다.

⑩ 1978년 9월 소련에서 알마아타(Alma-Ata) 선언이 발표되었는데 '2000년에 전인류에게 건강을(Health for all by the year 2000)' 이라는 목표를 이루기 위해 1차 보건의료사업을 추진하였다.
⑪ 1992년 6월 브라질의 리우에서 '지구환경정상회담' 이라는, 환경과 개발에 대한 유엔환경회의를 개최하였다.
⑫ 슈퍼컴퓨터(super computer)가 보급되면서 인간 유전자가 완전히 분석되어 보건의료뿐만 아니라 다양한 분야에서 게놈(genome) 프로젝트가 활발해지고 있으며, 줄기세포 연구가 활성화되면서 난치병 극복의 희망이 생기는 등 혁명적 변화가 기대되고 있다.

Section 4. 산업보건

1. 산업보건의 개념

(1) 산업보건의 정의

세계노동기구(ILO)와 세계보건기구(WHO)는 산업보건의 정의를 "모든 산업장의 근로자들이 정신적 · 육체적 · 사회적으로 최상의 안녕상태를 유지 및 증진할 수 있도록 작업조건으로 인한 질병을 예방하며, 건강에 유해한 작업조건으로부터 근로자들을 보호하고, 더 나아가서는 근로자들의 생산효율을 향상시키기 위한 근로 및 생활조건을 연구하는 과학이다."라고 했다.

(2) 산업보건의 중요성

① 급속한 산업발달에 따른 근로인구의 증가로 인해 인력자원 관리에 대한 관심이 높아졌다.
② 노동력 증진으로 생산성 및 품질을 향상시킬 수 있다.
③ 산업보건 관리가 근로자들의 인권문제로 대두되었다.

(3) 산업보건의 역사

① **히포크라테스**(Hippocrates, B.C. 460~377) : 야금업 종사자나 광부들이 납에 폭로됨으로써 건강을 해친다는 기록을 하였다.

② **엘렌버그**(Ellenberg, 1473) : 금속 증기의 위험성을 인식하고 납 및 수은 중독증상을 기술, 예방법을 암시하였다.

③ **슈토크하우젠**(Samuel Stockhausen, 1656) : '일산화납의 유독한 연기가 원인이 된 질환과 광부 천식에 관한 논설' 이라는 연구보고서를 냈다.

④ **라마치니**(Ramazzini, 1713) : 〈직업병(De Morbis Artificum Diatraiba)〉을 발간하였다.

⑤ **산업혁명**(1760~1830) : 새로운 공업의 발달과 좋지 못한 작업환경 때문에 근로자들의 20세 이전 사망률이 증가하였다.

⑥ **공장법** : 1833년 영국에서 공장법(English Factory Act)이 만들어짐으로써 근로자 보호의 기틀이 마련되었다. 그 이후 독일, 프랑스, 이탈리아 등에서도 근로자를 위한 입법을 추진하였다.

(4) 산업보건사업의 기본업무

1) 기본방향

① 직장의 다양성을 인식하고 지역에 따른 직능별 특징을 가진 보건사업을 전개한다.

② 사업장을 능동적이고 보다 자주적으로 참여하도록 구성한다.

③ 건강에 대한 많은 문제들을 예방사업의 중심으로 다룬다.

2) 기능

① 응급조치와 긴급치료를 조직화한다.

② 직장에서의 유해요인의 위험성을 확인 · 평가한다.

③ 노동에 연관된 근로자의 건강상태를 점검한다.

④ 작업재활 대책을 강구한다.

⑤ 산업보건위생 및 인간공학 영역에서의 정보훈련 및 교육제공에 필요한 부분을 협력한다.

⑥ 작업에 사용되는 물질에 대한 조언을 한다.

⑦ 작업방법의 새로운 설비와 개선 검사 및 평가에 대한 계획에 참여한다.

2. 노동과 건강

(1) 근로자와 작업

1) 근로자의 적정배치

근로자를 적재적소에 배치하는 것은 생산성에 직접적인 영향을 미칠 뿐만 아니라 근로의욕을 자극해서 기업이윤에 좋은 영향을 줄 수 있다.

① 심리적 적성검사

- 지능검사 : 기억, 추리와 귀납, 언어
- 인성검사 : 성격, 태도나 정신상태
- 지각검사 : 운동속도, 손재주, 양수협조능력

② 생리적 기능검사

- 심폐기능검사 : 운동부하 전후에 측정
- 감각기능검사 : 색맹, 시력, 청력검사
- 체력검사 : 악력, 배근력 등을 측정

③ 신체적 적성검사

신체계측과 직업과의 적성 여부를 판정하는 것으로서 신체계측치로는 체중, 흉위(가슴둘레), 신장, 좌고(앉은키), 상완위(팔근육둘레) 등이 있다.

2) 작업동작

작업동작은 근로자의 건강과 생산성에 큰 영향을 미치므로 매우 중요하다. 따라서 ① 작업자세의 안정도 ② 작업동작의 안전도 ③ 작업동작의 경제도 ④ 작업동작의 능률도 등이 충분히 고려되어야 한다.

근로자의 작업시간은 합리적으로 배분해야 한다. 우리나라의 경우 근로기준법 제50조에서 1주간의 근로시간은 휴게시간을 제외하고 근로시간이 40시간을 넘지 않도록 규정하고 있으며, 1일 근로시간은 휴게시간을 제외하고 8시간을 넘지 않도록 정하고 있다. 또한 근로시간을 산정함에 있어서 작업을 위하여 근로자가 사용자의 지휘·감독 아래에 있는 대기시간 등은 근로시간으로 보도록 되어 있다.(법 제50조제3항)

3) 근로강도에 따른 작업의 적정화

작업능률의 향상 및 근로자의 건강관리를 위해서 근로의 양이나 근로강도를 조사하여야 한다. 많은 작업으로 인한 근로자의 피로감이나 작업능률의 감소 및 건강을 해치는 일이 없도록 하여야 한다.

[에너지 대사율]

에너지 대사율(relative metabolic rate, RMR)은 육체적인 작업강도의 지표로 사용된다.

$$RMR = \frac{\text{작업 시 소비에너지} - \text{동시간의 안정 시 소비에너지}}{\text{기초대사량}} = \frac{\text{근로대사량}}{\text{기초대사량}}$$

작업의 강도에 따라 경노동 RMR 0~1, 중등노동 RMR 1~2, 강노동 RMR 2~4, 중노동 RMR 4~7, 격노동 RMR 7 이상으로 구분한다(표 1-7).

표 1-3 RMR에 따른 근로강도의 분류

구분	근로강도	실동률	주작업의 RMR	근무시간 중의 RMR	근무시간 중의 소비열량(kcal)*	1일 소비열량(kcal)*
A	경노동	80 이상	0~1	0~0.8	920 이하 720 이하	2,200 이하 1,970 이하
의자에 앉아 하는 손작업(2,200 kcal)						
B	중등노동	80~76	1~2	0.8~1.5	920~1,250 2,200~2,550	720~1,020 1,970~2,200
지적 작업, 6시간 무휴 가능한 작업(2,500 kcal)						
C	강노동	76~67	2~4	1.5~2.7	1,250~1,700 2,500~3,050	1,020~1,420 2,200~2,600
전형적인 지속작업(3,000 kcal)						
D	중노동	67~50	4~7	2.7~3.5	1,750~2,170 3,050~3,500	1,420~2,920 2,620~2,920
휴식이 필요한 작업(3,500 kcal)						
E	격노동	50 이하	7 이상	3.5 이상	2,170 이상 3,500 이상	1,777 이상 2,977 이상

*상단 숫자는 남자, 하단 숫자는 여자의 소비열량

(2) 근로와 영양

근로자의 작업능률과 건강확보를 위해서 산업장의 급식관리는 매우 중요하다. 근로종류나 강도에 따라서 영양공급이 달라져야 하므로, 그에 따른 급식관리가 필수적이다.

표 1-4 남녀별 근로강도에 따른 영양소 요구량

	열량 (kcal)	단백질 (g)	칼슘 (g)	철 (mg)	식염 (g)	비타민A (g)	비타민B_1 (mg)	비타민B_2 (mg)	니아신 (g)	비타민C (mg)	비타민D (IU)
경노동	2,200	80	0.6	10	15	2,000	1.1	1.1	11	65	400
	(1,700)	(65)	(0.6)	(10)	(15)	(2,000)	(0.9)	(0.9)	(9)	(60)	(400)
중등노동	2,500	85	0.6	10	15	2,000	1.3	1.3	13	65	400
	(2,000)	(70)	(0.6)	(10)	15	(2,000)	(1.1)	(1.1)	(11)	(60)	(400)
강노동	2,800	90	0.6	10	20	2,000	1.5	1.5	15	65	400
	(2,000)	(75)	(0.6)	(10)	(20)	(2,000)	(1.2)	(1.2)	(12)	(60)	(400)
중노동	3,100	95	0.6	10	20	2,000	1.8	1.8	18	65	400
	(2,000)	(80)	(0.6)	(10)	(20)	(2,000)	(1.4)	(1.4)	(14)	(60)	(400)
격노동	3,450	100	0.6	10	20	2,000	2.0	2.0	20	65	400
	–	–	–	–	–	–	–	–	–	–	–

영양소의 양은 근로자의 작업강도에 따라서 달라지는데, 필수영양소가 원활히 공급될 때 근로자의 건강상태가 좋아지며 생산력도 증가한다.

(3) 근로기준

1) 근로 노동시간

국제노동기구(ILO)에서 1919년 1일 8시간, 주 48시간을 채택하였지만 1931년 이후에 1일 8시간, 주 40시간을 채택하였다.

2) 우리나라 근로기준법

① 1주간의 근로시간은 휴게시간을 제외하고 40시간, 1일 근로시간은 휴게시간을 제외하고 8시간을 초과할 수 없다(제50조).

② 15세 이상 18세 미만인 자의 근로시간은 1일 7시간, 1주일 40시간을 초과하지 못하며, 당사자 사이의 합의에 따라서 1일 1시간, 1주일 6시간을 한도로 연장할 수 있다(제69조).

③ 당사자 간의 합의를 통해서 일정 단위기간 평균 근로시간이 제50조를 초과하지 않는 범위에서 특정 주의 근로시간을 52시간, 특정한 날의 근로시간을 12시간 이내에서 초과하여 근로할 수 있다(제51조, 탄력적 근로시간제).

3) 최저 연령과 취직인허증

① 15세 미만인 자는 근로자로 사용하지 못한다.(제64조)
② 사용자는 18세 미만인 자에 대해서 연령을 증명하는 가족관계기록사항증명서와 친권자 또는 후견인의 동의서를 갖추어 두어야 한다.(제66조)

4) 사용금지

① 임신 중이거나 산후 1년이 지나지 아니한 여성
② 18세 미만자를 도덕상 또는 보건상 유해 · 위험한 사업에 사용하지 못한다.
③ 임산부가 아닌 18세 이상의 여성을 보건상 유해 · 위험한 사업 중 임신 또는 출산에 관한 기능에 유해 · 위험한 사업에 사용하지 못한다(제65조).

5) 근로계약

미성년자는 독자적으로 임금을 청구할 수 있으며(제68조), 18세 미만인 자와 근로계약을 체결할 경우에는 근로조건을 반드시 서면으로 명시하고 교부해야 한다(제67조).

6) 모성보호

① 사용자는 여성 근로자가 청구할 경우에 월 1일의 생리휴가를 주어야 한다. (제73조)
② 사용자는 여성이 임신 중일 경우 산전과 산후를 통하여 90일의 출산전후 휴가를 주어야 한다. 이때 휴가기간의 배정은 산후 45일(한 번에 둘 이상 자녀를 임신한 경우에는 60일) 이상이 되어야 한다.(제74조)
③ 생후 1년 미만인 유아를 가진 여성 근로자가 청구할 경우에는 1일 2회, 각각 30분 이상의 유급 수유시간을 주어야 한다.(제75조)
④ 사용자는 임신 중인 여성이 유산 또는 사산한 경우로서 그 근로자가 청구하면 대통령령으로 정하는 바에 따라 유산 · 사산 휴가를 주어야 한다. 다만, 인공 임신중절 수술(모자보건법 제14조제1항에 따른 경우는 제외한다)에 따른 경우는 그러지 아니하다.(제74조제3항)

⑤ 사용자는 임신 후 12주 이내 또는 36주 이후에 있는 여성 근로자가 1일 2시간의 근로시간 단축을 신청하는 경우 이를 허용하여야 한다. 다만, 1일 근로시간이 8시간 미만인 근로자에게 대하여서는 1일 근로시간이 6시간이 되도록 근로시간 단축을 허용할 수 있다.(제74조제7항)

⑥ 사용자는 제7항에 따른 근로시간 단축을 이유로 해당 근로자의 임금을 삭감하여서는 아니된다.(제74조제8항)

(4) 산업피로

계속해서 회복되지 않고 축적되는 피로를 산업피로라고 한다. 산업피로는 질병과 재해의 원인이 되기도 하고, 생산성 저하로 많은 손실을 가져올 수 있다.

1) 산업피로의 발생요인

① 심리적 인자

작업의욕 및 능률 저하, 구속감, 인간관계의 문제, 불안, 위험감, 부담되는 책임감, 가정불화, 불건전한 이성관계, 성격의 부적응

② 신체적 인자

신체적인 결함, 체력 저하

③ 작업적 인자

작업조건의 부조화, 환기의 불량, 휴식시간 부족, 휴일 부족, 야근의 연속, 과도한 작업강도

2) 산업피로의 종류

① 정신적 피로

육체적인 피로가 아닌 중추신경계에서 오는 피로를 말한다.

② 육체적 피로

신체 전반에 걸친 피로이며, 대부분의 근육 피로를 말한다.

③ 전신피로

근육 내 글리코겐의 감소, 포도당 저하, 산소 공급의 부족으로 오는 피로

④ 국소피로

지속적인 근육의 사용으로 오는 부분적인 피로를 말한다.

3) 산업피로의 증상

체온변화, 신경이상, 소변의 이상 소견, 혈액의 이상 소견, 순환기능의 장애

4) 산업피로의 대책

작업량 조정(작업밀도 · 시간, 휴식시간의 적정 배분), 반신욕 및 목욕으로 혈액순환 개선, 커피 · 홍차 등을 마심으로써 테오브로민(theobromine)이나 카페인(caffeine) 등을 통한 심장기능 강화

3. 산업재해

(1) 산업재해의 정의

산업재해란 돌발적으로 발생하는 인명피해 및 재산상의 손실을 말한다. 우리나라 산업안전보건법에서는 "산업재해란 근로자가 업무에 관계되는 건설물 · 설비 · 원재료 · 가스 · 증기 · 분진 등에 의하거나 작업 또는 그 밖의 업무로 인하여 사망 또는 부상하거나 질병에 걸리는 것을 말한다.(제2조)"라고 정의하였다.

(2) 산업재해 발생의 요인

① 환경적 요인

환경적 요인을 다른 말로 물적 요인이라고도 하며, 시설 불량, 기계 자체 불량, 그 밖의 돌발사고 및 과중한 작업부담 등을 들 수 있다.

② 인적 요인

- 심리적 요인(갈등, 정신력 부족, 정신상의 결함, 착오 등)
- 생리적 요인(여성의 생리 및 임신, 음주, 피로, 신체적 결함, 체력 부족)
- 관리상 요인(돌발사고에 대한 대처 부족, 작업진행의 혼란, 작업미숙)

(3) 산업재해 지표

산업재해의 정도를 분석해서 예방대책을 위해 만든 재해의 지수로 도수율과 강도율이 표준이 된다. 이것들에 대치될 수 있는 것으로는 평균손실일수 및 건수율이 있다.

① **건수율**

산업체의 종업원 1,000명당 재해발생건수를 표시한 것이다.

$$건수율 = \frac{재해건수}{평균\ 실근로자수} \times 1{,}000$$

② **도수율**

연 근로시간을 기준으로 했을 경우에 100만 연 작업시간당 재해발생건수를 말한다.

$$도수율 = \frac{재해건수}{연\ 근로시간수} \times 1{,}000{,}000$$

③ **강도율**

근로시간 1,000시간당 발생되는 근로손실일수를 나타낸다.

$$강도율 = \frac{손실작업일수}{연\ 근로시간수} \times 1{,}000$$

④ **평균손실일수**

재해가 발생한 건수당 평균 작업손실 규모를 나타내는 지표이다.

$$평균손실일수 = \frac{손실작업일수}{연\ 재해일수} \times 1{,}000$$

⑤ **재해일수율**

$$재해일수율 = \frac{연\ 재해일수}{연\ 근로시간수} \times 100$$

(4) 산업재해 예방대책

① 재해기록제도 시행
② 작업장에 대한 적성배치
③ 설비에 대한 검토 및 사업장 내부 청결, 정리정돈

4. 직업병

직업병이란 특정 직종에 종사하는 사람에게만 발생하는 질환이다. 대표적인 직업병으로는 납중독, 벤젠중독, 규폐증 등이 있으며 이를 3대 직업병이라고 한다.

(1) 이상기온에 의한 건강장애

표 1-5 열중증의 종류와 특성

열중증	원 인	증 상	대 책
열경련	체내의 수분 및 염분 손실	근육경련, 현기증, 동공산대, 맥박상승, 혈중 NaCl 감소	생리식염수 주사
열허탈증	말초혈관 순환의 부진, 대뇌 피질의 혈류량 부족	현기증, 두통, 이명, 전신권태	강심제, 포도당 주사
울열증 열사병	더운 환경에서의 노동으로 뇌온상승에 의한 중추신경 장애	동공반응, 이명, 두통	피부건조, 무한증
열쇠약증	만성적 체열소모로 인한 만성 열중증	식욕부진, 빈혈, 위장장애, 전신권태	비타민 B_1 투여, 영양공급

(2) 이상기압에 의한 건강장애

1) 고압환경과 건강장애

① **이산화탄소(CO_2)** : 고압환경에서 이산화탄소의 농도가 3% 를 넘어서는 안 되며, 이산화탄소는 산소의 독성과 질소의 마취작용을 증강시킨다.

② **산소(O_2)** : 산소분압이 2기압까지는 큰 지장이 없으나 2기압을 넘어갈 경우에는 산소중독 증세가 생긴다.

③ **질소(N_2)** : 4기압 이상에서 공기 중의 질소가스는 마취작용을 나타낸다. 질소의 지방용해 정도는 물에 비해서 5배 정도가 높고, 혈액<물<지방 순이다. 1기압이 증가할 때마다 10L 정도의 질소가 체내에 유입되며, 체외 배출이 힘들어서 잠함병(潛函病)의 원인이 된다.

2) 감압과정과 건강장애

① **잠함병** : 이상고압 환경(1.4~1.6기압 이상)에서 작업을 할 때 호흡과정에서 체내로 유입된 질소(N_2)가 체외로 배출되지 못하여 발생하는 병이다.

② **잠함병의 4대 증상**

- 뇌내 혈액순환 및 호흡기 장애
- 내이장애
- 척추마비, 반신불수
- 피부소양감, 사지관절통

5. 분진에 의한 장애

① **진폐증** : 유리규산, 석면에 의한 진폐병이 대표적이며 7㎛ 이하일 경우에는 흡입이 가능한데, 0.5~5㎛의 먼지가 폐포에 축적되는 심각한 분진이다.

② **규폐증** : 규폐증은 석영, 부싯돌, 모래 등에 의한 무기질인 이산화규소를 포함한 미세먼지를 지속적으로 흡입함으로써 생기는 폐질환이다.

③ **석면폐증** : 석면을 지속적으로 흡입해서 생기는 만성폐질환이다. 석면 분진의 크기가 2~5㎛인 것이 가장 유해하다.

6. 공업중독

① **납중독** : 크리스탈 유리 제조, 도자기 제조, 자동차 축전지 제조, 납광산 등에 의해서 발생하며 호흡기계나 경구를 통한 침입이 대부분이다. 폐포에 흡수될 경우 발증이 빠르고 매우 위험하다. 납중독의 증상으로는 식욕감퇴, 변비, 헤모글로빈량의 저하, 관절통, 신근마비 등이 있다.

② **수은중독** : 수은광산의 갱내 작업, 수은의 정력, 수은등, 정류기 등에 수은 봉입작업 등으로 생기며, 주로 신장에 축적된다. 두통, 구내염, 설사, 피로감 등이 생길 수 있다.

③ **크롬중독** : 염색, 내화벽돌 제조, 크롬산염, 전기도금공장 등의 크롬분진 흡입에 의해 발생되며, 인두염, 기관지염, 비염 등을 일으킨다.

④ **카드뮴중독** : 수은, 납, 비소와 같은 독성 금속 중의 하나로서 플라스틱 제조, 카드뮴 금속도금, 카드뮴 합금 등에서 나오는 화합물이 호흡기를 통해서 흡입되어 생긴다. 소화기계의 이상, 호흡기계의 이상, 만성 중독증상들을 일으킨다. 카드뮴의 작업장 허용농도는 $0.05mg/m^3$ 이며, 도시하수의 오염원으로 수질오염의 기준은 0.01mg/L이다. 카드뮴 중독은 이따이이따이(Itai-Itai)병을 일으키기도 한다.

⑤ **벤젠중독 및 그 유도체의 중독**

벤젠을 증류 · 분무하거나 용기에 주입하는 과정 등에서 안료를 용해하는 작업 등으로 발생된다. 대부분 흡입에 의해 중독이 일어나는데 급성중독은 신경계에 장애를 일으킨다. 증상으로는 이명, 현기증, 구토, 근육 마비, 의식상실, 오심 등이 있다.

만성중독은 혈액, 혈관, 간장의 중독을 일으켜서 피부장애의 원인이 되기도 하며, 증상으로는 두통, 전신쇠약, 소화장애, 피로감 등이 있다.

7. 작업환경의 위생관리

(1) 작업환경관리의 기본원칙

① **대치** : 시설 변경, 물질 변경, 공정 변경 등 위생대책의 근본적인 방법이다. 비용이 적게 드는 장점이 있지만 고도의 기술을 필요로 하기 때문에 많은 어려움이 따른다.

② **격리** : 유해자와 작업자 사이에 방호벽이 놓여 있는 상태를 말한다. 격리대상으로는 시설, 저장물질, 공정 및 작업이 있다.

③ **환기** : 신선한 공기를 치환하기 위해서 오염공기를 포착하여 작업자의 호흡기 위치에서부터 배출시키거나 쾌적한 온열상태를 유지하기 위해 사용하는 것이다. 유해물질을 희석하는 데 사용한다 해서 전체환기를 다른 말로 희석환기라고도 한다.

④ **교육** : 교육을 통한 훈련이 실제 현실에서 유용하게 사용될 수 있도록 하는 것이다. 감독자, 기술자, 경영자 및 작업자별로 성질에 맞는 내용을 교육한다.

(2) 산업위생 보호구

산업장에서 실제 사용되는 도구로는 산소호흡기, 방열면, 방열의, 장갑, 보호의, 장화, 귀마개, 방진마스크, 산업전용 보호크림, 산업전용 보호안경, 안전모자 등이 있다. 사용자가 보호구의 사용 및 보관에 관련된 전문지식을 갖추어야 한다.

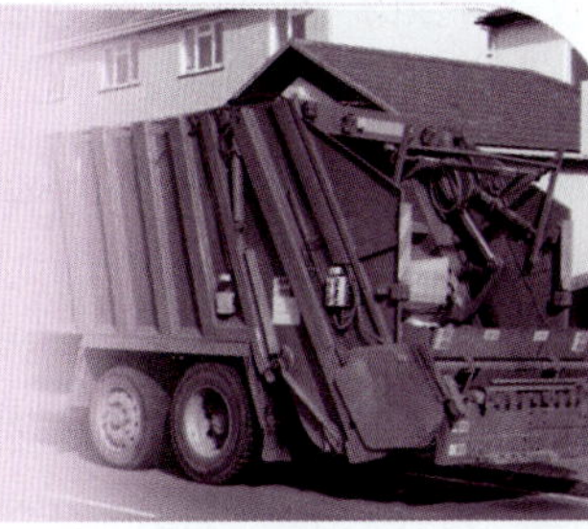

Chapter 2 환경위생

Section 1. 환경위생

1. 환경위생의 개념

환경위생(Environment Sanitation)은 인간을 둘러싸고 있는 환경요인을 연구 · 측정해서 보다 쾌적한 생활환경을 유지하여 인간의 생리적 삶의 질(QOL, Quality of life)을 향상시키는 것을 목적으로 한다. 세계보건기구(WHO, World Health Organization)의 환경위생전문위원회(ECES, Expert Committee on Environmental Sanitation)에서는 환경위생을 '인간이 신체적 · 정신적 및 사회적으로 안정된 상태일 때 몸에 유해한 작용을 주거나 영향을 미칠 수 있는 물질적인 환경에 대한 모든 요소를 조절하는 것' 으로 정의하였다.

환경위생을 근대과학으로 발전시킨 사람은 페텐코퍼(Max von Pettenkofer, 1818~1901)이다. 1866년 그는 뮌헨대학에 위생학 강좌를 개설하여 환경위생의 기초를 확립하였으며, 스템(Stem) 등은 인간의 환경을 자연적 · 사회적 및 문화적 환경의 3가지로 구분하였다.

환경위생에서 대상으로 하는 환경은 이화학적 환경으로, 주요 환경요인으로는 공기, 상수, 하수, 폐기물 처리, 주택 및 의복위생 등이다.

2. 기후와 일광

(1) 기후

기후(climate)란 어떤 장소에서 매년 되풀이되는, 정상상태의 대기현상을 종합한 것이다(J. Hann, 1911). 기상이란 대기 중에서 일어나는 물리적 자연환경(바람,

구름, 비, 눈, 무지개, 기압)을 말하는데, 일기는 하루 동안의 대기현상을 종합한 것이다.

기후를 구성하는 요소를 기후요소(climate element)라고 하는데, 기후요소에는 기온, 기습, 기류, 기압, 강수, 일조량 등이 있다.

기후요소에 영향을 주어 시간적 변화와 지역적 변화를 일으키는 요인을 기후인자(climate factor)라고 한다. 위도, 고도, 지형, 토질, 해류, 해발 등이 이에 속한다.

외부 환경변화에 대하여 생리적 적응단계(adaptation)를 거침으로써 내부 환경변화를 겪고 새로운 적응상태가 발생하는 것을 순화현상이라고 한다.

인체의 적응은 환경변화가 작거나 일시적일 경우에는 항상성(Homeostasis)을 유지하기 위하여 본래의 상태로 되돌아간다.

3. 일광

태양계에서 가장 일반적으로 보이는 태양광선은 적외선과 자외선을 포함한 광범위한 파장의 빛을 방사하고 있다. 전체의 약 6%는 자외선, 52%는 가시광선, 42%는 적외선이다. 태양광선은 대기 중의 물질에 의해 흡수 · 산란되어 지상에 도달한다.

(1) 가시광선

가시광선은 400~760nm의 파장을 가진 광선으로 가시광선의 존재에 의해 우리는 물체를 볼 수 있다. 가시광선은 파장에 따라서 다른 색상감각을 준다(표 2-1).

표 2-1 빛의 파장과 색상

파장범위(nm)	색상
380～436	보라
436～495	파랑
495～566	녹색
566～589	노랑
589～627	주황
627～780	빨강

가시광선의 영향은 대부분 눈을 통하여 느껴지나 피부표면에 가시광선을 조사하면 신체에 영향을 주기도 한다. 예를 들어 신생아에게서 나타나는 황달현상(신생아 황달)의 치료법으로 피부표면에 460nm의 청색형광램프를 조사하면 황달증상의 원인이 되는 빌리루빈의 분해를 촉진시킬 수 있다.

(2) 자외선

파장 약 10~400nm의 전자파를 자외선이라고 한다. 자외선은 생물체에 주는 영향에 따라 UV-A(장파장 자외선: 400~320nm), UV-B(중파장 자외선: 320~280nm), UV-C(단파장 자외선: 280~190nm)으로 구분할 수 있다.

일반적으로 우리가 영향을 받는 자외선은 태양으로부터 나오는 자외선이다. 태양광선은 상당히 짧은 파장의 자외선도 포함하고 있으나, 성층권의 오존층에 의하여 290nm 이하의 자외선은 거의 흡수되지 않기 때문에 지표면에 도달하는 것은 장파장과 중파장 자외선이다.

피부에 자외선이 조사되면 홍반현상이나 색소침착을 일으킨다. 홍반현상은 자외선 노출 1~6시간 후 열감, 가려움증, 수포를 형성시킨다. 색소침착은 320nm 이하의 장파장 자외선이나 가시광선에 의해 피부조직 중의 환원멜라닌이 산화되는 반응과 2~3일 후에 중파장 자외선에 의해 멜라노사이트(melanocyte)에서 멜라닌이 형성되는 두 단계 반응을 거쳐서 일어난다.

자외선에 피부가 반복적으로 노출되면 피부암이 일어나는 경우도 있다. 특히 자외선의 양이 많은 적도지방에 거주하는 백인에게서 피부암이 많이 발생하며, 최근에는 염화플루오린화탄소(CFCs)에 의한 오존층 파괴로 인하여 피부암이 증가 추세에 있다.

자외선은 인체 내에서 비타민 D를 합성하는 데 필요하며, 살균작용을 한다.

(3) 적외선

적외선은 가시광선보다 파장이 길고 마이크로파보다는 파장이 짧은 전자파로 파장 780nm 이상이다. 적외선은 파장에 따라서 근적외선(780~1,400nm), 중적외선(1,400~3,000nm), 원적외선(3,000~10,000nm)으로 구분된다.

적외선이 피부에 조사되면 일부는 반사되며, 나머지는 피부조직 내부에 침투 · 흡수된다. 일정량 이상의 적외선은 인체에 장해를 주기도 하며, 피부에 과잉

조사되면 일시적으로 피부가 붉어지는 온열성 홍반이 일어나기도 한다. 이는 피부 말초혈관의 충혈에 의한 것이다. 과량의 적외선이 조사되면 백내장이나 피부 동통 등이 일어나기도 한다.

4. 온열조건

(1) 온열조건

① 기온

기온은 대기의 온도를 말하며 일반적으로 실내에서는 1.5m, 실외에서는 1.2~1.5m 높이의 건구온도를 측정한다. 측정 횟수는 1일 3회(오전 6시, 오후 2시, 오후 10시) 혹은 2회(오전 8시, 오후 8시)에 측정한 결과로 평균을 내서 표시한다. 온도의 표시방법에는 섭씨(℃), 화씨(℉), 절대온도(K)가 있으며, ℃=5/9(℉-32)가 된다.

하루 중 최고기온과 최저기온의 차이를 일교차라고 하며, 일반적으로 최고기온은 오후 2시경, 최저기온은 일출 30분 전의 기온을 말한다. 일교차는 대체적으로 내륙지방이 해안지방에 비해 크다.

연중 최고기온과 최저기온의 차이는 연교차라고 한다. 열대지방은 적고 한대지방이 가장 크다.

② 기습

기습은 일반적으로 습도라고 하며, 대기 중의 수증기량에 의하여 결정된다. 기습은 체열발산에 영향을 주는데, 습도가 높을 때에는 불쾌감을, 습도가 낮을 때에는 상쾌함을 느낀다. 인간에게 쾌감을 주는 습도는 기온에 따라 변한다.

쾌적한 실내습도는 15℃에서는 70~80%, 18~20℃에서는 60~70%, 24℃ 이상에서는 40~60%가 적당하다.

절대습도는 공기 $1m^3$ 중에 포함되어 있는 수증기량을 나타내며, 상대습도는 공기 $1m^3$가 포화상태에서 함유할 수 있는 수증기량과 현재 공기 중에 함유되어 있는 수증기량의 비율을 %로 표시한 것을 말한다.

실내습도가 지나치게 낮으면 호흡기계 질환에 걸리기 쉽고 너무 높으면 피부질환에 걸리기 쉽다.

③ 기류

기류는 기동 또는 바람이라고 하며, 기압의 차이와 기온의 차이에 의하여 형성된다. 기류의 강도는 풍속이나 풍력이라고 하며 속도(m/sec)로 표시한다.

인간에게 최적의 기류는 기온 18℃ 내외, 기습 40~70%의 실내에서 0.2~0.5m/sec, 외기에서 1.0m/sec 이다.

(2) 불쾌지수(DI)

불쾌지수(discomfort index)는 기후상태로 인하여 인간이 느끼는 불쾌감을 표시한 것으로 기온과 습도로 구성되어 있다.

$$DI = [\text{건구온도}(℃) + \text{습구온도}(℃)] \times 0.72 + 40.6$$

불쾌지수가 70 이상이면 일부의 사람이 불쾌감을 느끼며, 75 이상이면 50%의 사람이, 80 이상이면 모든 사람이 불쾌감을 느낀다. 85 이상이면 모든 사람이 매우 불쾌한 감정을 느낀다.

(3) 체온조절작용

① 체온

신체 내부의 온도를 체온이라고 하는데, 신체부위에 따라서 차이를 보인다. 일반적으로 외부환경의 온도변화에 의해서 변동되지 않고, 전신의 온도 이동을 반영하고 있다. 체온을 측정할 때는 쉽게 측정할 수 있는 부위인 고막이나 식도 및 직장 온도 등을 이용하고 있다.

조류나 포유류 등 항온동물의 체온은 거의 일정하게 유지된다. 인간의 체온은 거의 37±1℃로 유지되나 음식물 섭취나 열성질환, 운동, 여성의 월경주기, 환경온도 등의 여러 요인에 의하여 변화된다.

② 체온조절 작용

체온을 거의 일정하게 유지하는 신체 활동을 체온작용이라고 한다. 체온은 신체로부터의 방열작용과 신체에서의 산열작용이라는 두 가지 작용에 의하여 조절된다(그림 2-1).

음식물로부터 섭취된 당이나 지방 등이 보유하고 있는 화학에너지는 복잡한 대사과정 중에서 75~100%가 열로 전환되고 나머지 0~25%가 근육수축 등 외부작용에 사용된다. 이러한 체내에서의 열 생산작용을 '산열(産熱)' 이라고 한다.

안정 시에는 골격근이 전체 산열의 약 60%, 간이 약 20%를 생산하지만, 단위중량당 산열량은 간이 가장 크다. 격렬한 근육운동 시에 골격근의 산열량은 전체의 90%에 달한다.

'방열(放熱)' 은 열을 외부로 발산하는 것을 말하며 방산을 물리적인 측면에서 보면 복사, 전도, 대류, 증발의 네 가지 열 이동방식이 있다.

복사에 의한 열 이동은 신체표면의 절대온도와 주위 물체의 절대온도 각각의 네제곱의 차이에 비례한다.

전도나 대류에 의한 열 이동은 신체표면의 온도와 외부온도의 차이에 비례한다.

따라서, 신체표면의 온도보다 외부의 온도가 낮을 경우에는 복사 · 전도 · 대류에 의해 효율적으로 방열이 이루어지지만, 신체표면과 외부온도의 차이가 감소하면 이러한 방식에 의한 방열량은 감소한다.

신체표면의 온도와 외부온도가 동일하지 않으면 복사 · 전도 · 대류에 의한 방열은 없어지며, 외부온도가 높을 경우 열은 반대로 신체로 들어간다. 따라서 고온에서는 증발이 유일한 방열수단이 된다.

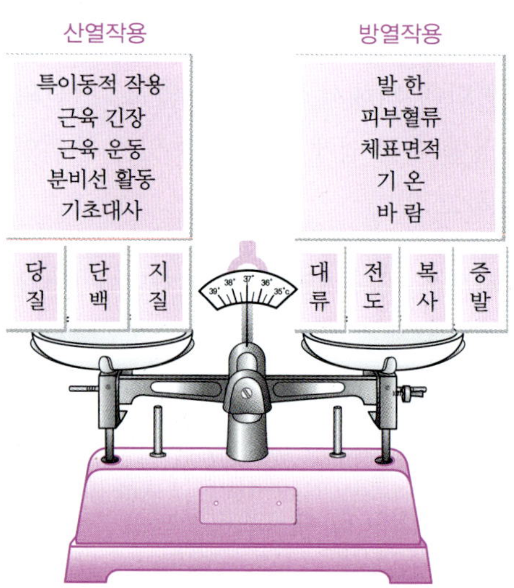

그림 2-1 산열작용과 방열작용

Section 2. 공 기

1. 공기의 조성

공기의 성분에는 산소나 질소와 같이 자연적인 상태로 함유되어 있는 공기의 정상성분과, 일산화탄소나 질소화합물과 같이 생활에서 생성되는 이상성분이 있다.

대기는 지구상에 존재하는 가스의 형태로 지구 주위에 얇은 층을 형성하고 있다. 대기는 지상에서 5km에 50%, 20km 이하에 95% 존재하며, 99%의 공기가 40km 이내에 존재한다.

공기의 조성을 보면 질소가 78%, 산소 21%, 이산화탄소 0.03%, 그 밖에 네온, 헬륨, 수소, 오존 등이 미량 함유되어 있다. 표 2-2에 공기의 조성이 나타나 있다.

인간이 생명을 유지하는 데 필수적인 세 가지 요소는 공기, 물, 음식물이다. 성인은 물이 없어도 5~8일, 음식이 없어도 30~40일 존재할 수 있지만 공기 없이는 5분 정도밖에 생존할 수 없을 만큼 공기는 생명유지에 중요한 역할을 한다.

표 2-2 공기의 조성

성분	화학기호	체적(%)	중량(%)
산소	O_2	20.93	23.01
질소	N_2	78.10	75.51
아르곤	Ar	0.93	1.286
이산화탄소	CO_2	0.03	0.04
네온	Ne	0.0018	0.0012
헬륨	He	0.0005	0.0007
크립톤	Kr	0.0001	0.0003
키세논	Xe	미량	미량
오존	O_3	미량	미량
수소	H_2	미량	미량

(1) 산소

대기 중의 산소 변동범위는 15~27%이나 일반적으로 21% 정도이다.

산소가 결핍되면 저산소증이 올 수 있고 고농도의 산소에서는 산소중독을 일으킨다.

인간은 산소농도가 15~50% 범위이면 특별한 이상없이 생존이 가능하지만 12% 이하가 되면 현기증 · 구토 · 근력저하 증상이 발생하며, 7% 이하에서는 산소결핍 증상이 나타난다.

(2) 질소

질소는 공기의 2/3를 차지하는 성분으로 생리적으로는 불활성 가스이나 고압에서는 마취현상을 나타낸다. 3기압에서는 자극작용이 나타나고 4기압 이상이 되면 중추신경계에 마취작용이 나타나고 10기압 이상에서는 의식상실이 발생할 수 있다.

고압에서 급격하게 압력이 저하되면 모세혈관에 혈전현상이 발생하는데 이를 감압병(decompression sickness) 또는 잠함병(caisson disease)이라고 한다.

(3) 이산화탄소

성인은 호흡에 의하여 약 4%의 이산화탄소가 함유된 공기를 배출하는데 밀폐된 상태에서 이산화탄소가 증가되면 신체에 장해를 일으킨다. 3% 이상이 되면 불쾌감을 느끼며 5% 이상이 되면 호흡중추의 자극으로 호흡이 증가되고 10% 정도가 되면 호흡곤란으로 사망한다.

이산화탄소는 실내 공기오염의 기준이 되기도 하는데 일반적으로 0.1%를 상한량으로 하고 있다.

2. 공기의 자정작용

공기의 자정작용은 다음과 같다.

① 공기 자체의 희석작용
② 강우, 강설 등에 의한 용해성 가스와 부유성 먼지의 세정작용
③ 산소, 오존 및 과산화수소 등에 의한 산화작용
④ 일광, 특히 자외선에 의한 살균작용
⑤ 식물의 광합성에 의한 산소와 이산화탄소 교환작용

3. 호흡

호흡은 폐에서 공기를 구성하고 있는 화학성분의 분압현상에 의하여 이루어진다. 흡기 중의 산소는 헤모글로빈과 결합하여 HbO_2의 형태로 각 조직으로 운반되며 체내에서 형성된 이산화탄소와 수증기는 호기 중으로 배출된다. 표 2-3은 흡기와 호기의 공기 조성을 나타낸다.

표 2-3 호기와 흡기의 공기조성

구분	산소(%)	이산화탄소(%)	질소(%)
호기	17.00	4.00	79.00
흡기	20.93	0.03	78.10

4. 대기오염

(1) 대기오염의 개념

환경오염(environmental pollution)이란 인위적인 원인으로 인하여 공기, 물, 토양 등이 오염되어 일반 공중 또는 지역사회 전 주민의 건강, 재산, 경제적 피해와 자연환경 악화를 초래하는 생활방해를 의미한다. 환경오염은 대기오염, 수질오염과 소음 및 진동으로 구분된다.

WHO의 정의에 의하면 '대기오염(air pollution)이란 옥외 대기 중에 혼입된 오염물질의 양 · 질 · 농도 · 지속시간이 상호작용하여 불특정 다수인에게 불쾌감을 일으키거나 보건상 위해를 끼치며, 인간이나 식물 · 동물의 생활에 해를 주어 시민의 생활이나 재산을 향유할 권리를 방해하는 상태' 라고 한다.

대기오염은 기류의 확산을 고려하면 수질오염과는 달리 규모가 크고 바람에 의해 계속적인 피해를 일으킬 수 있다. 지역의 입지조건이나 온도 및 습도 등 기상요소의 영향으로 대기오염물질이 지역 주민들에게 상당한 피해를 끼치는 경우도 있다.

(2) 대기오염물질

대기오염물질은 황사나 꽃가루와 같은 자연오염물질과 인공오염물질로 구분된다.

인공오염물질은 크게 1차 오염물질과 2차 오염물질로 분류되는데, 1차 오염물질은 직접 대기 중으로 배출되는 CO, SOx, NOx, 분진 등과 같은 오염물질을 말한다. 2차 오염물질은 1차 오염물질과 대기중의 정상성분이 태양에너지에 의한 광합성반응에 의해 생성된 물질을 말하며, 2차 오염물질에는 오존 등의 산화물, 알데하이드, PAN(Perosy Acetyl Nifrate)와 아크롤레인(acrolein) 등이 있다.

대기오염물질은 형태에 따라 입자성 물질과 가스형태의 물질로 분류되는데, 입자성 물질에는 분진, 매연, 훈연, 연주 등이 있으며, 가스형태의 물질에는 탄화수소, 황산화물(SOx), 질소산화물(NOx), 오존(O_3), 산화제 등이 있다.

대기오염은 물질의 변화과정, 연료의 연소과정, 화학반응 과정에 의하여 발생한다. 대기오염 정도를 파악하는 일반적인 방법으로는 SOx 등의 오염물질 농도를 직접 측정하는 방법과 식물을 지표로 하는 방법, 금속 표면의 부식 정도를 보는 표면오염 측정방법 등이 있다. 우리나라에서는 8가지 대기오염물질에 대한 환경기준이 설정되어 있다. 7가지 대기오염물질은 SO_2, NO_2, O_3, PM−10, CO, Pb, C_6H_6, PM−2.5이다.

표 2-4 대기환경기준(환경정책기본법 제2조관련 별표)

항목	연간평균값	24시간 평균값	8시간 평균값	1시간 평균값	측정방법
아황산가스(SO_2)	0.02ppm 이하	0.05ppm 이하		0.15ppm 이하	자외선형광법
이산화질소(NO_2)	0.03ppm 이하	0.06ppm 이하		0.10ppm 이하	화학발광법
일산화탄소(CO)			9ppm 이하	25ppm 이하	비분산적외선분석법
오존(O_3)			0.06ppm 이하	0.1ppm 이하	자외선광도법
미세먼지(PM-10)	50μg/m^3 이하	100μg/m^3 이하			베타선흡수법
납(Pb)	0.5μg/m^3 이하				원자흡광광도법
벤젠 (C_6H_6)	5μg/m^3 이하				가스크로마토그래피법
미세먼지(PM-25)	25μg/m^3 이하	50μg/m^3 이하			중량농도법/자동측정법

① 황산화물(SOx)

황산화물은 화석연료를 연소시키는 과정에서 발생하며 대기오염물질 중 가장 중요하다. 대표적인 물질로는 이산화황(SO_2, 아황산가스)이 있다.

아황산가스는 무색이며 냄새가 약한 기체로 공기 중에 약 0.5ppm 의 농도로 존재하면 냄새를 감지할 수 있다.

아황산가스는 대기 중에서 산화제나 환원제로 작용하며 다른 대기오염물질과 광화학적 촉매로 반응하여 SO_3, 황산이나 기타 황산염 등의 2차 오염물질을 형성한다. 공기 중의 습도가 높을 경우에 SO_2 와 삼산화황(SO_3) 가스는 부식성이 강하고 시야를 흐리게 하는 황산(H_2SO_4)으로 변화된다.

우리나라의 아황산가스 오염도는 대도시와 공단지역에서는 연평균 환경기준인 0.02ppm을 초과하는 경우가 많으며, 대도시의 이산화황(SO_2) 평균농도는 시간당 0.005~0.008ppm 정도이다.

산성비는 대기권에 분포하는 이산화황(SO_2) 등의 산성가스가 수증기 입자와 응집되어 황산가스(H_2SO_4 mist)를 형성하여 크기가 40μm 이상이 되면 빗물로 침강하는 pH 5.6 미만의 비이다.

② 질소산화물(NOx)

질소산화물은 석탄이나 석유를 1,500℃ 이상으로 연소시키는 과정에서 배출되는데, 대기 중의 질소가 연소과정에서 산화되어 발생한다.

질소산화물에는 NO, N_2O, NO_2, N_2O_3, N_2O_5 등이 있는데, 일반적으로 질소화합물은 NO나 NO_2를 말한다.

NO는 NO_2의 전구물질로 무색의 광화학 스모그를 생성하는 활성물질이다. NO_2는 부식성이 있는 산성가스로 농도가 15ppm이 되면 안구나 비강에 자극을 주며 25ppm이면 폐에 영향을 준다.

NO_2는 대기중에서 물과 반응하여 질산(HNO_3)이 되며, 대기중의 질산은 황산과 함께 산성비의 원인이 된다.

자연적인 질소순환과정에서 생성되는 NOx의 양은 500×106ton/year으로 추정된다. NOx의 농도가 1ppb이면 이산화질소(NO_2) 환경기준은 1년동안 0.03ppm(30ppb) 이하가 된다. 서울 등 도시지역에서는 연평균 21~34ppb 정도이다.

③ 일산화탄소(CO)

일산화탄소는 불완전연소에 의해 발생하는 유독한 가스이다. CO는 공기보다 가볍고 기체밀도는 1.25mg/cm^3 이다. CO 발생은 불완전연소 이외에 산화철을 철로 환원시키는 과정이나 고온에서 CO_2가 CO와 H_2O로 분해될 때 생성된다.

④ 황화수소(H_2S)

황화수소는 비스코스 공장, 섬유, 고무장갑, 피혁 및 의약품 공장 등에서 배출되며 연소과정에서는 배출되지 않는다. 황화수소는 금속재료의 표면을 부식시킨다.

⑤ 탄화수소(HC)

탄화수소는 파라핀계 · 아세틸렌계 · 방향족계 · 탄화수소 등으로 구분되며, 광화학 스모그 발생에 중요한 역할을 한다. 탄화수소는 자동차 배출가스, 쓰레기 소각장, 공장 매연 등에서 배출된다.

⑥ 염화수소(HCl) 및 플루오르화수소(HF)

염화수소는 염소나 염산 제조 시, 비료나 표백제 제조 시, 유기합성 및 고무공장 등에서 발생하며 철제품을 부식시킨다. 염화수소나 염소가스는 식물의 잎을 탈색시키며 강한 자극성이 있어서 후두나 흉부자극, 비염, 호흡곤란 등을 일으킨다.

플루오르화수소(HF)는 알루미늄 제련, 인산비료 제조공장, 주철공장, 도자기나 벽돌공장 등에서 발생하며 농작물이나 가축에 해를 준다.

⑦ 암모니아(NH_3)

암모니아는 암모니아를 냉매로 하는 냉동공장, 비료 제조 · 표백 · 색소 제조공장 등에서 발생한다. 암모니아 가스는 불쾌한 자극성 냄새를 가진 무색의 가스이다. 눈과 호흡기에 자극을 주며, 농도가 높으면 호흡곤란이나 의식불명으로 사망에 이른다.

(3) 대기오염의 영향

대기오염물질은 호흡기를 통하여 체내로 침입하여 인체에 영향을 준다. 대기오염물질은 기관지나 폐에도 영향을 주어 기관지염이나 폐기종을 발생시킨다.

1) 인체에 주는 영향

① 일산화탄소(CO)

일산화탄소는 혈액 중의 헤모글로빈과 결합하여 세포조직에 무산소증을 발생시킨다. CO 농도가 10ppm 미만일 때는 아무런 증상이 없으나 100ppm에서 몇시간 노출되었을 경우에는 두통, 현기증, 감각마비 등의 증상이 나타나며, 300~400ppm에서는 구토, 복통, 시각장애, 750ppm 이상이면 사망에 이른다.

② 아황산가스(SO_2)

안구나 호흡기 점막, 비염, 인후에 손상을 주어 세균에 쉽게 감염되게 한다. SO_2 농도 1ppm 이하에서는 아무런 증상이 없으나, 10~15ppm 농도에 1시간 이상 노출되면 폐의 섬모운동이 감소하고 20ppm에서는 안구자극, 기침, 불쾌감을 일으키며, 400~500ppm에서는 호흡이 곤란해지고 치명적인 상태에 달한다.

③ 납(Pb)

가솔린에 안티노킹(antiknocking)제로 함유되므로 자동차 배출가스를 통해 대기로 방출된다. 사람에 따라 납 독성의 한계치는 다르지만 납은 조혈기관이나 소화기관에 독성을 나타내며, 심한 경우에는 중추신경계, 심장 및 간기능에도 영향을 준다.

표 2-5는 대기오염물질이 인체에 주는 영향을 나타낸다.

표 2-5 대기오염물질의 인체에 대한 영향

구 분	오염물질	영 향
입자상 물질	매진	각종 오염물질을 운반하며, 기관지염이나 기관지의 통기저항을 증가시킨다.
	황산분진	기관지염, 기관지의 통기저항 증대는 아황산가스보다 강하다.
	납	다량일 때는 심한 급성 증상, 소량일 때는 만성중독 증상, 빈혈 증상을 일으킨다.
가스상 물질	CO	현기증, 머리 무거움, 두통, 피로의 원인이 된다.
	O_3	가벼운 증상일 때는 폐활량 감소, 중증일 때는 기관지염의 원인이 된다.
	SO_3	기관지의 통기저항 증가, 기침, 호흡곤란, 심폐질환의 원인이 된다.
	N_2O, NO, NO_2	기관지의 통기저항 증대, 고농도에서는 기관지폐렴의 원인이 된다.
	포르말린	눈을 자극하며 기침, 호흡곤란의 원인이 된다.
	H_2S	악취, 취각피로, 고농도에서는 호흡기와 중추신경 질환의 원인이 된다.

2) 동 · 식물에 주는 영향

① 동물에 주는 영향

동물도 인체와 동일한 영향을 받는다. 한 예로 목장에서 플루오르화합물에 오염된 목초를 먹은 동물에서 치아에 손상을 주는 플루오린증이 발생하였으며, 플루오르(F)가 함유된 뽕잎을 먹은 누에가 소화기 장애로 성장발육이 지연된 것이 보고되었다.

② 식물에 주는 영향

황산화물(SOx), 오존(O_3), 플루오르화합물, 질소산화물(NOx), 탄화수소, 황화수소(H_2S), 염산(HCl), 암모니아(NH_3) 등은 식물에 가장 큰 피해를 준다.

식물에 대한 영향은 대기오염물질의 종류와 농도, 접촉 시간, 식물의 종류 및 품종, 온도나 습도와 같은 기상조건, 생육시기에 따라 차이를 나타낸다.

오가라(O'gara, 1956)의 SO_2에 대한 저항성지수를 기초로 트레쇼(Threschow, 1970)가 조사한 식물에 따른 SO_2 감수성 차이가 표 2-6에 나타나 있다.

표 2-6 식물의 SO_2 감수성

예 민	중 간	저항력 강함
알팔파(1.0)	민들레(1.6)	글라디올러스(1.0~4.0)
보리(1.0)	사탕무(1.6)	장미(2.8~4.3)
목화(1.0)	아스터(1.9)	단풍나무(3.3)
아욱속(1.1)	토마토(1.3~1.7)	네군도단풍나무(3.3)
대황(1.1)	사과(1.8)	양파(3.8)
무(1.1)	배추(2.0)	라일락(4.0)
상추(1.2)	메리골드(2.1)	옥수수(4.2)
지니아(1.2)	완두(2.1)	오이(4.2)
시금치(1.2)	린덴(2.3)	솔트글라스(4.6)
콩(1.2)	미송(2.3)	국화(5.3~7.3)
메밀(1.1~1.5)	복숭아(2.3)	감귤(6.5~6.9)
해바라기(1.3)	살구(2.3)	측백나무(7.8)
클로버(1.3~1.4)	우엉(2.3)	오크(14.0)
당근(1.4)	느릅나무(2.4)	사과꽃(25.0)
밀(1.5)	붓꽃(2.4)	사과눈(87.0)
	포플러(2.5)	

아황산가스는 식물의 기공으로 흡수된 후 산화되어 황산으로 변하며, 엽록소를 부식시켜 식물의 광합성 작용이나 호흡 작용에 장애를 준다. 플루오르는 대부분이 플루오르화수소의 형태로 배출되며 새싹의 선단부나 줄기에 황백화현상(chlorosis)을 일으킨다.

염소로 인한 식물피해의 경우에는 비교적 고농도로 존재하면 잎사귀 부분에 괴사를 발생시키며 저농도에서는 표백현상이 나타난다.

3) 재산에 대한 영향

① 금속

대기 중에 아황산가스나 매연이 존재하면 금속의 부식 속도가 빨라진다. 니켈은 대기 중의 아황산가스를 산화시켜 니켈 표면이 부식된다. 구리는 건조한 실내에서 산화구리나 아황산구리를 형성하며 실외에서는 황산구리를 만든다. 은이나 알루미늄 및 합금은 보호막이 형성되어 부식작용을 억제한다.

② 양털, 목화 및 피혁제품

아황산가스를 흡수하면 재료가 손상되는데, 습한 대기 중에서 아황산가스가 10ppm이면 피혁은 6주 후 부식된다.

③ 공예품이나 고무제품

매연은 공예품이나 직물, 그림의 표면에 침착하여 품질을 저하시킨다. 아황산가스는 유화 그림이나 동상을 부식시키며, 오존은 자동차 타이어와 같은 고무제품에 균열을 발생시킨다.

4) 기상에 미치는 영향

① 산성비

pH 5.6 미만의 비를 산성비라고 한다. 자동차나 공장의 매연에서 비롯되는 황산화물, 질소화합물, 탄소산화물 등이 대기 중에서 황산, 질산, 탄산으로 변한 후 비에 함유되어 내리는 것이다.

② 온실효과

공기 중에 이산화탄소(CO_2)량이 많아지면 태양열 흡수량이 증가되어 지표면의 온도가 상승된다.

이산화탄소 농도가 2배 증가되면 지표면의 평균온도는 3.6℃ 높아진다. 이산화탄소에 의한 지표면 온도 상승효과를 온실효과라라고 한다.

(4) 대기오염 방지대책

① 발생원에 대한 연금대책

- 탈황시설 확충
- 저황유 사용
- 회분이나 황분이 적은 석탄 사용
- 분진, 매연, 유해가스 발생 억제
- 자동차 매연대책 : SOx나 CO 등의 발생 억제

② 공공기관 대책

- 합리적인 도시계획
- 대기오염 실태파악
- 대기오염 측정기술 개발 및 도입
- 대기오염 방지를 위한 법적 규제와 교육

5. 실내공기 오염

우리나라에서는 실외에 있는 공기를 대기라고 하며 실내에 있는 공기는 실내공기라고 한다. 우리는 대부분의 생활을 실내에서 하는 경우가 많은데 실내공기는 환경 요인에 의하여 변화되기 쉽다.

밀폐된 공간에서는 두통이나 구토, 불쾌감 등이 나타나는데 이를 '군집독(crowed poisoning)' 이라고 한다. 여름철에 냉방이나 환기시설이 없는 밀폐된 공간에서 발생할 수 있다. 원인은 고온, 다습, 냄새, 이산화탄소나 일산화탄소와 같은 가스이다.

(1) 일산화탄소

일산화탄소는 공기보다 가벼운 기체로 연소 초기에 많이 발생한다. 일산화탄소는 인체에 유해한 무색, 무취, 무자극성 가스로 실내공기에 0.05~0.1%만 존재하여도 중독증상이 발생한다.

일산화탄소는 혈액 중의 헤모글로빈(Hb)과 친화성이 매우 높아서 HbO_2의 형성을 저해시킨다. 이로 인하여 혈액 중의 산소농도가 저하되어 무산소증(anoxia)을 일으킨다. HbO_2 포화도는 10% 미만이어야 건강에 해를 끼치지 않는다. 포화도가 50% 이상이면 구토증상이 나타나고 60%에서는 혼수상태, 70% 이상이면 사망에 이른다.

일산화탄소 중독 시에는 신경조직의 저항력이 약화되어 말초신경 이상증상을 일으키며 회복 후에도 후유증이 나타난다. 저농도에서도 오랜 기간 지속되거나 반복적으로 노출될 경우에는 지각이상, 시력장애, 보행실조 등의 중독증상이 나타난다.

호흡 시에 일산화탄소 가스가 0.05~0.1% 이상 존재하면 일산화탄소 중독(CO poisoning)을 일으킨다. 일산화탄소의 허용치 기준은 1시간 400ppm, 8시간 100ppm(0.01%)이며, 1,000ppm(0.1%) 이상이 되면 생명에 위협을 준다.

(2) 먼지

건조한 실내에서는 습기가 많은 곳보다 먼지 발생이 많으며 사람들이 밀집된 지역에서도 먼지의 양이 많아진다.

먼지의 성분은 광물성, 동물성, 식물성 등으로 다양하며 인체에는 주로 호흡기, 피부, 소화기, 안구에 영향을 준다.

가장 유해한 것은 호흡기를 통하여 폐에 흡입된 경우로 5~10μm 이상은 체외로 배출되나 0.25~5μm의 작은 먼지는 폐에 침착되기 쉽다.

[먼지로 인한 신체반응과 그 원인]

① **알레르기성 반응** : 꽃가루나 유기성 먼지
② **결막염, 기관지염 등 점막질환** : 유독성 화학물질이나 세균
③ **금속열** : 산화아연 등 금속성 증기
④ **진폐증** : 토양입자, 석탄입자, 석면입자
⑤ **금속중독** : 납, 수은, 망간 등의 금속
⑥ **인플루엔자, 결핵 등 전염성 질환** : 감염성 미생물
⑦ **방사능 장해** : 먼지에 흡착된 방사성 핵종
⑧ **폐암** : 먼지나 석면

(3) 병원균

실내공기는 순환이 어렵기 때문에 병원균이 증식하기 쉽다. 그 반면에 외부공기는 순환이 용이하며 살균작용을 가진 자외선이 존재하므로 병원균이 존재하기 어렵다.

Section 3. 물

1. 상 수

인체의 60~70%는 물로 구성되어 있기 때문에 물은 생명유지에 필수적인 성분이다. 물은 영양소의 소화 · 흡수 · 운반이나 체온조절 작용 등 생리적 작용을 한다. 하루에 필요한 물의 양은 2~3L이며, 생활용수로는 평균 300~400L 정도의 물이 필요하다.

(1) 수원

① 천수(비, 눈)

가장 순수한 물이며 연수의 특징을 가진다. 대기가 오염된 지역에서는 물에 매진, 분진, 세균량이 많다.

② 지표수

하천이나 호수 등지의 물을 말하며, 오염물이 많은 편이다.

③ 지하수

수온이 낮으며 미생물이나 유기물이 적다. 탁도가 낮아서 수질이 좋은 편이다.

④ 복류수

하천이나 호수의 바닥이나 옆면의 사력층 내부에서 흐르는 물을 말한다. 탁도가 낮고 수질도 좋다.

⑤ 해수

약 3% 정도의 식염성분을 함유하고 있어서 화학 처리하여 음용할 수 있다.

(2) 상수원 보호구역

① 환경부장관은 상수원의 확보와 수질 보전을 위하여 필요하다고 인정되는 지역을 상수원 보호를 위한 구역(이하 "상수원보호구역"이라 한다)으로 지정하거나 변경할 수 있다.

② 환경부장관은 제1항에 따라 상수원보호구역을지정하거나 변경하면 지체 없이 공고하여야 한다.

③ 제1항과 제2항에 따라 지정·공고된 상수원보호구역에서는 다음 각 호의 행위를 할 수 없다.

1. 「물환경보전법」 제2조제7호 및 제8호에 따른 수질오염물질·특정수질 유해물질, '화학물질관리법' 제2조제7호에 따른 유해화학물질, '농약관리법' 제2조제1호에 따른 농약, '폐기물관리법' 제2조제1호에 따른 폐기물, '하수도법' 제2조제1호·제2호에 따른 오수분뇨 또는 '가축분뇨의 관리 및 이용에 관한 법률' 제2조제2호에 따른 가축분뇨를 사용하거나 버리는 행위
2. 그 밖에 상수원을 오염시킬 명백한 위험이 있는 행위로서 대통령령으로 정하는 금지행위. "대통령령으로 정하는 금지행위"란(수도법 시행령 제12조) 다음 각 호의 행위를 말함.
   - 가축을 놓아기르는 행위
   - 수영·목욕·세탁·선박운항(수질정화활동, 수질 및 수생태계 조사 등 환경부령으로 정하는 바에 따라 선박을 운항하는 경우는 제외한다) 또는 수면을 이용한 레저행위
   - 행락·야영 또는 야외 취사행위
   - 어패류를 잡거나 양식하는 행위. 다만, 환경부령으로 정하는 자가 하는 환경부령으로 정하는 어로행위는 제외한다.
   - 자동차를 세차하는 행위
   - '하천법' 제2조제2호에 따른 하천구역에 해당하는 지역에서 농작물을 경작하는 행위. 다만, '친환경농어업 육성 및 유기식품 등의 관리·지원에 관한 법률' 제2조제2호에 따른 친환경농수산물(수산물은 제외한다. 이하 같다)을 같은 법 제19조제2항 또는 제34조제2항에 따른 인증기준에 따라 경작하는 행위는 제외.

(3) 물의 자정작용

지표수가 시간이 경과하면 자연적으로 정화되는 작용을 자정작용이라고 한다.

수중의 미생물이나 불순물이 물리 · 화학 · 생물학적 작용을 통하여 무해한 상태로 변하는 과정이다. 다음과 같은 작용이 물의 자정작용에 속한다.

- 희석작용
- 침전작용
- 자외선(일광)에 의한 살균작용
- 산화작용
- 수중생물에 의한 식균작용

(4) 정수법

수원에서 채취된 물은 정수장으로 운반된다. 수원의 물이 정수장까지 도수로를 통하여 운송되는 것을 도수(導水)라고 한다.

운반된 물은 침전-여과-소독의 순서로 정수되어 각 가정이나 학교 및 산업장으로 급수관을 통하여 급수된다.

1) 침전

침전에는 보통침전과 약품침전의 두 가지가 있다.

① 보통침전

침전지에서 유속을 느리게 하거나 부유물을 침전시키는 방법으로 물이 투명해지고 세균이 감소한다.

② 약품침전

보통침전으로 침전되지 않는 부유물에 응집제를 주입하여 불용성 응집인 플록(Floc)을 형성하게 하여 침전시키는 방법이다. 응집제로는 황산알루미늄, 염화 제1철, 황산 제2철, 황산 제1철, 알루미늄산 소다 등이 있다. 이 방법으로 부유물, 색도, 탁도, 냄새 등의 제거가 가능하다.

2) 여과

① 완속여과법

이 방법은 영국식 여과법이라고도 하는데, 1829년 영국의 제임스 심슨(James Simpson)이 개발한 방법이다. 원수를 12~40시간 정치시켜 부유물이 침전하여 투명해지고 세균이 감소하게 한다.

침전이 끝난 원수는 위로부터 세사(직경 0.25~0.3mm의 모래), 조사(입자가 큰 모래), 소석(작은 자갈), 중석(굵은 자갈), 초석(큰 자갈)으로 이루어진 여과지로 보내어 여과시킨다.

여과지에서 15~30일간 여과시키면 세사층의 상부에 콜로이드상의 막이 형성되어 미생물이나 조류 및 부유물 등의 여과작용이 이루어진다. 이 막을 여과막(dirt cover) 또는 생물막(vital layer)이라고 한다.

여과를 계속하면 여과막이 두꺼워져 물의 투과가 어려워진다. 이 경우에는 여과를 멈추고 막힌 모래층을 제거한 후에 새로운 모래를 깔아주는 사면대치를 실시한다. 이 방법은 양질의 음용수를 얻을 수 있으나, 인력이나 경비면에서 어려운 점이 많아서 현재 거의 사용되지 않는다.

② 급속여과법

1893년 미국에서 시작된 급속여과법은 미국식 여과법이라고도 한다. 원수에 황산알루미늄과 같은 응집제를 사용하여 교반시키면 응집물이 형성되는데, 응집물은 물속의 불순물을 흡착하여 침전된다. 침전이 끝난 물을 굵은 모래(직경 0.45~0.70mm)를 이용한 여과지에서 여과시키면 물속에 존재하는 응집물이 모래표면에 부착되어 여과막을 형성한다. 여과막이 빨리 두꺼워지므로 압축공기를 이용하여 물을 역류시켜 세척한다. 급속여과법은 수원의 탁도가 높거나 조류발생이 많고 철분량이 많을 때, 추운 지역이나 대도시에서 자주 이용된다.

표 2-7 완속여과법과 급속여과법

구분	완속여과법	급속여과법
침전법	보통침전법	약품침전법
청소방법	사면대치	역류세척
여과소독	3m(6~7m)/day	120m/day
1차 사용일수	20~60일(1~2개월)	12시간~2일(1일)
탁도, 색도가 높을 때	-	좋다
이끼류가 발생하기 쉬운 장소	-	좋다
수면이 동결되기 쉬운 장소	-	좋다
면적	광대한 면적	좁은 면적
비용	건설비가 많이 든다 경상비는 적게 든다	완속여과법과 반대
세균제거율	98~99%	95~98%

3) 소독

침전과 여과 과정을 통하여 세균의 약 99%는 제거되지만 소독을 통하여 안전한 물을 얻을 수 있다. 물의 소독에는 열이나 자외선, 화학적 방법, 이온변화, pH변화 등의 방법이 이용되나 상수소독에는 염소소독이 주로 이용된다.

① 염소소독법

염소소독은 액체염소나 이산화염소, 차아염소산나트륨, 표백분 등을 이용하는데, 가장 많이 사용되는 것은 취급이 간편하고 가격이 싼 액체염소이다. 염소소독의 특징으로는 강한 소독력, 우수한 잔류효과, 조작의 간편성, 경제성 등이 있으나 냄새가 많이 나고 독성이 있다는 단점도 있다.

상수 소독에 사용되는 염소는 0℃, 4기압에서 액화시킨 액체염소로, 물속에 넣으면 수중에서 가수분해하여 차아염소산(유리잔류염소)을 형성한다.

$$Cl_2 + H_2O \rightleftharpoons HCl + HOCl(\text{차아염소산}) \longrightarrow pH\ 4$$
$$HOC \rightleftharpoons H^+$$

수용액의 pH가 산성 또는 중성에서는 차아염소산(HOCl)으로 존재하며, 약알칼리성에서는 OCl^- 이 증가한다. 살균력은 차아염소산(HOCl)이 보다 강하기 때문에 소독 시에는 산성이나 중성에서 실시하는 것이 좋다.

잔류염소는 송수 · 배수 · 급수되는 과정에서 오염될 수 있는 미생물은 물론 물을 받아 사용하는 과정에서 오염될 수 있는 미생물도 소독할 수 있다. 일반적으로 유리잔류염소는 0.1mg/L 이상이어야 한다.

② 특수정수법

대부분의 자연수역에서는 조류가 발생하고 있어서 심한 경우에는 음용수로 사용할 수 없다. 조류현상은 특히 정체수에서 많이 발생하며 제거에는 일반적으로 황산동이나 염소 등이 사용된다. 사용량은 0.6~1.2mg/L이다.

칼슘(Ca)이나 마그네슘(Mg) 이온이 물에 용해되어 있는 양을 탄산칼슘으로 환산하여 그 농도를 ppm으로 나타낸 것이 경도이다. 일반적으로 칼슘이나 마그네슘 등의 이온이 중탄산염, 탄산염, 황산염의 형태로 많이 함유되어 있는 물을 **경수**라고 한다. 경수(輕水)는 거품 형성력이 떨어지며 보일러 파이프에 결석을 만들고, 피부를 거칠게 하는 원인이 되기 때문에 연수로 만들어 사용한다. 끓여서 연화되는 물을 **일시경수**라고 하며, 끓여도 연화되지 않는 물을 **영구경수**라고 한다.

일시경수는 탄산칼슘이나 탄산마그네슘을 함유하고 있는데, 끓여서 불용성 화합물을 형성하여 금속이온을 제거하면 연수가 된다. 영구경수는 황산칼슘이나 황산마그네슘을 함유하고 있는데, 석회소다법이나 제올라이트(Zeolite)법을 이용하여 연수를 형성시킨다.

(5) 수영장과 공공욕장

1) 수영장

수영장은 하천이나 강, 바다, 호수와 같은 자연수영장과 풀장 등의 인공수영장으로 분류된다. 수영장은 많은 사람이 사용하기 때문에 각종 피부병이나 소화기계 질병, 안과 질환, 이비인후과 질환 등을 발생시킬 수 있다.

① 자연수영장

수영장의 수질기준은 국가에 따라서 차이가 있으나 100mL당 대장균수를 기준으로 다음과 같은 등급이 있다.

A급 : 0~50　　B급 : 51~500

C급 : 501~1,000　　D급 : 1,000 이상

표 2-8 수영장 욕수의 수질기준

(체육시설의 설치 · 이용에 관한 법률 시행규칙 제23조) [별표6] 〈개정 2020.1.31〉

항목	수질기준
유리잔류염소	0.4~1.0mg/L의 범위 내
수소이온 농도(pH)	5.8~8.6
탁도	1.5NTU 이하
과망간산칼륨 소비량	12mg/L 이하
대장균군	10mL들이 시험대상 욕수 5개 중 양성이 2개 이하
비소	0.05mg/L 이하
수은	0.007mg/L 이하
알루미늄	0.5mg/L 이하
결합 잔류염소	0.5mg/L 이하

② 인공수영장

인공수영장은 사용수 자체의 오염이나 외부환경 및 입욕자에 의하여 오염될 수 있다. 풀장의 위생관리를 위해서는 사용인원과 오염도에 따라서 물을 갈아내는 환수법을 이용하거나 표백분을 살포하는 소독법을 이용하기도 한다.

또한, 표백분이나 차아염소산나트륨 등을 사용한 연속소독법과 수영조의 물을 취수하여 여과·소독 후에 다시 사용하는 순환식 방법이 있다.

수영장의 수질기준은 표 2-8과 같다.

2) 공공욕장

공공욕장에는 목욕탕이나 사우나, 온천 등이 있으며 피부병, 성병, 안질 등이 전염될 수 있다.

[수질검사방법 (공중위생관리법 시행규칙 제4조) 별표2 〈개정 2020. 8. 28〉]

① **원수의 수질검사방법** : 먹는물 수질공정 시험방법에 의한다. 다만, 욕조수의 대장균군 검사는 「환경분야 시험·검사 등에 관한 법률」 제6조제1항에 따라 고시된 수질오염 공정시험기준의 대장균군 시험기준의 총 대장균군 평판집락법에 따른다.

② **욕조수의 대장균군을 검사하는 경우의 채수방법** : 욕조의 대각선(욕조에 대각선이 없는 경우에는 욕조의 양쪽 끝간의 거리가 긴 지점을 연결한 선을 말한다)을 기준으로 욕수를 3등분하여 물의 표면에서 같은 양의 욕수를 채수하되 균일하게 혼합하여 1개의 시료로 사용한다.

③ **욕수의 수질검사에 필요한 시료를 채취하는 경우** : 이화학시험용은 1개의 용기에 2L 이상을 채취하여야 한다. 대장균군시험용은 멸균된 100mL 이상의 용기에 채취하되, 채취된 시료는 10℃ 이하의 저온으로 유지하여야 하고 6시간 이내에 검사기관의 검사실에 도착하여야 한다.

④ 1개의 용기에 욕조수의 레지오넬라균 검사에 필요한 시료를 1L 이상 채취하고 봉인하여 검사 기관으로 수송해야 한다.

⑤ 욕조수의 레지오넬라균 검사 방법 등은 국립환경과학원이 정하여 공고한 「환경 중 레지오넬라 표준분석법」에 따른다.

⑥ 욕조수의 유리잔류염소 농도 검사는 검사 도구를 이용하여 도구의 사용방법에 알맞은 방법으로 검사한다.

2. 하 수

하수란 생활에서 생기는 오수를 말하며, 가정하수(취사, 세탁, 목욕, 수세식 화장실 등), 산업폐수, 지하수 및 천수(비, 눈) 등으로 분류된다.

하수를 운반하는 시설을 하수도라고 하는데, 하수도의 종류는 가정하수와 지하수, 천수 등을 함께 운반하는 합류식(combined system)과 가정하수나 산업폐수와 지하수나 천수를 별도로 운반하는 분류식(separate system)이 있다.

합류식은 시설비가 적게 들며 비가 오면 하수관이 자동 청소되고, 하수관이 크기 때문에 수리 · 검사 · 청소 등을 쉽게 할 수 있다는 장점이 있다. 단점으로는 장마철에 처리능력이 없을 때에는 범람할 우려가 있고, 가뭄 시에 하수관이 막히기 쉬우며, 악취가 잘 발생한다.

(1) 하수처리

하수처리법에는 희석법, 침전법, 관개법, 부패조법, 임호프법, 접촉여상법, 안정지법, 살수여상법, 활성오니법이 있다.

일반적으로 하수처리 과정은 예비처리, 본처리, 오니처리 단계를 거치게 된다.

1) 예비처리

하수 유입구에서 하수 중에 함유된 입자가 큰 부유물이나 고형물질을 제진망(screen)을 설치하여 자주 제거하고, 침사조에서는 비중 2.65, 직경 0.2mm 이상의 토사 등과 같이 큰 물질을 0.15~0.3m/sec 정도로 유속을 감속하여 침전시킨다.

침전지에서는 스크리닝(screening)이나 침사지에서 제거되지 않은 부유물질을 제거하기 위하여 하수유속을 느리게 또는 멈추게 하여 부유물을 침전시키는 보통침전(유속 0.3~0.6m/min, 12시간)이나 약품침전을 실시한다. 약품침전(3~5시간)을 할 때에는 황산알루미늄을 주성분으로 하며 보조제로는 소석회나 황산철 등을 이용하는 방법을 채택한다.

2) 본처리

① 혐기성 처리

혐기성균이 무산소상태에서 유기물을 분해하는 과정이다. 탄화수소계 물질을 분해하여 이산화탄소, 메탄, 유기산을 생성하고 CHON 화합물인 단백질 등을 분해하여 아미노산, 암모니아, 황화수소, 메르캅탄(mercaptan)을 생성한다.

소규모의 분뇨나 하수처리에 사용되는 부패조나 1907년 칼 임호프(Karl Imhoff)가 부패조의 단점을 보완한 임호프(Imhoff)법이 여기에 속한다. 부패조는 탱크에 하수를 유입하여 부유물이 형성되면 내부에 혐기적 미생물이 작용하여 분해시키는 방법이다. 임호프법은 탱크를 침전실과 소화실로 분리하여 부패조의 결점인 악취발생을 보완하였다.

② 호기성 처리

호기성 처리법에는 관개법, 산화지법, 살수여상법, 활성오니법 등이 있다. 호기성 분해처리 시에는 이산화탄소가 많이 발생한다.

살수여상법과 활성오니법이 호기성 처리의 대표적인 방법인데, 활성오니법은 1912년 영국에서 시작된 방법으로 생물학적 처리방법 중 가장 진보된 방법이다. 이 방법은 호기성균이 풍부한 활성오니를 20~30% 정도 첨가하고 2~4시간 산소를 공급함으로써 호기성균의 활동을 촉진시켜 유기물을 분해하는 방법이다.

살수여상법은 비교적 큰 돌(직경 2.5~10cm)을 1.8~3m 정도로 쌓아 놓은 여상에 예비처리한 하수를 살포하여, 큰 돌에 붙어서 증식하는 미생물의 분해작용에 의하여 처리하는 방법이다.

미생물 증식에 의하여 돌 위에는 생물막이 형성되나 아랫부분은 산소공급이 차단되어 혐기적 상태가 되기 때문에 혐기성 처리가 이루어진다. 살수 방법으로는 분수식, 주행식, 회전식 방법이 있다.

활성오니법은 숙련된 기술을 필요로 하지만, 비용이 적게 들며 처리면적이 적을 경우에도 가능하다. 그 반면, 살수여상법은 수량의 급격한 변화에도 대응할 수 있으나, 높은 수압을 필요로 하고 파리가 발생하거나 악취가 생길 수 있다는 단점이 있다.

일반적으로 활성오니법은 도시하수 처리에 주로 이용되며, 살수여상법은 산업폐수나 분뇨처리에 이용된다.

3) 오니처리

하수처리의 최종단계로 하수에서 발생한 오니처리 방법은 오니의 종류나 지역 특성에 따라서 다르지만, 배출되는 오니는 일반적으로 육지나 바다에 투기하거나 소각 · 퇴비화 · 사상건조 · 소화에 의해 처리된다.

(2) 하수의 수질기준

하수의 수질기준으로는 주로 생물화학적 산소요구량(BOD: Biochemical oxygen demand)이나 화학적 산소요구량(COD: Chemical oxygen demand) 및 용존산소량(DO: Dissolved oxygen)이 사용된다.

BOD는 수중의 유기물질이 생물학적으로 산화되는 데 필요한 산소량을 mg/L로 표시한 것으로 시료를 20℃에서 5일 동안 저장하였을 때 물속의 호기성 미생물 증식과 호흡작용에 의하여 소비되는 용존산소량을 측정한다.

COD는 수중의 과산화물을 산화제로 처리하는 데 소비되는 산소량을 mg/L로 표시한 것으로 산화제의 종류나 농도, 반응속도, 시간 등에 의하여 영향을 받는다. 측정 시에는 시험법을 표기해야 한다.

(3) 하수시험

하수의 수질검사는 이화학적 검사와 생물학적 검사에 따라 여러 가지가 있으나, 생물화학적 산소요구량(BOD)과 화학적 산소요구량(COD) 및 용존산소량(DO) 측정이 자주 사용된다.

3. 수질오염

(1) 수질오염의 개념

수질오염이란 이화학적 및 생물학적 오염으로 인하여 물의 자정능력이 사라지거나 생물체 내에 유해작용을 할 수 있는 상태를 말한다.

최근에는 대도시나 공업도시의 하천오염도가 증가되고 있으며 오염물질이 다양화되고 있다. 수질오염은 점차 지방으로 확대되고 있으며, 해역오염도 증가하고 있다.

수질오염의 발생원은 크게 점오염원과 비점오염원으로 분류되는데, 점오염원은 산업폐수, 도시하수, 분뇨와 같이 일정한 장소에서 배출되는 오염원을 말한다. 비점오염원은 농경지나 거리 청소 및 폭우 등으로 인한 일정한 장소 없이 배출되는 오염원을 말한다.

(2) 수질오염물질

① **병원체** : 병원폐수, 가정오수 및 도시하수, 동물 배설물 등

② **부영양화 물질** : 가정하수, 분뇨처리장, 도축장, 양조장, 펄프공장의 하수 등

③ **용존산소 감소물질** : 가정하수, 동물배설물, 공장폐수 등

④ **자정작용 저해물질** : 광산폐수, 각종 제조업, 석유공장, 농지 등에서 배출되는 광물질, 무기화합물, 금속물질, 농약 등

⑤ **인체나 수중생물, 어패류에 유해한 물질** : 산업폐수, 중성 및 합성세제, 농약 등

⑥ **부식력 증가물질** : 산업장 폐수 및 광산물질 등

⑦ **특정수질 유해물질**(수질 및 수생태계 보전에 관한 법률 시행규칙 제4조)

- 구리와 그 화합물
- 납과 그 화합물
- 비소와 그 화합물
- 수은과 그 화합물
- 시안화합물
- 유기인 화합물
- 6가크롬 화합물
- 카드뮴과 그 화합물
- 테트라클로로에틸렌
- 트리클로로에틸렌
- 폴리클로리네이티드바이페닐
- 셀레늄과 그 화합물
- 벤젠
- 사염화탄소
- 디클로로메탄
- 1, 1-디클로로에틸렌
- 1, 2-디클로로에탄
- 클로로포름
- 1,4-다이옥산
- 디에틸헥실프탈레이트(DEHP)
- 염화비닐
- 아크릴로니트릴
- 브로모포름
- 아크릴아미드
- 나프탈렌
- 폼알데하이드
- 에피클로로하이드린
- 페놀
- 펜타클로로페놀
- 스티렌
- 비스(2-에틸헥실)아디페이트
- 안티몬

(3) 수질오염의 영향

① **인체에 대한 영향** : 메틸수은폐수에 오염된 어패류를 섭취할 경우 '미나마타병(Minamata disease)' 이 발생한다. 수은은 뇌나 중추신경계에 영향을 주어 신경마비를 일으킨다. 카드뮴이 지하수나 지표수에 축적되어 이를 섭취한 사람에서 발생하는 것은 '이타이이타이병(Itai-Itai disease)' 으로 전신권태나 피로감, 골연화증 등을 일으킨다.

② **경제적 손실** : 오염된 물은 토양성분이나 농작물에 직접적인 피해를 주며, 수질오염으로 인해 수중 용존산소량(DO)이 감소하여 수중생물이 서식할 수 없어지거나 어패류에 직접적으로 어독을 일으킨다.

③ **상수원의 오염** : 유기폐수나 시안, 카드뮴, 수은, 크롬, 납과 같은 유독물질에 의해 상수원이 오염된다.

④ **생태계의 파괴** : 유기폐수는 수중 용존산소량(DO)을 감소시키며 물의 자정작용을 저해하고 악취를 발생시켜 생태계를 파괴한다.

⑤ **그 밖의 영향** : 공업용수나 생활용수 오염 등에 의한 피해

(4) 수질오염의 지표

① **이화학적 수질오염지표**

수소이온 농도(pH), 용존산소(DO), 생물화학적 산소요구량(BOD), 부유고형물이나 탁도 및 색도, 냄새와 맛, 질소, 인, 음이온 계면활성제, 염화물, 중금속 등

② **생물학적 수질오염지표**

미생물(일반세균, 대장균 등), 저서생물, 어류, 조류 등

(5) 수질오염 방지대책

① 하수도 정비 및 하수처리장 증설

② 산업폐수 처리시설 완비

③ 정확한 실태파악 및 감시

④ 폐수처리법의 연구 및 개발

⑤ 법적규제 강화

⑥ 수질보전을 위한 교육 및 계몽 등

Section 4. 식품위생

1. 식품위생의 개념

식품위생(food hygiene)이란 식품에 의해서 발생하는 위생상의 위해를 방지하는 일을 말한다. 우리나라에서는 식품위생을 '식품, 식품첨가물, 기구 또는 용기 · 포장을 대상으로 하는 음식에 관한 위생'이라고 정의하고 있다(식품위생법 제2조제1호).

이는 식품으로 인한 위생상의 위해를 방지하고 식품영양의 질적 향상을 꾀하려면 식품 그 자체의 변질 · 오염, 유해 · 유독물질의 혼입 등을 방지하며, 식품의 제조 · 가공 · 저장 · 유통과 소비에 이르기까지의 전과정을 위생적으로 확보하기 위하여 음식물과 관련이 있는 첨가물 · 기구 · 용기와 포장에 있어서도 비위생적인 요소를 제거하여야 함을 의미한다.

WHO 환경위생전문위원회(1956)는 "식품위생이란 식품의 재배 · 생산 · 제조로부터 인간이 섭취하는 과정까지 모든 단계에 걸쳐 식품의 안전성(safety)과 건전성(soundness) 및 악화방지를 확보하기 위한 모든 수단을 말한다."라고 정의하고 있다.

식품위생이란 그 식품의 생육 · 생산 · 제조 · 유통 및 소비에 이르기까지 일관적으로 안전성을 확보하여 음식물로 인해 발생하는 위해를 방지하기 위한 지식과 기술이라고 할 수 있다.

식품위생법에서 안전한 식품이란 부패나 변질이 되지 않고, 유해물질이 함유되어 있지 않으며, 병원성 미생물에 오염되거나 이물질이 존재하지 않는 것을 말한다.

이와 같은 조건을 파괴시키는 요인들을 생성요인에 따라서 분류하면 표 2-9와 같이 내인성 및 외인성 인자의 두 가지로 구분된다.

표 2-9 건강상 위해를 발생시키는 물질

분류	종류	병인물질의 예
내인성	유해 · 유독물질 생리작용 성분	복어독, 마비성 조개독, 버섯독, 항비타민성 물질, 식이성 알레르겐
외인성	미생물 기생충 식품첨가물	경구전염병균, 세균성 식중독균, 회충 잔류농약, 공장 배출물, 방사성 물질

내인성이란 식품 자체에 함유되어 있는 유독 · 유해물질로 자연독이 이에 해당된다. 외인성이란 식품 원재료 자체에는 함유되어 있지 않으나 생산 · 생육 · 제조 및 유통과정에서 외부로부터 혼입되거나 이행된 것을 말한다. 이에는 의도적으로 사용된 첨가물이나, 비의도적으로 식품 원재료에 부착되거나 혼입된 유해물질, 가공 중에 사고로 혼입된 경우 등이 있다.

식품의 안전성을 확보하기 위해서는 식품 원재료의 생육환경 선택, 식품의 제조 · 가공 시 관리, 보존과 유통 관리, 조리 및 섭식에 유의하여야 한다.

2. 식품의 안전성 확보

(1) 독성시험

식품첨가물의 안전성을 확보하기 위해서는 동물을 이용한 독성시험이 필수적이다. 일반적으로 시행되고 있는 일반독성시험은 급성 및 아급성, 만성 독성시험이 있다. 급성 독성시험은 실험용 쥐를 이용해 치사량을 측정하여 독성을 파악한다.

아급성 독성시험은 만성 독성시험의 준비단계로 실시되며, 만성 독성시험은 식품첨가물의 사용기준을 정하기 위해서 반드시 시행되어야 한다. 이는 동물을 이용하여 1~2년의 장기간에 걸쳐서 독성이 나타나지 않는 최대량을 측정한다.

(2) 사용기준 설정

식품첨가물의 1일 섭취허용량(ADI)은 최대무작용량의 값을 안전계수인 100으로 나누어서 구한다. ADI는 인간이 일생동안 섭취하여도 이상증상이 나타나지 않을 양을 예측하는 값으로 체중 1kg당 mg수로 표시한다.

(3) 위해요소 중점관리기준(HACCP)

식품의 안전성을 확보하기 위한 방법으로 규격검사, 식품위생검사, 현장검사 및 적정제조기준(GMP) 등이 있으나 최근에는 HACCP 방식이 많이 사용되고 있다.

HACCP은 '위해요소 중점관리기준'의 약자로, 식품의약품안전처의 정의에 의하면 '식품의 원료관리 및 제조 · 가공 · 조리 · 소분 · 유통의 모든 과정에서 위해한 물질이 식품에 섞이거나 식품이 오염되는 것을 방지하기 위하여 각 과정의 위해요소를 확인 · 평가하여 중점적으로 관리하는 기준'을 말한다.

HACCP은 최종제품만을 평가했던 종전의 방법과는 달리 각 공정과정에서 발생할 수 있는 위해요소를 분석하여 위험을 예방할 수 있는 과학적이고 효과적인 방법이다.

표 2-10 HACCP 방식과 기존 위생관리방식

항목	기존 위생관리방식	HACCP 방식
조치단계	문제발생 후 관리	문제발생 전 관리
숙련요구성	시험결과 해석에 숙련 요구	불필요
신속성	장시간 요구	즉각적 조치 가능
소요경비	제품분석에 많은 비용 필요	경제적
공정관리	현장과 실험실관리	현장관리
평가범위	제한되어 있음	많은 측정 가능
위해요소관리범위	제한되어 있음	많은 요소 관리 가능
제품안전성 관리자	숙련성 필요	비숙련자도 가능

3. 식중독

WHO는 "식중독이란 식품 또는 물의 섭취에 의해 발생되었거나 발생된 것으로 생각되는 감염성 또는 독소형 질환이다."라고 정의하고 있다. 식중독은 넓은 의미에서 세균성(감염형, 독소형) 식중독, 화학물질에 의한 식중독, 자연독(식물성, 동물성)에 의한 식중독, 곰팡이독에 의한 식중독으로 분류된다.

(1) 감염형 식중독

세균성 식중독은 감염형과 독소형으로 구분된다. 감염형은 원인균 자체가 식중독의 원인이 되는 식중독을 말하며, 독소형은 원인균이 생산한 독소가 원인이 되는 식중독을 말한다.

세균성 식중독은 세균에 의한 오염 방지, 세균증식 억제, 세균사멸의 3대 원칙을 지키면 예방이 가능하다.

1) 살모넬라 식중독(Salmonella food poisoning)

살모넬라 식중독은 전 세계적으로 발생하며 특히 유럽에서 많이 발생되는 식중독이다. 살모넬라는 1885년 살몬(Salmon)과 스미스(Smith)가 돼지콜레라의 원인균으로 처음 분리했다.

① 원인세균

살모넬라 식중독의 원인균은 양성세균과에 속하는 그램음성의 간균으로 독성식물에 널리 분포하고 있다. 아포나 협막은 없으며 일반적으로 편모를 가지고 있어서 운동성이 있다.

통성혐기성균으로 발육적온은 37℃이며, 10℃ 이하에서는 거의 발육하지 않는다. 최적 pH는 7~8이며, 내열성은 비교적 약하여 60℃에서 20분이면 사멸한다.

② 중독증상

살모넬라 식중독의 잠복기는 식품 중의 균량이나 균종, 환자의 저항력 등에 따라서 다르나 일반적으로 12~24시간 정도이다. 주증상은 메스꺼움, 구토, 설사, 복통, 발열이며, 발열은 급격하게 시작하여 39℃를 넘는 경우가 자주 있다.

주증상은 1~3일 정도면 끝나고 약 1주일이면 회복된다. 중증인 경우에는 탈수증상을 나타내거나 쇼크 상태, 혼수, 허탈상태를 거쳐서 사망하기도 한다. 치사율은 1% 이하이다.

③ 원인식품

살모넬라 식중독은 기온과 습도가 높아서 균의 증식이나 활동이 활발해지는 5~10월에 많이 발생한다.

살모넬라 식중독의 원인식품으로는 식육이나 우유, 달걀 및 그 가공품, 어패류 및 그 가공품, 도시락, 튀김, 어육연제품 등이 있다.

④ 예방법

- 주요 감염원인 쥐, 파리, 바퀴벌레 등에 의한 식품오염을 방지한다.

- 보균자에 의한 오염방지를 위하여 종업원을 대상으로 정기적인 검사를 한다.
- 식품을 저온보존하고 섭취 전에 반드시 재가열한다.
- 달걀과 그 가공품은 오염되기 쉬우므로 특히 주의한다.

2) 장염비브리오 식중독(Vibrio food poisoning)

장염비브리오 식중독은 장염비브리오균(*Vibrio parahaemolyticus*)이 증식한 식품을 섭취함으로써 일어나는 감염형 식중독으로 주로 어패류와 그 가공품이 원인식품이다.

① 원인세균

장염비브리오균은 그램양성의 간균으로 긴 편모를 가지고 활발하게 운동한다. 이 균은 아포나 협막은 형성하지 않으며 3% 전후의 소금물에서 가장 잘 발육하는 통성혐기성균이다.

이 균의 최적 발육온도는 30~37℃이며 최적 pH는 7.5~8.0 정도이다.

② 중독증상

장염비브리오는 오염된 해수가 직접적인 원인이며 조리대나 도마, 행주, 칼 등을 통하여 간접적으로 다른 식품이 2차 오염된다. 이 균은 여름철에 급격하게 증식되며 오염된 식품을 섭취하면 감염된다.

잠복기는 평균 10~18시간이며, 주 증상은 복통, 설사, 구토, 발열 등 급성위장염의 전형적인 증상을 나타낸다. 일반적으로 1~3일이 지나면 자연적으로 회복되나, 심한 설사가 계속되면 탈수상태에 빠져 사망에 이르는 경우도 있다.

③ 원인식품

이 식중독은 일반적으로 5~10월에 발생하며, 대부분 8월을 중심으로 7~9월에 집중적으로 발생한다.

장염비브리오균이 해수세균이기 때문에 원인식품으로는 어패류가 많으며, 특히 회나 초밥 등의 생식이 식중독의 주된 원인이 된다. 또한, 그 가공품이나 도시락 및 샐러드 등이 원인식품이 되기도 한다.

④ 예방법

- 장염비브리오균은 저온에 약하여 4℃ 이하에서는 사멸한다.
- 담수에 약하므로 어패류를 깨끗하게 씻는다.
- 열에 약하므로 60℃로 5분간 혹은 55℃로 10분간 가열하면 사멸한다.
- 여름철에는 어패류의 생식을 가급적 금한다.
- 2차 오염 가능성이 있는 조리기구를 살균소독제나 자외선을 이용하여 소독한다.

3) 병원성 대장균 식중독(Enterotoxigenic Escherichia coli food poisoning)

대장균은 일반적으로 사람이나 동물의 장내에 존재하는 비병원성 세균류로 알려져 있으나, 1945년 브레이(Bray)가 유행성 영유아설사증에서 대장균을 분리한 것을 계기로 하며, 영유아나 성인에서 대장균이 급성위장염을 일으킨다는 것이 알려졌다.

① 원인세균

대장균은 장내세균과에 속하는 그램음성 간균이며, 일반적으로 편모가 있어서 운동성이 있다. 이 균은 호기성 혹은 통성혐기성균이며 보통배지에서 잘 발육하고 최적온도는 37℃이다.

② 중독증상

주로 환자나 보유자의 분변이 감염원이 되며, 건강한 사람에서 2~8%, 가축류에서 7~22% 등 비교적 높은 보유율을 가지고 있다.

잠복기는 평균 10~24시간이며 증상은 살모넬라 식중독과 비슷하다. 증상은 보통 3~5일이면 회복되며 영유아에서는 잠복기가 짧고 중증을 나타내며 사망하는 경우도 있다.

③ 원인식품

원인식품은 특별히 한정되어 있지 않고 이 균에 오염되어 균이 증식된 식품은 어느 것이나 중독의 원인이 될 수 있다. 현재 알려진 원인식품은 햄, 치즈, 샐러드, 분유, 파이, 도시락, 두부 및 그 가공품 등이다.

④ 예방법

- 사람이나 동물의 분변이 식품에 오염되지 않도록 한다.
- 영유아 사이에서 전염되기 쉬우므로 유아용품의 소독을 철저히 한다.
- 보유자 색출 및 대책을 세운다.

(2) 독소형 식중독

1) 포도상구균 식중독(Staphylacoccal food poisoning)

포도상구균 식중독은 포도상구균(*Staphylococcus aureus*)이 식품 중에 증식하여 독소가 형성된 것을 섭취하면서 발생한다. 세균성 식중독 중 발생률이 높은 급성위장염형 식중독이다.

① 원인세균

생화학적 성상에 따라서 황색포도상구균(*Staphylococcus aureus*), 표피포도상구균(*St. epidermis*), 부생성포도상구균(*St. saprophyticus*)의 세 종류로 구분되며 포도상구균의 50% 이상이 독소(enterotoxin)를 생산한다.

황색포도상구균은 그램양성의 구균으로 아포는 형성하지 않는다. 이 균은 통성혐기성이고 보통 한천배지에서 잘 발육하며, 7.5%의 염화나트륨 함유배지에서도 잘 발육한다.

② 중독증상

세균성 식중독 중에서 잠복기가 가장 짧아서 평균 3시간 전후이다. 증상으로는 먼저 경부압박감이 느껴지며 타액분비 증가와 메스꺼움이나 구토 증상 및 설사가 차례로 나타난다. 구토는 상당히 심한 편이며 때로는 점액이나 혈액이 섞이기도 한다. 발열은 거의 없어서 38℃ 정도이며 체온이 내려가는 경우도 있다. 대체로 1~2일이면 완치되며 후유증이나 사망하는 경우도 거의 없다.

③ 원인식품

이 균은 사계절을 통하여 발생하지만 특히 기온이 상승하는 5~8월에 발생률이 높다. 원인식품은 우유나 그 가공품, 유제품, 도시락, 빵, 과자류, 쌀밥 등 전분을 주로 한 식품, 기타 어패류나 그 가공품, 두부 등 매우 다양하다.

이 균은 염화나트륨 농도 10% 이상인 염장식품에서는 거의 증식하지 못한다.

④ 예방법

- 식품취급자나 조리종사자는 개인위생에 유의한다.
- 식품은 저온에 저장하여 균의 증식을 방지한다.

• 조리된 식품은 가급적 빨리 먹는다.
• 식품의 오염원이 되는 식기 등을 멸균처리한다.

2) 보툴리누스균 식중독(Botulism)

보툴리누스균 식중독은 보툴리누스균(*Clostridium botulinum*)이 생산한 독소를 식품과 함께 섭취하면서 발생하는 대표적인 독소형 식중독이다.

① 원인세균

보툴리누스균은 그램양성 간균으로 아포를 형성하며 편모가 있어서 활발한 운동성을 갖는 통성혐기성균이다. 보툴리누스균의 최적 발육온도는 보통 30~37℃이나 독소에 따라서는 3.3℃에서 발육하는 것도 있다.

이 균의 독소는 80℃에서 15분간 혹은 100℃에서 2~3분 동안 가열하면 독성이 파괴된다. 이 독소는 신경계에 작용하며, 산에는 안정하고 소화관 내의 단백질분해효소에 의하여 분해되지 않는다.

② 중독증상

잠복기는 일반적으로 12~36시간 정도이나 빠른 경우에는 5~6시간이 되기도 한다. 주된 증상으로는 시력저하나 복시, 안검하수, 동공확대 등 안구 관련 증상이나 타액분비 저하, 언어장애, 연하곤란 등이 있다.

심한 경우에는 호흡마비 등의 증상이 일어나 사망하기도 한다. 대체로 증상이 발생한 후 4~8일 이내에 사망하는데 10일 이상 생존하면 회복된다. 치사율은 30~80%로 매우 높다.

③ 원인식품

원인식품은 햄·소시지 등 식육제품이나 닭고기·어류의 훈제품, 과일이나 야채의 병조림 및 통조림 등의 식품류인데, 특히 가열이 불충분한 경우에 식중독이 많이 발생한다.

④ 예방법

• 토양에 의해서 식품이 오염되지 않도록 한다.
• 병조림이나 통조림 제조 시에는 가열을 충분히 한다.
• 식품을 충분히 가열하여 섭취한다.

(3) 자연독

자연에 존재하는 동식물에도 유독한 것이 많아서 잘못 조리하여 섭취하면 중독을 일으킬 수 있다.

1) 식물성 식중독

① 독버섯류

버섯은 향기가 좋고 영양가도 우수하여 식용되고 있으나 유독한 것이 많은 편이다. 우리나라에서는 독버섯에 의한 식중독이 자연독에서 가장 많은 비중을 차지하고 있다.

버섯의 유독성분으로는 무스카린(muscarine) · 뉴린(neurine) · 콜린(choline) · 무스카리딘(muscaridine) 등이 있으며, 중독 증상으로는 위장장애, 콜레라성 증상, 신경계 장애 등이 있다.

[버섯의 감별법]

- 대가 세로로 갈라지기 쉬운 것은 식용할 수 있다.
- 악취가 나는 것은 유독하다.
- 색이 진하고 아름다운 것은 유독하다.
- 대에 턱받이가 있는 것은 유독하다.
- 유즙을 분비하는 것은 유독하다.
- 물에 넣고 끓였을 때 은수저가 검게 변하는 것은 유독하다.

② 그 밖의 유독식물

감자(솔라닌, solanine), 미숙한 매실이나 살구씨(아미그달린, amygdalin), 독미나리(시큐톡신, cicutoxin), 피마자(리신, ricin), 목화씨(고시폴, gossypol) 등이 있다.

2) 동물성 식중독

① 복어 식중독

복어독은 테트로도톡신(tetrodotoxin)이라고 하며, 일반적으로 난소와 간에 가장 많고 다음으로는 장이나 피부에 다량 존재한다. 중독증상은 주로 신경계 증상이 많아서 지각마비나 운동장애, 호흡장애, 위장장애 등이 있다.

예방을 위해서는 복어전문가가 조리한 요리를 섭취하도록 하며, 사용된 조리기구는 철저히 소독한다.

② 그 밖의 조개류

섭조개나 검은 조개(삭시톡신; saxitoxin, 고니오톡신; gonyautoxin, 프로토고니오톡신; protogonyautoxin), 모시조개(베네루핀; venerupin) 등이 있다.

(4) 화학적 식중독

① 식품첨가물

- 합성착색료 : 아우라민(auramine), 로다민 B(rhodamin B), 파라 니트로아닐린(p-nitroaniline), 실크 스칼렛(silk scarlet), 그 밖의 타르색소류
- 유독성 보존료 : 붕산, 포르말린, 플루오르화합물 등
- 유독성 표백제 : 롱가릿, 니트로겐 트리클로라이드, 과산화수소
- 유해감미료 : 둘신, 시클라메이트, 에틸렌글리콜
- 그 밖의 화합물 : 메틸알코올, 비소화합물, DDT

② 제조가공 중 혼입되는 유해물질

비소간장 사건, 비소우유 사건, 유증 사건

③ 용기, 포장재 등에 기인하는 유해물질

구리, 아연, 카드뮴, 안티몬, 주석, PVC, 비소, 납, 형광증백제 등

4. 식품의 변질

(1) 식품의 부패

식품이 생물학적 · 화학적 · 물리학적 요인에 의하여 품질이 저하되어 섭취할 수 없는 상태가 된 것을 변질 또는 열화라고 한다.

부패란 일반적으로 육류나 달걀, 어패류 등 단백질을 주성분으로 하는 식품에 발생하는 유해한 변질을 말한다.

부패는 지방이 분해하는 산패, 지방이나 당질식품이 변질되는 변패와는 구분된다.

부패에 관여하는 다음과 같은 부패미생물은 식품의 종류에 따라서 여러 가지가 있으나 공통적으로 단백질 분해 능력이 크다.

- *Clostridium*속(*Clostridium sporogenes*. *Clostridium putrificum*.)
- *Pseudomonas*속(*Pseudomonas fluorescens*. *Pseudomonas syncyanea*.)
- *Proteus*속(*Proteus vulgaris*. *Proteus mirabilis*.)
- *Flavobacterium*속
- *Micrococcus*속(*Micrococcus agilis*)
- *Bacillus*속(*Bacillus subtilis*. *Bacillus vulgatus*.)
- *Aerobacter aerogenes*
- *Escherichia coli*
- *Serratia*속(*Serratia marcescens*)

식품 중의 단백질 성분은 효소에 의한 탈아미노반응에 의해 케토산, 지방산, 히드록시산을 생산한 후, 탈탄산반응을 거친다. 탈탄산반응 결과물인 이산화탄소나 포름산은 혐기성 세균에 의하여 탈아미노반응과 탈탄산반응이 동시에 발생하여 부패산물인 암모니아와 이산화탄소, 탄소수가 적은 지방산이 생성된다.

(2) 부패 판정검사

① 관능검사

시각, 촉각, 미각, 후각, 청각의 오감에 의한 검사법으로 개인차가 발생하기 쉬운 단점이 있다.

② 미생물학적 검사

식품 중의 생균수를 측정하여 판정한다. 식품 1g, 1mL당 10^7~10^8이면 초기부패로 판정한다.

③ 화학적 검사

육류식품의 휘발성 염기질소나 TMA, pH 등의 함량변화를 측정하는 방법으로 휘발성 염기질소가 30~40mg%이면 초기부패로 판정한다.

④ 물리적 검사

식품의 경도, 점성, 탄성 및 전기저항 등을 측정하는 검사법으로 측정오차가 발생하기 쉬운 단점이 있다.

5. 식품의 보존

(1) 물리적 보존법

① 가열법

가열에 의하여 미생물을 사멸시켜 부패를 막는 방법이다. 일반세균은 80℃에서 30분, 포자를 형성하는 세균은 120℃에서 20분 정도 가열하면 사멸한다.

가열에 의하여 식품 고유의 풍미가 손실되지 않도록 유의한다.

② 냉장 및 냉동법

저온상태로 식품을 보관하여 미생물 증식을 억제시키는 방법이다. 신선식품을 0~10℃로 보존하는 것을 냉장이라고 하며, 0℃ 이하로 보존하는 것을 냉동이라고 한다.

③ 건조법

식품 중의 수분을 제거하여 미생물의 증식을 억제하는 방법이다. 일반적으로 40% 이하의 수분량에서 미생물 증식이 감소하며 13~15%에서 미생물 증식이 억제된다.

지나친 건조는 식품 고유의 특성을 저하시키므로 주의한다.

④ 자외선 및 방사선 이용법

자외선의 살균작용을 이용한 방법으로 식기 등에 국한되어 사용된다.

방사선 이용법은 Co-60r선을 이용한 방법으로 식품의 발아억제나 살충 및 살균 등의 목적으로 이용되는 방법이다.

(2) 화학적 보존법

① 염장법 및 당장법

식염이나 설탕을 첨가하여 탈수작용에 의해 식품을 보존하는 방법이다. 식염은 10~20%, 설탕은 40~50% 정도 사용된다. 젓갈이나 김치, 잼 등이 있다.

② 산과 보존료 첨가법

부패세균의 최적 pH인 중성이나 알칼리성을 피하여, 식품의 pH를 산성으로 조절하여 보존하는 방법이다.

보존료 첨가법은 보존료의 정균작용을 이용하는 방법으로 최소량만 사용하도록 유의한다.

③ 훈연법

연기 속의 포름알데히드, 아세톤, 개미산 등의 살균작용에 의한 보존방법을 말한다.

④ 천연물 이용

마늘, 고추, 겨자 등 강한 항균작용을 가진 식품이나 항균작용이 있는 허브류(세이지, 로즈마리, 타임 등)가 이용되고 있다.

Section 5. 폐기물 처리

1. 폐기물의 분류

폐기물관리법(법률 제13411호)에 의하면 폐기물이란 쓰레기, 연소재, 오니(찌꺼기), 폐유, 폐산, 폐알칼리 및 동물의 사체 등으로서 사람의 생활이나 사업활동에 필요하지 아니하게 된 물질을 말한다.(제2조제1호)

(1) 폐기물의 분류

폐기물은 크게 생활폐기물과 사업장 폐기물로 나누는데 자세한 구분은 다음과 같다.

1) 생활폐기물

① **생활폐기물** : 사업장 폐기물 외의 폐기물을 말한다.

② **사업장 생활폐기물** : 「대기환경보전법」, 「물환경보전법」 또는 「소음 · 진동관리법」에 따라 배출시설을 설치 · 운영하는 사업장이나 그 밖에 대통령령으로 정하는 사업장에서 발생하는 폐기물을 말한다.

"그 밖에 대통령령으로 정하는 사업장"(시행령 제2조) → 다음 각 호의 어느 하나에 해당하는 사업장을 말한다. 〈개정 2018. 1. 16〉

- 공공폐수처리시설을 설치 · 운영하는 사업장
- 공공하수처리시설을 설치 · 운영하는 사업장

- 분뇨처리시설을 설치 · 운영하는 사업장
- 가축분뇨 공공처리시설
- 폐기물처리시설(법 제25조제3항에 따라 폐기물처리업의 허가를 받은 자가 설치하는 시설을 포함한다)을 설치 · 운영하는 사업장
- 법 제2조제4호에 따른 지정폐기물을 배출하는 사업장
- 폐기물을 1일 평균 300킬로그램 이상 배출하는 사업장
- 건설공사로 폐기물을 5톤(공사를 착공할 때부터 마칠 때까지 발생되는 폐기물의 양을 말한다)이상 배출 하는 사업장
- 일련의 공사 또는 작업으로 폐기물을 5톤 이상 배출하는 사업장

③ **지정폐기물** : 사업장폐기물 중 폐유 · 폐산 등 주변 환경을 오염시킬 수 있거나 의료폐기물 등 인체에 위해를 줄 수 있는 해로운 폐기물

④ **의료폐기물** : 보건 · 의료기관, 동물병원, 시험 · 검사기관 등에서 배출되는 폐기물 중 인체에 감염 등 위해를 줄 우려가 있는 폐기물과 인체 조직 등 적출물, 실험 동물의 사체 등 보건 · 환경보호상 특별한 관리가 필요하다고 인정되는 폐기물

(2) 생활폐기물의 수집 · 운반 · 보관 및 처리

1) 생활폐기물의 수집방법

① **용기수집** : 플라스틱 용기를 모아서 쓰레기 수집차가 오는 날 지정장소에 내놓거나 문 밖에 내놓은 것을 수집한 후 용기가 비워지면 용기만을 회수해서 가져오는 방법이다.

② **분리수거함(dust box) 수집** : 일정장소에 분리수거함(dust box)을 놓고 수집차에 설치된 크레인을 이용해서 들어올려서 수집하는 방법이다. 주로 아파트 단지에서 많이 이용되는 방법이다.

③ **대수집** : 지류(紙類)의 주머니, 폴리에틸렌, 부대 등에 쓰레기를 넣어 수집해 가도록 하는 방법이다.

2) 생활폐기물 처리

생활폐기물의 양적인 증가로 인해서 처리장소 선정 및 처리방법 채택에 문제가 있는데, 생활폐기물의 처리방법으로는 위생적 매립법, 퇴비법, 투기법, 소각법, 가축사료 이용법 등이 있다.

① 위생적 매립법

지대가 낮은 곳에 쓰레기를 버린 뒤 복토하는 방법이며 불연성 폐기물에 적당하다. 부엌 쓰레기만을 매립할 때는 파리 · 악취 · 쥐 등의 발생률이 높아진다는 단점이 있고, 생활환경의 오염과 지하수 오염 등의 문제점이 있다.

장점으로는 처리방법이 용이한 점과 비용이 적게 든다는 점을 들 수 있다. 매립한 뒤 5년 정도면 지반침하는 안정이 되지만 주택 건립 시에는 안전성을 위해서 10년 정도 경과한 뒤에 하는 것이 좋다.

[매립지의 선정 및 관리]

- 수거차량의 진입이 용이해야 한다.
- 저지대의 산골짜기 등이 적당하다.
- 민가에서 멀리 떨어져 있어야 한다.
- 자연화재 발생률이 낮고 수질이 쉽게 오염되지 않는 곳이어야 한다.
- 면적은 클수록 좋다.
- 지하수위가 낮아야 한다(지하수의 경우 지면으로부터 30cm 이상).
- 수거지역과의 거리가 너무 멀지 않아야 한다.
- 자연재해 장소(산사태, 단층지대 등)는 피하는 것이 좋다.
- 토양의 성질이나 복토의 문제를 고려해야 한다.

표 2-11 위생적 매립의 장 · 단점

장 점	단 점
1. 메탄가스를 에너지화할 수 있다. 2. 시설투자비용 및 운영비용이 저렴하다. 3. 성상이 다른 폐기물의 혼합매립이 가능하다. 4. 반입되는 폐기물의 종류에 대한 제약이 적다. 5. 폐기물의 발생량의 변화에 대응할 수 있다. 6. 장비 및 토지의 완비가 이루어지면 언제든지 사용이 가능하다.	1. 지반침하 문제가 있다. 2. 토지 소요면적이 과다하다. 3. 운반거리가 증대된다. 4. 토지확보가 어렵다. 5. 지하수 확보가 어렵다. 6. 유기물의 가치가 훼손될 수 있다. 7. 홍수기에 운영하기가 곤란하다.

[매립처리]

매립법은 경사지 매립법, 저지 매립법, 구 매립법으로 구분된다. 생활폐기물의 경우 부패가 아닌 발효가 이루어져야 하므로 통기성이 좋아야 하며, 매립 생활폐기물 한 층의 높이를 3m 이내로 해야 하는데 가장 적당한 높이는 1~2m 이다.

생활폐기물을 매립할 경우에는 반드시 복토를 해주어야 한다. 24시간 이내에 15~30cm로 복토하고 최종복토는 60cm 이상의 두께로 해서 악취발생과 쥐의 서식을 막아야 한다.

② 퇴비법

유기물질을 희석하면 호기성 생물의 활동에 의한 발효가 시작되는데 이때 60~70℃의 열이 생기므로 기생충이나 병원미생물을 사멸시킬 수 있다.

약 4~5개월 정도를 발효시킨 후 퇴비로 이용하며, 고속퇴비화 시설을 이용하면 2~3일 내에 좋은 비료를 얻을 수 있다.

③ 투기법

투기법에는 해양투기법과 저지대투기법이 있는데 가장 오래되고 간단한 방법이지만 비위생적인 방법이다. 저지대투기법의 경우 악취가 발생하고, 쥐나 파리의 서식처가 되어 감염병 발병위험이 있으며, 해양투기법의 경우 지하수 및 해양오염 등의 문제가 생길 수 있어서 우리나라에서는 폐기물관리법으로 금지하고 있는 방법이다.

④ 소각법

가장 위생적인 방법으로 폐기물을 소각해서 처리하는 방법이다. 소각로에 의한 소각법과 현지 소각법이 있다. 소각법은 가장 많이 사용하는 이상적인 도시 쓰레기 처리방법으로, 병원미생물을 사멸시키고 각종 가연성 쓰레기의 처리를 용이하게 한다.

⑤ 하수도 투입법

가정이나 상점 부엌에서 나오는 각종 쓰레기를 분쇄기를 사용해서 분쇄한 후 하수도를 통해 흘려보내는 방법이다. 고형물은 6mm 이하의 입자로 분쇄처리한다.

⑥ 재활용법

매립지 확보의 곤란과 폐기물 발생량의 증가에 따라 폐기물 관리가 한계에 도달하였다.

따라서 폐기물 처리비용을 절감하고, 재활용을 촉진함으로써 환경보전 및 자원절약의 효과를 높일 수 있는 방법이 권장되고 있다. 하지만 회수 문제나 소비자의 낮은 선호도, 사용상의 제한 등의 단점을 가지고 있다.

Section 6. 소음과 진동

1. 소음

(1) 소음의 정의

소음은 주관적 입장에서 '원하지 않는 소리' 라고 할 수 있다. 따라서 소음은 같은 소리라 하더라도 개인에 따라서 많은 차이를 보인다. 소음 · 진동관리법(법률 제11669호)에서는 소음을 기계 · 기구 · 기설, 그 밖의 물체의 사용 또는 공동 주택(「주택법」 제2조제2호에 따른 공동주택을 말한다. 이하 같다) 등 환경부령으로 정하는 장소에서 사람의 활동으로 인하여 발생하는 강한 소리로 제한하여 정의하고 있다. 소음은 심리적 · 정신적인 면에서 나쁜 영향을 미치므로 잠행성 오염물(insidious pollutant)이라고 한다. 우리나라에서는 1990년 소음진동규제법(현재는 소음·진동관리법)을 제정 · 공포하였다.

(2) 음의 특성

음은 물체가 진동할 때 형성되는 정상대기압의 주기적 증감이나 진동수와 같은 물리적인 압력의 변동으로 발생되며, 매개체(기체, 액체, 고체)를 통해서 매개체 내의 분자들의 팽창과 압축에 의한 연속적인 사이클(cycle)에 의해서 전달된다.

음의 높고 낮음은 파장의 길이에 따라서 결정되는데 이것을 진동횟수라고 하며, 진동횟수는 주파수라고도 한다. 보통 주파수는 1초당 진동횟수 또는 Hz(hertz)로 표현한다. 인간이 들을 수 있는 음의 영역은 일반적으로 20,000~20Hz로 알려져 있다.

(3) 음의 측정단위

① **데시벨**(decibel, dB) : 인간이 들을 수 있는 음의 강도와 음압의 범위를 상용대수를 사용하여 만든 단위이다. 음압은 밀도가 낮은 부분과 높은 부분의 압력의 변화를 말하는데, 음의 강도는 음파가 진행되는 방향으로 수직면의 단위방향에 대해서 단위시간에 통과하는 평균 에너지를 말한다.

dB값을 음압도라고 하는데, 이는 음압의 기존령을 이용해서 구하는 것을 말한다. 즉 음압을 나타내는 음의 세기 단위인 것이다.

② 폰(phone) : 1,000Hz를 기준으로 해서 나타난 dB을 폰(phone)이라 한다. 물리적인 음의 강도에 대해서 사람이 직접 느낄 수 있는 세기를 소리의 세기로 나타낸 것을 말한다.

③ 손(sone) : 소리의 크기를 느낄 수 있는 감각의 양을 나타내기 위한 단위를 말한다. 음의 크기가 2배로 됐을 경우에 귀로 들리는 크기도 2배로 만든 척도로서 1,000Hz의 순음이 40dB의 음일 때 1손(sone)이라고 한다.

(4) 소음의 환경기준

환경정책기본법(시행령 별표 1)에 의해서 도로지역 및 일반지역에 따라서 구분하며, 낮과 밤에 따라서도 등가소음도 dB(A)로 규정하고 있다.

표 2-12 소음환경기준/단위 〈2019. 7. 2〉 현재 단위 : dB(A)

지역구분	기 준		
	적용대상	낮(06:00~22:00)	밤(22:00~06:00)
도로변지역	'가' 및 '나' 지역	65	55
	'다' 지역	70	60
	'라' 지역	75	70
일반지역	'가' 지역	50	40
	'나' 지역	55	45
	'다' 지역	65	55
	'라' 지역	70	65

- '가' 지역 : 녹지지역, 보전관리지역, 농림지역 및 자연환경 보전지역, 전용주거지역, 종합병원·학교·공공도서관의 부지경계로부터 50m 이내 지역
- '나' 지역 : 생산관리지역, 일반주거지역 및 준주거지역
- '다' 지역 : 상업지역 및 계획관리지역, 준공업지역
- '라' 지역 : 전용공업지역 및 일반공업지역
- 도로 : 자동차(2륜 자동차 제외)가 한 줄로 안전하고 원활하게 주행하는 데 필요한 일정 폭의 차선이 2개 이상 있는 도로를 말함
- 이 소음환경 기준은 항공기 소음, 철도 소음 및 건설작업 소음에는 적용하지 않음

(5) 소음의 정도

표 2-13 소음환경기준 단위 : dB(A)

dB	소음의 정도
20~30 dB	속삭이는 소리
50~60 dB	일반적으로 대화하는 소리
70~80 dB	거리에서의 시끄러운 소리
80~90 dB	지하철 속에서의 소리
110~120 dB	제트기 등의 이착륙 지점에서의 소리
140 dB	통각의 소리

(6) 소음 규제기준과 허용기준

- 소음 규제기준 : 소음평가치(NRN) – 우리나라 기준 50dB(A) 이하
- 소음 허용기준 : 1일 8시간 기준 90dB을 넘지 않아야 한다.

(7) 소음의 기준과 측정

개인에 따라서 차이가 있지만 소음의 허용기준은 1일 8시간 기준으로 했을 때 90dB(A)을 넘지 않도록 되어 있다. 그리고 최대 115dB은 넘지 않아야 한다.

표 2-14 실내의 소음기준(NRN)

보정계 NRN	대상 실별
20~30	병실, 거실, 침실, 작은 사무실, 강의실, 도서관, 회의실, 극장, 교회 등
30~40	30 : 백화점, 상점, 큰 사무실, 조용한 레스토랑 40 : 지적 작업에 요구되는 평균적 한계
40~50	체육관, 큰 레스토랑, 타이프가 있는 비서실
50~60	큰 타이프실, 60 : 통상 사무실의 평균적 한계
60~70	작업장

• NRN(Noise Rating Number) : 소음평가지수

(8) 소음성 난청

인체가 강한 소음에 일시적으로 노출된 직후에는 청력손실이 발생하는데 시간이 경과하면서 점차 회복된다. 하지만, 반복적인 소음에의 노출은 청력회복시간을 지연시켜서 결국 영구적인 청력손실을 일으킨다. 이를 소음성 난청이라 한다.

① 일시적 난청

일시적으로 나타나는 청신경세포의 피로현상으로, 공장 소음의 경우 4,000~6,000Hz에서 가장 많이 생긴다. 폭로 후 2시간 내에 일어나며, 폭로 중지 후에는 1~2시간 내에 회복되기 때문에 일시적인 피로현상이나 가역적이다.

② 영구적 난청

대부분의 소음성 난청은 영구적 난청이며, 신경 말단에 손상이 와서 영구적으로 청력을 잃는 것을 말한다. 이와 같은 청력손실은 3,000~6,000Hz에서 나타나는데 4,000Hz에서 가장 심하다.

(9) 소음의 영향

① 불쾌감 (저주파음에 비해서 고주파음이 더욱 불쾌감을 일으킨다)
② 수면장애
③ 대화장애와 청력장애
④ 작업능률 저하
⑤ 청력장애
⑥ 청력 이외의 생리적 장애로 오는 교감신경 작용의 위장관운동 억제, 혈압 상승, 신진대사 증가, 노이로제

(10) 소음발생원

교통소음(전차, 자동차, 기차, 항공기 등), 생활소음(시장, 전파사, 선전, 발전기, 냉난방기, 영업장 등), 건설작업소음, 공장소음 등이 있다.

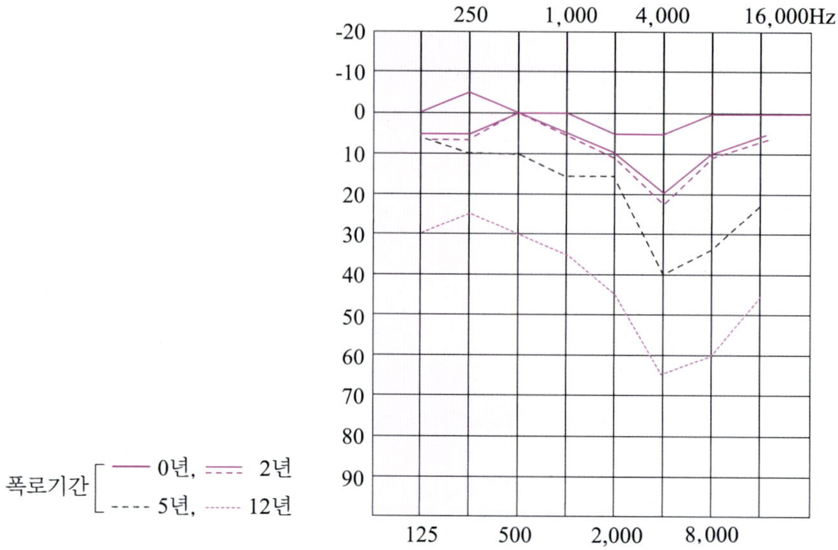

그림 2-2 오디오그램(Audiogram)상의 소음성 난청 진행과정

(11) 소음방지대책

① **건설소음** : 특정 공사의 사전신고, 규제기준 설정, 규제지역 설정, 무음해머 사용, 방음시설, 폭약사용 규제 등

② **공장소음** : 심야작업, 발생음이 적은 기계 사용, 아침작업 제한, 배출허용기준 설정, 소음기 부착 등

③ **교통소음** : 속도제한, 경적제한, 신규 및 사용과정 차량의 규제, 규제지역 지정, 자동차에 소음기 부착 등

④ **그 밖의 대책** : 도시계획 정비, 소음방지에 대한 지도 및 교육, 법적 규제 등

2. 진 동

진동이란 소음 · 진동관리법률 제11669호의 정의에서 기계 · 기구 · 시설, 물체의 사용으로 인하여 발생하는 강한 흔들림(제2조제2호)을 말한다. 인간이 느낄 수 있는 주파수의 범위는 0.1~500Hz이며 인체에 악영향을 주는 주파수의 범위는 1~90Hz 정도이다. 진동의 주파수는 1초당 Hz로 표시하며 주기현상을 가리킨다.

철도차량의 진동수는 10~13Hz 이다. 진동은 주로 건설진동, 공장진동, 교통진동 등이 있다.

① **국소진동** : 인체의 국소적인 부분에 전파되는 진동으로 착암기, 연마기, 자동식 톱 등의 공구를 사용할 때 일어난다. 대개 8~1,500Hz 정도이다.

② **전신진동** : 지지구조물을 통해 전신에 전파되는 진동으로 선박, 교통차량, 항공기를 이용하거나 분쇄기, 기중기 등을 운전할 때 느껴지는 진동을 말한다. 대개 2~100Hz 정도가 문제가 된다.

(1) 진동의 영향

① **신체적 영향** : 서 있을 때에 비해서 앉아 있을 때 공진현상을 많이 느낀다. 대개 3~6Hz 정도에서 심한 공진현상을 보이기 시작해서 20~30Hz 정도에서 공진현상이 나타나지만 진동수의 증가로 감쇠가 급격히 증가한다.

② **생리적 영향** : 발성에 영향을 준다. 1~3Hz 정도에서는 호흡이 어렵고, O_2 소비가 많이 증가한다. 12~16Hz에서는 음식물이 심하게 아래위로 이동함을 느낀다.

③ **감각적 영향** : 6Hz에서 가슴, 등, 허리의 통증을 느낀다. 13Hz에서는 머리, 안면, 볼, 눈꺼풀의 진동을 느낀다. 4~14Hz에서는 복통을 느낀다. 9~20Hz에서는 열로 인해 땀이 나고, 대소변을 보고 싶은 욕구가 생긴다.

(2) 진동에 의한 장애

① **전신진동장애** : 혈압상승, 맥박증가, 월경장애, 내장하수증, 척추이상, 위장장애, 구토, 현기증, 두통, 생식기의 이상기능, 심전도의 변화, 위액분비의 감퇴 등

② **국소진동장애** : 손 · 발바닥의 마비, 관절통, 근육통, 손가락의 간헐적인 창백, 청색증, 혈관경련 등

(3) 진동의 대책

방지대책으로서 전파경로, 발생원, 진동공구 및 작업자에 대한 대책이 있으며 진원과 전파계간의 방진장치 · 차진설비 설치 등이 있다.

PART II

질병관리

Chapter 3

질병관리

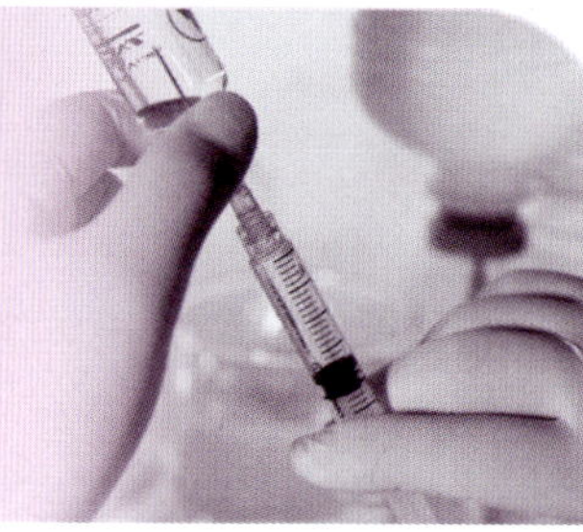

Section 1. 역 학 (Epidemiology)

1. 역학의 정의

Epidemiology는 Epi(upon)+demos(people)+ology(study)의 합성어로서, study upon the people의 의미를 지닌다. 유행병(Epidemic)은 히포크라테스(Hippocrates, B. C. 460~377)의 저서 〈Epidemic〉에서 유행병의 집단발생 현상을 기술하며 유래되었다.

역학(疫學)은 역병을 연구하는 학문이라는 의미에서 사용되기 시작했지만, 오늘날에는 비전염성 질환, 기타 여러 환경적인 현상(건강, 범죄, 자살, 중독, 재해, 교통사고, 공해, 직업병 등)에 대한 원인 규명의 학문적 기능 등을 수행하는, 질병 발생의 역학적 개념이라고 할 수가 있다.

역학(Epidemiology)은 1850년대 영국에 런던역학협회(London Epidemiological Society)가 있었던 점을 생각하면 오래된 역사를 가진 용어라고 할 수 있다. 학자들의 정의를 보면 앤더슨(G.W. Anderson, 1935)은 “역학이란 모든 질병을 집단 현상으로 연구하는 학문이다.”라고 하였으며 고든(J. E. Gordon)은 “역학이란 유행병을 연구하는 학문이며, 의학적 생태학(medical ecology)으로서, 보건학적 진단학이다.”라고 하여 폭넓은 해석을 한 바 있다. 그 밖에도, 맥마흔(MacMahon)은 “인간집단에 발생하는 질병분포와 그 결정요인에 관한 학문이다.”라고 하는 등 다양한 시각을 통해 역학의 의의를 해석해 볼 수 있다.

따라서 역학이란 ① 인간집단을 대상으로 ② 질병의 발생이나 분포를 관찰하고, 그 원인을 규명함으로써 ③ 그 질병에 대한 관리와 예방대책을 강구할 수 있도록 하는 데 목적이 있다고 할 수 있다.

2. 역학의 역할

역학은 질병발생의 원인을 규명하는 역할뿐만 아니라, 여기서 얻은 결과를 질병예방 활동에 적용하고, 임상의학 및 공중보건학의 발전에 활용하기도 한다.

(1) 질병 발생의 원인규명 역할

19세기 말엽에 코흐(Robert Koch)가 병원 미생물을 발견하기 전까지는 감염병의 직접적인 병인을 모르고 있었다. 마찬가지로 콜레라균에 의해서 콜레라가 전염된다는 사실이 알려져 있지 않았지만, 스노(John Snow)가 콜레라 환자나 콜레라 환자의 배설물에 접촉 또는 이에 오염된 물을 마심으로써 감염된다는 것을 규명했다. 이처럼 병의 전파경로를 밝힘으로써 그 질병을 예방할 수 있다는 것이 역학의 큰 역할이다. 질병의 예방대책과 해당 질병의 발생원인 및 발생요인을 밝히는 것이 역학 본래의 기능이며, 역학의 가장 중요한 역할이기도 하다.

(2) 질병발생과 유행상태의 감시 역할

역학은 질병의 양(量)의 변동이나 유행상태를 관찰하고 감시함으로써 질병관리대책 수립과 그 결과의 평가에 결정적 도움을 준다. 질병의 지역적 · 시간적 발생과 분포를 널리 알리고 지역사회의 질병 유행상황 파악, 문제점 발견, 관리대책 수립 및 결과의 평가 등 질병유행의 감시역할이 있다.

(3) 보건의료 기획과 평가자료 제공 역할

역학은 각종 공중보건사업의 기획과 집행 및 효과와 결과를 평가하는 역할이 있으며, 예방접종의 효과 판정이나 성패 여부 판정 등에도 활용된다.

변화하는 질병구조에 맞춰 효과적인 의료전달체계를 확립하는 것이 무엇보다 중요하므로 보건기획의 필요성이 대두되고 있다.

(4) 임상연구에 활용

역학은 임상분야에 많은 기여를 하고 있다. 질병의 임상적 연구에 활용되고, 환자의 치료효과 판정 및 실험설계에도 기여하며 이러한 분야를 임상역학(clinical epidemiology)이라고도 한다.

3. 질병 발생요인

대부분의 질병은 한 가지 또는 그 이상의 원인에 의해서 발생한다. 직접적인 요인과 여러 가지 간접적인 요인이 질병 발생에 영향을 준다. 예컨대 구성원들이 어떤 병원체에 폭로되면 폭로된 모든 사람들에게 질병을 일으키는 것 같지만, 병원체만으로 질병이 발생하는 것은 아니며, 그 구성원들의 면역상태가 어떠한가에 따라 질병이 발생할 수도 있고 발생하지 않을 수도 있는 것이다.

여기서 병원체는 직접적인 원인이 되며 면역력은 간접적인 원인이 된다. 그 밖에 위생수준, 접촉의 정도에 따라 질병의 전파력은 달라질 수 있다.

질병발생의 역학적 요인에 관한 학설은 삼각형 모형설, 거미줄 모형설, 수레바퀴 모형설 등이 있다. 삼각형 모형설은 질병 발생이 병인, 숙주, 환경의 3대 요인의 상호작용에 의하여 일어난다고 보는 설이다.

거미줄 모형설은 질병발생이 어떠한 요인에 의해서 발생되는 것이 아니라, 선행되는 여러 가지 요인들과의 상호작용에 의해 발생한다고 보는 설이고, 수레바퀴 모형설은 숙주를 중심으로 환경적 요인과 숙주를 둘러싼 유전적 요인의 상호작용으로 질병이 발생된다고 보는 설이다.

(1) 질병 발생의 3요소

① 병인요인(agent factors)

어떤 질병이 발생하는 데 없어서는 안 되는 직접적인 원인이 되는 요소를 말한다. 알려진 병인 중에는 영양소적 요인, 생물학적 요인(세균, 바이러스, 기생충), 물리적 요인(계절, 대기, 기상, 수질, 각종 유독성 물질), 화학적 요인, 정신적 요인, 사회환경적 요인 등이 있다.

② 숙주요인(host factors)

똑같은 조건의 병인과 환경이라도 숙주의 상태에 따라서 질병의 양상은 다르게 나타난다. 숙주의 건강상태는 유전적 요인과 환경요인의 상호작용에 의하여 결정된다. 질병 발생에 영향을 미치는 숙주 요소로는 유전적인 소인과 과거에 어떠한 환경조건에 폭로되었는지, 또한 성격에 따라 질병의 경과가 달라질 수 있으며 그 이외에 연령, 성별, 인종, 결혼상태, 영양상태 등을 들 수 있다.

③ 환경요인(environmental factors)

병인과 숙주를 제외한 모든 요인을 환경요인이라고 한다. 환경요인은 직접적인 영향보다는 간접적인 영향을 미치는 경우가 많으며 물리 · 화학적 환경(계절의 변화, 기후)과 생물학적 환경(병원소, 활성전파체인 매개곤충 등), 사회적 환경(직업, 인구밀도, 풍습, 경제활동) 등이 포함된다.

(2) 질병유행 발생에 관한 학설

1) 삼각형 모형설(3대 요인설)

병인적 인자, 숙주적 인자, 환경적 인자의 상호관계에 의해서 질병이 발생된다고 보는 것이 삼각형 모형설이다.

병인적 인자만으로 질병이 발생하는 것이 아니므로 이 3대 요소가 평형을 이루어 어느 쪽으로도 기울지 않는 상태가 건강한 상태이고, 이 3대 요인 중 어느 한 가지 요인이라도 변동을 일으킴으로써 평형이 깨지고 한쪽으로 기울어진 상태가 되면 질병 또는 유행이 발생된다는 것을 말한다.

예를 들어 고혈압, 당뇨병, 관상동맥경화증 등 성인병의 발생원인은 3대 요인 중 숙주적 인자가 가장 중요한 작용인자이지만 병인적 인자나 환경적 인자도 질병 발생요인이 될 수 있다. 그리고 각종 감염병의 경우는 병인적 인자가 가장 중요하지만 환경적 인자나 숙주적 인자가 절대적 요인이 될 수 있는 것이다. 따라서 질병의 요인을 분석하기 위해서는 질병생성의 3대 요인을 같은 수준에 놓고 상호관계를 분석 · 검토하여 발생원인을 밝혀야 한다.

삼각형 모형설은 감염병 발생과 잘 맞는 장점이 있는 반면에 유전적 소인이 있는 비감염성 질환이나 선천성 질환 등의 발생을 설명하기에는 한계가 있다.

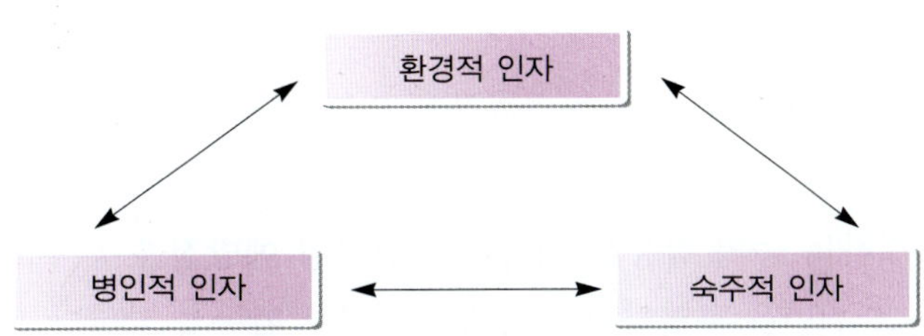

그림 3-1 3대 요인설(삼각형 모형)

2) 수레바퀴 모형설

수레바퀴 모형설은 바퀴의 중심부는 숙주가 되고 그 핵심은 인간의 유전적 요인에 해당된다고 보는 설이다. 숙주를 중심으로 주변을 환경이 둘러싸고 있다. 환경은 사회적 · 생물학적 · 물리적인 환경으로 분류하고, 숙주의 내적 요인인 유전적 요인의 상호작용에 의해서 질병이 발생한다고 보는 설이다.

유전성 질병은 유전적 요인이 크게 작용할 것이고, 생물학적 요인에 의한 감염병은 물리적 요인이나 사회적 요인보다 생물환경이 더 크게 작용할 것이며, 유전적 소인의 작용은 적을 것이다. 예를 들면 유전성 질환인 경우는 핵심 부위에 있는 유전적 요인이 큰 비중을 차지하며, 감염성 질병인 경우는 적은 비중을 차지한다. 또한 역학적 분석에 유용한 특성과 숙주 및 환경요인의 분리묘사를 강조하는 장점이 있다.

3) 거미줄 모형설

이 모형은 맥마흔(Macmahon)과 그의 동료들이 제창한 것(1970)으로 질병이 어느 특정한 요인에 의해서 발생하는 것이 아니라, 다원적 요인이 선행되는 여러 가지 요인들과 관계되어 마치 거미줄 모양과 같은 복잡한 상호관계로 얽혀져서 발생된다는 설이다.

질병 발생의 원인을 찾아보면 그 발생의 선행요인이 있고 또 그 선행요인은 다른 선행요인과 연계되어 있으며, 횡적으로도 다른 요인과 상호관계가 있어서 다양한 상호관계 속에서 질병이 발생된다는 설로, 심근경색증과 같은 비감염성 질환의 발생을 이해하는 데 장점이 있다.

4. 역학적 연구방법

(1) 역학조사방법

역학조사 : 감염병환자, 감염병의사환자 또는 병원체보유자가 발생한 경우에 감염병의 차단과 확산 방지 등을 위하여 감염병환자 등의 발생규모를 파악하고 감염원을 추적하는 등의 활동을 비롯하여 감염병 예방접종 후 이상반응 사례가 발생한 경우 그 원인을 구명하기 위하여 실시하는 활동을 말한다.

① **관찰적 연구** : 어떤 조사대상에 대해서 실험적 처리나 자극을 가하지 않고 자연상태에서 일어나는 현상에서 정보를 입수하여 비교 · 평가 · 분석하는 간단한 관찰과 통계적 처리에 이르기까지의 연구를 말한다.
관찰적 연구의 조사방법으로는 기술역학적 방법과 분석역학적 방법이 있으며, 분석역학적 방법은 단면조사 연구와 환자-대조군 연구, 코호트 연구로 구분한다.

② **실험적 연구** : 인위적으로 실험적 자극이나 조건을 준 상태에서 실험군과 대조군 간의 차이를 비교 · 평가 · 분석하는 방법이다. 인간집단을 대상으로 하는 실험이기 때문에 화학요법에 의한 투약효과 판정이나 예방접종 결과가 비처리군에 비해 어떤 효과가 있는지 등을 조사하는 아주 제한된 방법만이 이용될 뿐, 인간집단을 직접 실험대상으로 할 수는 없다.

(2) 역학조사환

역학조사환(epidemiologic study cycle)이란 기술역학에서 얻은 여러 가지 자료를 수집 · 분석하여 가설을 설정하고 그 가설이 옳은지 그른지 등을 알아내기 위한 가설 검정을 실시하는 일련의 연구를 말한다.

분석역학적 조사로 더욱 상세하게 분석하여 가설을 입증한 결과를 근거로 수식화하여 이론역학으로 이어지는 일련의 연구를 역학조사환이라고 한다.

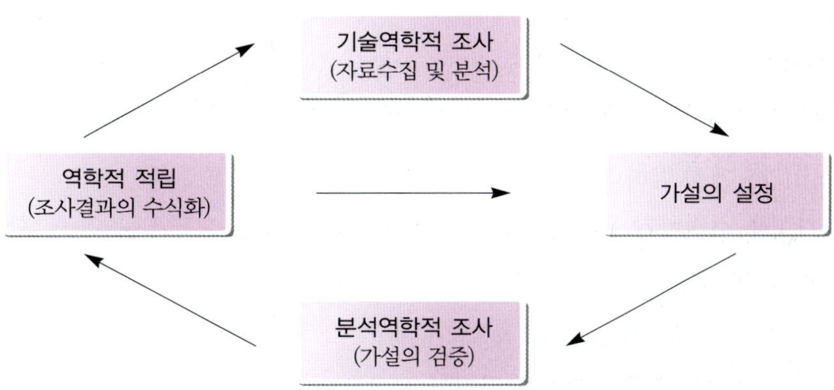

그림 3-2 역학조사환

1) 기술역학

기술역학(descriptive epidemiology)이란 인구집단을 대상으로 하여 그 속에서 발생하는 질병의 분포나 양상의 발생 경향을 집단의 특성에 따라 기술하여 조사 · 연구하는 1단계 역학이다.

[집단의 특성]

① **인적 특성**(who : 연령, 성별, 인종, 결혼, 경제적 상태, 직업, 가족상태)
② **지역적 특성**(where : 국가나 지역사회의 특성)
③ **시간적 특성**(when : 질병 유행의 주기적 · 계절적 변화)
④ **질병발생의 원인적 특성**(what)

집단의 특성에 따라 기술하여 조사 · 연구하는 방법으로 단순한 상황설명에 지나지 않지만, 그 내용은 보건 기획의 기초자료가 될 수 있으며 질병원인에 대한 가설을 제공하는 역할도 한다.

따라서 이들 특성을 조사자의 주관을 완전히 배제하고 사실 그대로 기록하여 그 공통 요소를 도출함으로써 발생요인의 가설을 설정하는 역학적 조사활동이 1단계 역학에 해당된다. 이러한 특성과 질병 발생과의 상관관계 유무와 관련성을 관찰하는 것이다.

2) 분석역학

분석역학(analytical epidemiology)이란 기술역학의 관찰을 통해 얻은 결과를 바탕으로 질병 발생에 대한 가설을 설정하고, 가설에 대한 'why'를 규명하려는 2단계 역학이다.

기술역학이 질병의 분포와 발생의 특성 인자로서의 뜻이 있는 반면에 분석역학은 가설을 설정하여 옳고 그름을 판단하는 과정으로서 질병 발생의 요인과 인과관계를 밝혀내고자 하는 특성이 있다.

가설을 검정하기 위한 분석역학적 조사 방법으로는 단면조사 연구, 환자-대조군 연구, 코호트 연구 등이 있다.

① 단면적 연구(cross sectional study)

단면적 연구는 일정한 인구집단을 대상으로 특정 시점이나 기간 내에 어떤 질병 또는 상태의 유무를 조사하고 그 인구집단이 가지고 있는 속성(연령, 성별, 사회 · 경제적인 요인, 교육 정도, 인종, 종교, 거주지 등)과의 관계를 찾아내는 방법이다.

분석역학적 조사에서 단면조사는 구체적 가설을 가지고 이를 검증하기 위한 조사이고, 기술역학적 조사는 단지 상황판단을 위한 사실 현황조사라는 점에서 차이가 있으며 단면적인 연구를 상관관계연구(correlation study)라고도 한다.

[단면적 연구의 장점]

- 비교적 단시간에 결과를 얻을 수 있다.
- 여러 종류의 질병과 발생요인과의 관련성을 동시에 비교 조사할 수 있다.
- 일반화가 쉽다.
- 비용이 저렴하다.

[단면적 연구의 단점]

- 빈도가 낮은 질병이나 이환기간이 짧은 급성감염병을 조사하는 경우는 조사 의미를 잃기 쉽다.
- 복합적인 요인 중에서 원인요인만을 찾기가 쉽지 않다.
- 일정시점에서의 조사이므로 질병 발생과 원인이 되는 요인과의 시간적인 선후관계 규명이 어렵다.
- 대상 인구집단이 비교적 커야 한다.

② **환자-대조군 연구**(case-control study)

환자-대조군 연구는 현재 조사하려는 질병에 이환되어 있는 환자군을 선택하고 그 질병에 이환되지 않은 대조군을 선정하여 질병원인과 관계있다고 생각되는 어떤 위험요인에 어느 쪽이 더 많이 폭로되었는지를 비교·분석하는 방법이다.

특히, 대조군 선정 과정에서 비교성(comparability)에 주목해야 하며, 요인 이외의 다른 조건(연령, 성, 인종 및 경제 상태)은 가능하면 비슷하여야 한다. 환자-대조군 연구의 목적은 요인과 질병과의 관계를 검증하는 것으로 환자군과 대조군 간에 원인으로 생각되는 어떤 요소에 유의한 차이가 있는지를 확인하여야 한다.

[환자-대조군 연구의 장점]

- 비교적 경비가 적게 든다.
- 조사 대상자의 수가 적어도 가능하다.

- 비교적 단기간에 결론을 얻을 수 있다.
- 희귀한 질병이나 잠복기간이 매우 긴 질병도 연구가 가능하다.

[환자–대조군 연구의 단점]

- 환자군과 대조군의 선정이 어렵다. 환자의 정의, 이환기간 등은 비교성이 높고 분명해야 한다.
- 가설로 설정된 원인이 아닌 다른 요인(성별, 연령 등)들은 환자군과 대조군이 같아야 한다.
- 환자의 기억력이 정확하지 않으면 착오가 생길 수 있다.
- 필요로 하는 요인의 정보수집이 제한되어 있다.

③ **코호트 연구**(cohort study)

Cohort의 의미는 '동일한 속성을 가진 인구집단' 으로서, 특정기간에 출생한 자의 집단도 하나의 '코호트' 라 하고, 특정기간에 결혼한 자의 집단도 마찬가지로 하나의 '코호트' 라고 한다.

코호트 연구는 질병원인과 관련이 있다고 생각되는 위험요인에 노출된 집단과 노출되지 않은 집단을 사전에 구분해 두고 이 두 집단을 계속 추적 관찰하면서 질병 발생률에 차이가 나는지를 비교해 보는 연구 방법이다.

코호트 연구에는 전향성 코호트 조사(prospective cohort study)와 후향성 코호트 조사(reprospective cohort study) 방법이 있다.

전향성 코호트 조사는 질병에 이환되지 않은 집단을 대상으로 하되, 그 질병의 요인과 관련된 어떤 요소가 있다고 생각되는 인구집단 코호트와 관련이 없는 인구집단을 계속 비교 관찰하여 양 집단군의 질병 발생률을 비교 · 분석하는 방법이다.

즉, 질병 발생의 어떤 요인이나 속성에 폭로된 인구집단과, 폭로되지 않은 인구집단 간에 앞으로 어떤 결과가 나타나는지를 비교 연구하는 것으로, 현재의 원인을 가지고 앞으로 일어날 결과를 알아보고자 하는 조사방법이다.

후향성 코호트 조사는 과거 기록의 확실한 사항에 근거를 두고 질병발생의 원인이라고 생각되는 요소(cohort)를 가진 사람과 갖지 않은 사람 사이에 현재까지 발생된 질병 발생률의 처리를 비교 검정하는 것으로 과거에 이미 일어난 원인을 가지고 현재의 결과를 알고자 하는 조사이다.

[코호트 연구의 장점]

- 원인, 결과 해석에서 시간적 선후관계를 알 수 있다.
- 다른 질환과의 관계도 알 수 있다.
- 질병 발생요인에 편견이 들어가는 경우가 적다.
- 위험요인의 노출 수준을 여러 번 측정할 수 있다.

[코호트 연구의 단점]

- 대상자가 중도에 탈락할 수 있다.
- 시간과 비용이 많이 든다.
- 질병분류에서 착오가 발생할 수 있다.
- 장기간 계속 관찰해야 한다.

3) 실험역학

가설적인 요인을 주거나 제거한 후 나타난 결과로 질병의 유무를 관찰하는 방법으로, 과학적인 여러 방법 중 실험역학(experiment epidemiology)은 연구 결과에 영향을 미칠 수 있는 중요 변수들을 직접 통제할 수 있다. 실험적 연구가 실시될 수 있다면 가장 강력한 방법으로, 특히 인과관계(cause-effect)에 대하여 정확하고 결정적인 정보를 제공하는 2단계 역학조사라고 할 수 있다.

그러나 기초의학적인 연구에서는 실험대상이 동물이 아닌 인간집단이기 때문에 윤리적 견지에서 실험이 어려우므로, 실제 적용에는 새로운 치료약의 치료효과 판단이나 예방접종 등 제한된 임상실험에만 활용되고 있어 임상역학이라고도 한다.

임상실험(clinical trial)은 사람이 연구대상이 되므로 변수의 통제가 어렵고 연구자와 연구대상자의 편견이 개입될 소지가 많으며 윤리적인 문제가 있어 시행되기가 어렵다. 주로 백신의 효과 측정, 새로운 치료약품이나 처치방법 등의 효과 및 효능 등을 규명하기 위하여 입원환자를 대상으로 연구된다.

실험역학에서는 실험군과 대조군을 설정하여 조사하는 경우, 조사대상이 되는 모집단으로부터 조사대상을 선정하는 방법은 다음과 같다.

① 연구대상으로 선정될 기회를 동일하게 부여하는 무작위 추출방법(randomization)

② 실험대상자가 실험군인지, 대조군인지 모르게 하는 단일맹검법(single blinded method)

③ 피실험자와 실험자 둘 다 실험군과 대조군을 모르게 하는 이중맹검법(double blinded method)

4) 이론역학

이론역학(theoretical epidemiology)이란 질병 발생양상에 관한 모델과 유행현상을 수리적으로 분석하고, 이론적으로 유행법칙이나 현상을 수식화하는 3단계 역학이라고 할 수 있다.

이론역학은 실제로 나타난 결과와 수식화된 이론을 비교 · 검토함으로써 그 타당성을 검증하거나 요인들의 상호관계를 수리적으로 규명해 내는 역학으로서, 어떤 감염병의 발생이나 유행을 예측하는 데 활용될 수 있다.

질병의 다발적 유행의 역학현상을 좌우할 수 있는 인자는 시간적 인자, 지리적 인자, 생물학적 인자, 사회적 인자 등이 있으며, 이들 인자의 작용에 의해서 형성되는 질병의 유행특성을 정리하면 다음과 같이 분류할 수 있다.

① 시간적 현상

시간적 현상에는 추세변화(장기변화), 순환변화(단기변화), 계절적 변화, 불규칙 변화 등이 있다. 추세변화(secular variation)는 장티푸스, 디프테리아와 같이 수십 년을 한 주기로 유행이 반복되는 현상을 말하며, 주기변화란 홍역(2~3년), 백일해(2~4년), 유행성 일본뇌염(3~4년) 등과 같이 수년을 한 주기로 유행이 반복되는 단기적 변화현상을 말한다.

또한, 콜레라와 같은 외래감염병은 돌발적 유행을 하는데, 이런 경우는 불규칙 변화에 해당된다. 소화기계 질병은 여름에, 호흡기계 질병은 겨울에 많은데, 이와 같이 계절에 따라 유행하는 것은 계절적 변화라고 한다.

② 지리적 현상

지리적 특성에 따라 지역적으로 유행하는 질병 종류가 다른 것을 지리적 현상이라고 한다.

예를 들면, 열대지역과 한대지역의 감염병 유행특성이 다르고, 산맥, 사막, 바다 등 지리적 경계로 인하여 각 지역 국민의 유전적 소인과 사회적 관습이 다르다. 지역별로 경제활동 상황, 교통수단에 차이가 있어 의료시설의 활용이나 그 혜택을 받는 정도가 달라짐으로써 질병의 유행양상에 차이가 생기는 것과 같은 현상을 말한다.

③ 생물학적 현상

숙주의 요인으로 연령, 성별, 종족별 특성에 따라 질병의 유행양상이 다른 것을 말한다.

영유아기는 성인에 비해 감염병에 대한 저항력이 약하며, 종족이나 남녀 간에도 질병에 노출되는 기회가 다르고, 저항력도 서로 다르기 때문에 감염병 감염현상에 차이가 있을 수 있다.

④ 사회적 현상

도시, 농어촌, 인구밀도, 교통, 사회문화, 경제계층, 의료수혜도, 직업의 종류 등 다양한 사회적 특성에 따라서 질병의 유행이 다른 것을 말한다.

특히, 사회구조나 환경위생이 열악한 국가는 사람에서 사람으로 직접 전파되는 결핵, 디프테리아, 백일해 등의 호흡기계 질병이 증가한다. 그리고 홍수와 비가 많은 국가는 세균성 또는 아메바성 이질, 콜레라, 장티푸스나 설사 등과 같은 수인성 감염병의 발생이 많다.

5. 질병 발생의 위험도 측정

(1) 질병 발생의 위험도 측정방법

질병 발생의 원인이 되는 속성이나 요인에 폭로되어 질병에 이환될 위험도가 얼마나 되는지를 측정하는 방법에는 비교위험도(relative risk) 측정법과 귀속위험도(기여위험도; attributable risk) 측정법이 있다. 이것은 폭로군과 비폭로군에서 각각 나타나는 결과의 비율을 중심으로 측정된다.

1) 비교위험도 측정방법

비교위험도 측정은 질병 발생의 원인이 되는 위험인자(cohort)에 폭로되거나 위험인자를 갖고 있는 사람의 발병률과 위험에 폭로되지 않은 사람의 발병률을 비교 조사하는 방법으로, 질병 발생요인에 의한 발병 정도를 나타내는 척도로 이용될 수 있기 때문에 공중보건학적 측면에서 의미가 크다.

예를 들어 흡연이 폐암 발생에 영향을 준다고 한다면, 그 위험도는 얼마나 되는지를 산출하는 방법은 다음과 같다.

$$\text{비교위험도} = \frac{\text{폭로 집단의 발병률}}{\text{비폭로 집단의 발병률}} = \frac{a/(a+b)}{c/(c+d)} \Rightarrow \frac{ad}{bc}\ \text{(odds ratio)}$$

표 3-1 흡연과 폐암 발생관계

구 분	폐암 환자	비환자	계
흡연 비흡연	a c	b d	a+b c+d
계	a+ c	b+d	a+b+c+d

2) 귀속위험도 측정방법

귀속위험도는 질병 발생의 원인이 되는 어떤 위험인자(cohort)로 인해서 초래되는 결과의 위험도를 측정하는 방법으로서, 폭로군의 발병률에서 비폭로군의 발병률을 뺀 것이다. 어떤 요인으로 인한 질병 발생이 얼마나 생기는지를 알 수 있기 때문에, 이 요인이 제거되면 질병이 얼마나 감소될 수 있는지도 예측할 수 있다.

귀속(기여)위험도 = 위험요인에 폭로된 실험군의 발병률 − 비폭로군의 발병률

$$\text{흡연에 의한 폐암발생 귀속위험도} = \frac{a}{a+b} - \frac{c}{c+d}$$

(2) 역학조사의 오차방지 방법

1) 역학조사의 오차발생 요인

역학조사는 개인이 아닌 인구집단을 대상으로 조사하기 때문에 실상과 다른 결과가 나올 때가 있다. 따라서 역학조사의 오차를 줄이는 일은 대단히 중요하다.

역학조사의 오차가 발생하는 이유는 관찰자의 잘못으로 발생하는 관찰자 오차를 들 수 있다. 관찰자의 오차를 줄이기 위해서는 조사자의 능력과 주관에 따라 진행되지 않도록 조사내용을 단순화 · 기계화하여 일정 측정도구를 이용하고 객관적 표본을 조사해야 하며 · 실력있는 역학조사자가 조사하여야 한다.

2) 역학조사의 오차를 줄이기 위해 고려되어야 할 사항

① 조사자의 관찰오차 방지
② 조사자의 편견 배제
③ 조사대상의 선정이나 조사자료 처리과정의 오차 방지
④ 조사결과 해석상의 오차 방지
⑤ 조사대상 개체 및 인구집단의 변화 방지

Section 2. 감염병 관리(Communicable Disease Control)

1. 감염병의 정의

(1) 감염병

'감염성 질병' 이라는 용어와 같은 말로 간주되는 감염병은 감염된 사람 또는 동물 등의 병원소로부터 감수성이 있는 새로운 숙주로 병원체가 전파되어 발생하는 것을 말한다. 인간은 누구나 질병을 피하고 건강을 유지하려는 노력을 계속하고 있으며, 이와 같은 노력은 인류 역사와 더불어 시작되었다고 해도 과언이 아니다.

지난날 인류에게 가장 큰 고통을 주었던 것은 감염병으로, 인명의 대량 손실로 인한 국력 약화, 경제적 손실, 사회적 불안 등의 인류역사에 막대한 영향을 끼쳤다. 오늘날에도 건강과 생명을 위협하는 많은 감염병이 유행하고 있어 보건상 문제가 되고 있다.

우리의 건강을 위협하는 감염병의 종류는 무수히 많으며, 그 유행이나 감염양식도 다양하다. 이처럼 한 환자 또는 일정 감염원을 통해 새로운 환자를 만들 수 있는 질병을 감염병이라고 하며, 환자로부터 다른 건강인에게 전파하지 않아 감염원으로 작용하지 않는 질병을 비감염성 질병이라고 한다.

2. 감염병의 발생설

(1) 종교설 시대

원시적인 사고방식에 의해 사람들은 선신(善神)과 악신(惡神)이 있는 것으로 믿었으며 두 신에 의한 초자연적인 작용에 의존하던 선악설 시대이다.

전쟁의 승리, 종족의 영광이나 번영, 무병 등의 좋은 일이 있을 경우는 선신(善神)의 덕이라 믿었다. 그 반대로 질병의 유행, 사망, 패전, 기아, 불행, 폭풍우 등은 악신(惡神) 때문이라고 생각했다.

질병을 죄에 대한 벌로 인식하여 죄를 지은 사람에게 신(神)이 내리는 벌이라는 뜻으로 신벌설 시대라고 한다.

(2) 점성설 시대

종교적 신벌설을 전혀 믿지 않는 것은 아니지만 자연에 대한 인식이 점차 높아짐에 따라 별자리 이동으로 전쟁의 발생, 감염병의 유행, 사망, 전쟁, 기아 등을 점치던 시대이다.

(3) 장기설 시대

감염병의 전파는 나쁜 공기나 공기 중의 유독물질 때문에 발생한다고 믿었던 시대이다.

Malaria(mal+aria)는 모기가 매개한다는 사실을 증명할 수 있었던 19세기 말 이전에는 나쁜(mal) 공기(aria)가 전파한다고 생각했다. 그렇기 때문에 질병이 발생한 가옥에 대한 연기소독법이 시행되기도 하고, 오염된 공기를 정화하기 위해 대포를 발사하기도 했으며, 불을 지르는 방법을 사용하기도 하였다.

(4) 접촉 감염설 시대

19세기 말까지도 신벌설이나 장기설이 지배적으로 작용했지만, 16세기경에 사람과 사람의 접촉에 의해 병이 전파된다는 사실이 알려짐으로써 접촉의 중요성이 대두되기 시작했던 시대이다. 아리스토텔레스(Aristoteles)는 페스트가 환자로부터 주위에 있는 건강한 사람에게 옮겨진다고 했으며, 매독이 유럽 전역에 유행됨으로써 접촉 감염설을 크게 뒷받침했다.

(5) 미생물 병인론 시대

감염병의 원인을 장기설에서 세균설로 전환하는 데 결정적인 역할을 한 연구자는 코흐와 파스퇴르이다. 레벤후크(Anton van Leeuwenhoek, 1676)가 렌즈를 발견함으로써 미소동물을 확인할 수 있게 되자 미생물이 질병 발생의 원인체라는 사실이 인정되기 시작하였다.

파스퇴르(Louis Pasteur, 1822~1895)는 질병이 현미경적 미생물에 의해서 발생한다고 하였으며, 미생물 병인론의 연구가 많이 진전되었다. 질병의 발생은 현미경적 미생물에 기인한다는 사실이 증명되면서 1860년대에는 질병의 자연발생설이 바뀌었다.

코흐(Robert Koch, 1843~1910)는 결핵균과 탄저균을 발견하였으며 콜레라의 병원체 *Vibrio cholerae*를 발견하여 미생물 병인설을 확인하였다.

3. 감염병 유행의 3대 요인

(1) 3대 요인

감염병 유행의 3대 요인은 ① **감염원**(병원체를 내포하는 모든 것) ② **감염경로**(병원체 전파수단이 되는 모든 환경요인) ③ **감수성 숙주**이다.

1) 감염원(source of infection)

감염원이란 감염병의 병원체를 내포하고 있어 감수성 숙주에게 병원체를 전파시킬 수 있는 근원이 되는 모든 것을 의미한다. 감염원에는 환자, 보균자, 감염동물 및 토양 등 병원소(reservoir of infection)는 물론이고, 오염식품이나 오염수 및 오염식기구나 생활용구 등이 모두 작용할 수 있다.

2) 감염경로(route of transmission)

감염경로란 감염원으로부터 감수성 보유자에게 병원체가 운반되는 과정을 말한다. 감염경로에는 ① 접촉감염(직접전파와 간접전파) ② 공기전파(비말전파) ③ 동물매개 전파 ④ 개달물전파(전파체)에 의한 전파 등이 있다.

3) 감수성 숙주(susceptible host)

인간 숙주에는 어떤 감염병에 대한 면역성이 강한 인구집단이 있는가 하면, 면역성이 낮은 인구집단도 있기 때문에 어떤 감염병의 병원체가 전파되었다 하더라도 그 집단 전원이 질병에 감염되는 것은 아니다. 즉, 감수성이 높은 인구집단에서는 특히 감염병 유행으로 만연되지만, 면역성이 높은 집단에서는 유행이 잘 이루어지지 않는다.

또한, 감염병에 대해 감수성이 높고 면역성이 떨어져 감염이 잘 되는 숙주를 감수성 숙주(susceptible host) 또는 감수성이 높은 집단이라고 한다.

(2) 감염병의 유행 조건

감염병이 유행의 형식을 취하는 데는 감염원의 존재, 감염경로의 형성, 감수성 숙주 등이 작용하지만, 이 3가지 요소들의 상태에 따라서 유행의 정도는 좌우된다고 볼 수 있다. 감염병이 크게 유행하려면 위 3가지 요인 이외에 다음의 조건이 성립되어야 한다.

① 감염원으로서 질적으로나 양적으로 충분한 병원체를 내포하고 있어야 한다.
② 감염경로에는 감염원과 숙주를 연결시키는 전파체가 많이 존재해야 한다.
③ 감수성이 높은 숙주집단이 클 때 크게 유행한다.

(3) 3대 요인의 상호작용

병원체와 숙주, 병원체와 환경, 숙주와 환경 간의 상호관계에 따라 감염병 유행은 크게 영향을 받으며 그 내용은 다음과 같다.

① 병원체의 병원성과 내성의 발달 등 병원체의 특이성
② 숙주의 특이성 · 감수성 · 면역성 · 연령 · 성 · 종족 · 생활습관
③ 환경의 변화(생활환경과 자연환경)

숙주집단의 감수성이 높거나 면역성이 낮으면 감염병은 크게 유행하며, 환경의 변화는 숙주보다는 병인쪽에 더 많은 작용을 한다. 병인은 질적으로나 양적으로 우세하다고 볼 수 있다. 그러나 이 3대 요인 중 어느 하나라도 반대의 상태에 있으면 유행은 잘 일어나지 않는다.

4. 감염성 질병의 생성과정

(1) 감염성 질병 유행의 6대 요소

모든 감염병이 생성되는 과정은 6단계의 항목을 거쳐서 이루어진다고 할 수 있다. 이 6단계는 ① 병원체 → ② 병원소 → ③ 병원소로부터 병원체의 탈출 → ④ 전파 → ⑤ 새로운 숙주에 침입 → ⑥ 새로운 숙주의 감수성과 면역으로 연결되는 과정으로서, 이 과정 중 어느 한 단계라도 거치지 않거나, 방해 · 차단되면 감염은 이루어지지 않는다. 즉, 한 단계라도 막을 수 있다면 감염성 질병의 발생은 예방할 수 있다. 하지만 병원체를 완전히 제거하거나 전파경로를 차단시키거나, 숙주의 면역성을 완벽히 할 수 없기 때문에 감염성 질병의 관리에는 여러 가지 방법을 같이 적용하는 것이다.

표 3-2 질병 발생 3대 요소와 감염성 질병 유행의 6대 요소

질병 발생 3대 요소	감염성 질병 유행 6대 요소
병인	병원체 병원소
환경	병원소로부터 병원체의 탈출 전파 새로운 숙주에 침입
숙주	새로운 숙주의 감수성과 면역

1) 병원체(pathogen)

지구에는 수많은 미생물이 존재하지만 모든 미생물이 감염을 일으키는 것은 아니다. 따라서 학자마다 병원체를 분류하는 방법이 다양하다. 병원체의 종류는 일반적으로 많이 사용되는 예로 다음과 같다.

① 병원체의 종류와 감염병

- 세균(bacteria) : 적절한 온도와 습도를 유지하면 급속하게 증식한다(콜레라, 결핵, 백일해, 장티푸스, 디프테리아, 나병 등).
- 바이러스(virus) : 전자 현미경으로 볼 수 있을 정도로 크기가 작고 살아있는 세포 내에 기생한다(AIDS, 소아마비, 유행성 이하선염, 홍역, 일본뇌염, 광견병, 유행성 간염 등).
- 리케차(rickettsia) : 세포 내에 기생하는 점은 바이러스와 비슷하나 크기는 박테리아와 비슷하다(발진티푸스, 발진열, 양충병 등).
- 기생충(parasite) : 동물에 기생하는 것으로 단세포와 다세포가 있다(회충, 구충, 사상충, 유구조충, 이질, 말라리아, 간디스토마, 아메바 등).

② 병원체가 질병의 원인이 되기 위한 조건

- 병원체는 질병이 있는 것으로부터 순수배양에서 분리되어야 한다.
- 병원체는 다른 질병이 있는 것으로부터는 분리되지 않아야 한다.
- 병원체를 분리하여 실험에 사용되는 동물에 접종하였을 때 같은 질병을 일으켜야 한다.
- 질병이 발생한 실험동물로부터 병원체는 다시 분리되어야 한다.

※ 앞의 4가지 조건은 매우 단순해 보이지만 모두를 완벽하게 만족하는 경우가 많지 않으며, 특히 바이러스의 경우는 더욱 많아서 1937년 리버즈(Rivers)는

보다 완화된 구비요건을 제시하기도 하였다. 그러나 코흐의 조건은 원인 병원체 조건으로 계속 사용되고 있다.

③ 병원체의 병독성과 감염성(communicablity)의 관계

병원체의 감염성(남에게 옮는 성질)은 감염병 전파에 중요한 요소로 작용한다. 또한, 병원체의 증식 속도와 침입한 기관, 병인성에 의해 감염병의 감염성은 달라진다. 병원체의 침입으로 감염자가 받는 병독성(virulence)은 병원체의 독성(toxigenicity)과 독력(toxicity), 그리고 병원체의 수와 작용방식에 따라서 다르다.

※ 광견병 바이러스는 병인성과 병독성이 둘 다 높은 경우이고, 결핵균은 병인성과 병독성이 둘 다 낮다. 홍역은 병인성은 높으나 병독성은 낮은 특징이 있다.

2) 병원소(reservoir of infection)

병원소란 병원체가 증식하여 생존을 계속하면서 다른 숙주에 전파될 수 있는 상태로 저장되는 장소를 제공하는 일종의 감염원으로서, 사람 · 동물 · 식물 · 곤충 · 흙 등이 있다. 또한, 병원체가 증식을 하려면 영양소가 있어야 하므로 병원소는 꼭 필요한 요소라고 할 수 있다.

비슷한 개념의 감염원(source of infection)*은 병원체가 생존은 할 수 있으나 증식은 할 수 없고 일정시간이 지나면 병원체가 사멸한다는 점에서 병원소와는 다른 개념으로 볼 수 있다. 하지만 생존기간 동안에는 다른 숙주로의 감염기회를 제공한다는 특징이 있다.

* 감염원의 예를 들면 유기물질이 적거나 없는 물을 들 수 있다.

병원소가 될 수 있는 것은 ① 인간(환자 · 균자), ② 동물, ③ 토양 등이 있으며, 이 중에서 가장 중요한 병원소는 인간과 동물이다.

① 인간 병원소

• 환자

인간 병원소는 크게 2가지로 환자와 보균자가 있다. 환자는 증상이 있어 쉽게 알 수 있는데 반해 보균자의 경우는 증상이 나타나지 않아서 쉽게 인지하지 못하므로 감염성 질병 전파에 병원소로 작용할 수 있다.

환자란 병원체에 감염되어 자각적 · 타각적으로 임상증상이 뚜렷하게 나타나는 현증환자(frank case)와 임상증상이 적고 간과되기 쉬운 무증상 감염자(subclinical infection)로 나뉘어지며 무증상 감염자는 행동이 자유롭고 행동반경이 넓어 감염원으로서 의미가 크다.

예를 들어 무증상 감염을 일으키는 질병으로 장티푸스, 콜레라, 세균성 이질, 성홍열 등이 있다면, 현증 환자가 감염원으로 작용하는 홍역이나 두창 등은 감염성이 강한 질병이므로 환자 관리가 중요하다고 할 수 있다.

• 감염병의 감염형태

감염(infection)이란 미생물이 생물체 내에 침입하여 질병을 일으키는 경우를 말하며, 침입(infestation)이란 병원이 되는 생물체가 숙주의 체 표면에 침범하여 피해를 입히는 경우를 말한다.

질병의 감염상태에 따라 현성감염, 불현성감염, 혼합감염, 중감염, 자가감염 등으로 구분하기도 하는데, 현성감염이란 임상적 증세가 있는 감염상태이며, 불현성감염은 임상증세가 없는 감염상태를 말한다. 또 혼합감염은 2종 이상의 병원균이 함께 침입해 있는 경우이며, 중감염이란 감염되어 있는 상태에서 동일 병원균이 다시 침입한 경우이고, 마지막으로 자가감염이란 자신이 가지고 있는 병원균에 의해 자기 자신이 다시 감염되는 경우를 말한다.

• 보균자

보균자(carrier)란 자각적 · 타각적으로 임상증상이 없는 병원체 보유자(임상적인 증상은 없으나 감염병 병원체를 보유하고 있는 사람)로서 항상 또는 때때로 감염원으로 작용하여 감염을 일으킨다. 보균자와 무증상 감염자는 환자보다 역학적으로 중요한 병원소가 되는 경우가 많기 때문에 감염병 관리상 중요한 대상이다.

- 보균자는 자유로이 활동하기 때문에 감염시킬 수 있는 영역이 넓다.
- 본인 또는 타인 모두 서로 경계하지 않기 때문에 전파 기회가 많다.
- 보균자 수는 일반적으로 환자의 수보다 많다.

따라서 보균자는 감염원으로서 크게 작용한다고 볼 수 있으며 감염병 관리 시 보균자는 환자보다도 우선적으로 관리대상이 되어야 한다.

• 보균자의 종류

보균자는 병원체가 배출되는 지속기간에 따라 영구 보균자(permanent carrier)와 일시적 보균자(temporary carrier), 그리고 만성 보균자(chronic carrier)로 크게 분류할 수 있으며, 다음과 같이 세분할 수도 있다.

- 건강 보균자(healthy carrier)* : 불현성 감염과 같은 상태로 임상증상이 전혀 없고, 건강한 사람과 다름없지만 병원체를 보유한 감염자로서 B형 바이러스, 폴리오, 일본뇌염, 디프테리아 감염자 등이 해당된다.
- 회복기 보균자(convalescent carrier) : 감염성 질병에 걸린 후 그 임상증상이 완전히 소실되었는데도 불구하고, 병원체를 계속 배출하는 보균자로서 위장관 감염성 질병, 세균성 이질, 디프테리아 감염자 등이 해당된다.
- 잠복기 보균자(incubatory carrier) : 어떤 감염성 질환에 노출된 후 증상이 나타나지 않는 잠복기간 중에 병원체를 배출하는 보균자로서 호흡기 감염성 질병, 디프테리아, 홍역, 백일해 감염자 등이 해당된다.
- 만성 보균자(chronic carrier) : 병원체를 오랫동안 지속적으로 보유하고 있는 보균자로서 장티푸스나 B형 바이러스 감염자 등이 해당된다.

* 건강 보균자와 잠복기 보균자는 인지가 어려워 감염성 질병 관리에 있어서 큰 문제가 되고 있다.

② 동물 병원소

동물이 병원체를 보유하고 있어 2차적으로 인간 숙주에게 감염시키는 감염원을 동물 병원소(animal reservoir)라고 하며, 이 감염병을 인수공통감염병(zoonosis)이라고 한다.

동물은 집에서 기르는 가축과 야생 동물로 나눌 수 있으며 가축의 경우는 감염여부를 파악하고 관리하는 것이 어느 정도 가능한 반면에 야생동물의 경우는 감염여부의 파악과 관리가 아주 어렵다는 특징이 있다. 또한, 인수공통병인 경우에는 동물에서의 병원체 파악과 동물과 곤충의 생활여건 등을 정확하게 파악하는 것이 중요하다.

- 소 : 결핵, 탄저(anthrax), 파상열(brucellosis), 살모넬라증(salmonellosis)
- 돼지 : 살모넬라증, 파상열, 탄저, 일본뇌염
- 양 : 탄저, 파상열
- 개 : 광견병(rabies), 톡소플라스마증(toxoplasmosis)
- 말 : 탄저, 유행성 뇌염, 살모넬라증
- 쥐 : 페스트, 발진열(murine typhus), 살모넬라증, 렙토스피라증(lep-

tospirosis), 양충병(scrup typhus)

- 고양이 : 살모넬라증, 톡소플라스마증

③ 토양

토양(soil)은 진균류의 히스토플라스마증(histoplasmosis), 분아균증(blastomycosis)의 병원소로서 작용하며, 파상풍 등의 병원소 역할도 한다.

3) 병원체의 탈출 경로

감염병의 전파는 병원소로부터 병원체가 탈출하면서부터 시작되는데, 그 경로는 숙주의 기생부위에 따라 달라지며 병원체의 탈출구는 다음과 같다.

① **호흡기관 탈출** : 호흡기관에는 해부학적으로는 코, 비강, 인후, 기도, 기관지, 폐, 입 등이 포함되며 같은 호흡기 감염이라 해도 감염 후 탈출할 때까지의 기간에 차이가 있을 수 있다.
성홍열 또는 디프테리아는 감염되고 바로 균 배출을 시작하고 홍역과 수두 같은 경우는 조금 더 늦게 균을 배출하며, 결핵 같은 경우는 시간이 상당히 경과된 후에 균을 배출하기 시작한다.

② **위장관 탈출** : 소화기계 감염병 또는 기생충 질환의 경우, 병원체가 분변이나 토사물을 통해 탈출한다. 특히 이질, 장티푸스, 파라티푸스, 콜레라, 소아마비 등과 장 관련 질환들은 대부분 분변에 의해서 병원체가 탈출한다.

③ **비뇨생식기관 탈출** : 소변이나 분비물로 탈출한다.

④ **개방된 상처로 직접 탈출** : 피부병, 옴 등은 체표의 농양 등 상처 부위로 직접 탈출한다.

⑤ **기계적 탈출** : 흡혈성 곤충인 이 · 벼룩 · 모기는 곤충의 흡혈로 탈출되며, 발진티푸스 · 말라리아 · 발진열처럼 주사기와 감염된 육류에 의해 탈출되는 것도 있다.

4) 전파

병원소로부터 탈출한 병원체가 새로운 숙주로 침입되는 전파는 직접전파와 간접전파로 구분할 수 있다.

① 직접전파

직접전파(direct transmission)란 매개체 없이 직접 새로운 숙주에게 전파되는 것으로, 성병 등과 같이 환자로부터 탈출한 병원체가 전파체의 중간 역할 없이 감수성 보유자에게 직접 전파됨으로써 감염이 되는 것을 말한다. 특히, 피부나 신체 일부가 토양이나 퇴비에 접촉되어 탄저, 파상풍, 사상균, 구충증 등에 감염되는 것을 직접접촉감염이라고 한다.

또한, 임산부가 태반을 통해 태아에게 감염을 시키는 경우는 태반감염(placental infection), 수직감염(vertical infection)이라고 하며 풍진, 매독, 톡소플라스마증 등이 해당된다. 홍역, 인플루엔자와 같이 비말로 새로운 숙주에 전파되는 경우도 직접전파에 속한다.

② 간접전파

간접전파(indirect transmission)란 감염된 환자로부터 탈출한 병원체가 어떤 매개체를 통해 전파됨으로써 감염이 성립되는 것을 말한다. 간접전파의 경우 병원체를 옮기는 매개체가 꼭 있어야 하며, 병원체가 탈출하여 일정기간 생존 가능해야 한다.

③ 전파체의 종류

전파체란 매개 역할을 하는 것을 말한다.

• 활성전파체

매개 역할을 하는 생물을 말하며, 파리 · 모기 · 이 · 벼룩 등과 같은 절족동물(vector)과 패류나 담수어 같은 흡충류의 중간숙주 그리고 뱀이나 개구리 같은 고충(孤蟲, sparganum)의 중간숙주 등이 있다.

• 비활성전파체

매개 역할을 하는 무생물을 말하며, 물 · 식품 · 공기 · 생활용구 · 우유 · 완구 · 수술기구 등이 있다. 특히, 매개체 자체가 숙주로 들어가지는 않고, 병원체를 운반하는 수단으로만 작용하는 침구 · 손수건 · 완구 · 의복 · 헌책 등은 개달물(fomites)이라 하고 개달물에 의한 감염병의 전파를 개달물감염이라고 한다.

④ 공기전파

먼지나 비말핵에 의해서 전파되는 것을 말한다. 재채기, 기침으로 인해 감염원인 환자의 입과 코에서 비산한 비말의 수분이 증발하고 나면 지름이 작아져서 그 미소잔류물이 공기 중에 떠다니는데, 이것을 흡입함으로써 감염이 성립되는 경우를 공기전파(air borne transmission)라고 한다.

병원체를 가지고 있는 먼지의 경우도 비말핵과 마찬가지로 크기가 작을수록 오랜 시간 공기 중에 날아다닐 수 있으며 호흡기에 침입할 수 있는 기회가 많아진다. 병원체를 내포하고 있는 미소잔류물을 비말핵(droplet nuclei)이라고 하며, 이 비말핵은 사람의 흡기에 의해서 폐포까지 들어가서 감염이 성립될 가능성이 높다.

⑤ 절지동물 전파

절지동물이 중간 역할을 하는 감염병의 전파(arthropod borne transmission)는 기계적 전파와 생물학적 전파로 구분된다.

- 기계적 전파

파리의 중간 역할로 인해 장티푸스에 감염되는 경우, 파리는 단순히 병원체를 감염원에서 새로운 숙주로 이동·전달하는 역할만 했을 뿐이다. 이를 기계적 전파라고 한다. 즉, 중간역할을 하는 곤충의 다리나 체표에 부착되어 있는 병원체가 변화없이 전파되는 것이다.

- 생물학적 전파

병원체가 매개곤충 내에서 증식 또는 발육의 과정을 거쳐서 감염성 있는 곤충으로 된 후에 병원체를 전파하는 것을 말한다. 생물학적으로 변화를 거쳐서 전파되는 경우이기 때문에 생물학적 전파라고 하며, 매개 역할을 한 곤충에게도 피해를 입히는 경우는 **장관감염전파**라고 한다.

감염병이 매개곤충에 의해서 생물학적으로 전파되는 전파양식은 다음과 같다.

- **증식형 전파**(propagative transmission) : 곤충의 체내에서 세균, 바이러스 등이 수적으로 증식만 한 후 감염되는 감염 형태로 쥐·벼룩에 의한 페스트(*Pasteurella pestis*), 모기 위세포에서 증식한 후 전파되는 뇌염과 황열(*arbovirus*), 이(*louse*)가 전파하는 재귀열(*Borrelia recurrentis*) 등이 있다
- **발육형 전파**(cyclodevelopmental transmission) : 병원체가 발육만 하는 경우로 곤충 내에서 수적 증식은 없지만 발육하여 전파하는 형태이다. 사상충증(*Brugia malayi*, *Wuchereria bancrofti*)은 모기의 위에 들

어가서 위벽을 뚫고 정착한 뒤 발육되어 전파된다. 로아 사상충증(*Loa loa*)은 흡혈성 등에 침파리(*Cyrysops siacea*)가 전파한다.

- 발육증식형 전파(cyclopropagative transmission) : 병원체가 증식과 발육을 함께 하는 경우를 말한다. 곤충 체내에서 수적 증식을 하여 전파되는 형태로, 말라리아(*Plasmoduium vivax* 등)는 모기, 수면병(*Trypanosoma gambinese*)은 파리(Tse-tse)가 전파한다.
- 배설형 전파(fecal contamination) : 병원체가 곤충 위장관에서 증식한 후 장관을 거쳐 곤충의 대변과 함께 배출되어 숙주의 피부나 상처부위를 통해 호흡기계 등으로 전파되는 형태로 발진티푸스(*Rickettsia prowazeki*)는 이, 발진열(*Rickettisia typhi*)과 페스트는 벼룩이 전파한다.
- 경란형 전파(transovarian transmission) : 병원체가 곤충의 어미와 새끼 사이에서 곤충의 난자를 통해 다음 세대까지 계속해서 전달하여 전파되는 경우로서 로키산 홍반열(*Ricketsia rickettsii*)과 재귀열이 있다.

5) 새로운 숙주로의 침입 경로

지금까지의 여러 전파과정을 거친 병원체는 새로운 숙주로 침입한다. 침입방법은 병원체가 병원소로부터 탈출하는 경로와 대체로 같다고 볼 수 있다. 소화기계 감염병은 소화기계(경구적)로, 호흡기계 감염병은 호흡기계로 침입하며, 비뇨생식기관, 점막, 태반 및 피부, 주사기 등에 의한 침입방법 등도 탈출경로나 침입경로가 비슷하다. 침입구별 감염병의 종류는 다음과 같다.

표 3-3 침입구별 감염병과 전파체

호흡기계	병원체	소화기	병원체
1. 결핵	세균	1. 콜레라	세균
2. 한센병	세균	2. 이질	세균, 아메바
3. 두창	바이러스	3. 장티푸스	세균
4. 디프테리아	세균	4. 파라디푸스	세균
5. 성홍열	세균	5. 식중독	세균
6. 수막구균성 수막염	세균	6. 영아설사증	세균
7. 인플루엔자	바이러스	7. 폴리오	바이러스
8. 백일해	세균	8. 감염성 간염	바이러스
9. 홍역	바이러스	9. 파상열	세균
10. 유행성 이하선염	바이러스		
11. 폐렴	세균		

표 3-3 침입구별 감염병과 전파체 (계속)

성기점막, 피부	병원체	점막피부	병원체
1. 매독	세균	1. 트라코마	바이러스
2. 임질	세균	2. 파상풍	세균
3. 연성하감	세균	3. 페스트	세균
		4. 발진티푸스	리케치아
		5. 일본뇌염	바이러스

6) 숙주의 감수성과 면역성

사람에게 균이 침입하였다고 해서 모두 질병에 감염되는 것은 아니다. 높은 면역성과 저항성을 갖고 있다면 감염으로 인한 질병이 발생하지 않는다. 즉 숙주가 병원체에 대한 저항력(resistance)이나 면역력(immunity)을 가지고 있을 때는 발병되지 않으며, 감수성이 있을 때에 감염이 성립된다.

① 감수성 지수

사람은 생존을 위해 여러 가지 방어체계를 가지고 있다. 피부나 점막 등을 포함한 기계적인 방어체계, 위산에 의한 화학적인 방어체계, 감염성 질환인 경우 각각의 병원체에 특이하게 반응하는 방어체계가 있다. 그러나 숙주에 침입한 병원체에 대항하여 감염이나 발병을 저지할 수 있는 방어체계가 없는 상태를 "감수성이 있다."라고 한다.

고트슈타인(Gottstein)은, 접촉에 의하여 전파되는 급성 호흡기계 감염병에 있어서는 감수성 보유자가 감염되어 발병하는 비율이 대체적으로 일정하다고 하여 이를 감수성 지수(접촉감염지수)라고 하였다.

드 루더(De Rudder)는 감수성 지수를 %로 표시하였다. 즉, 두창 95%, 홍역 95%, 백일해 60~80%, 성홍열 40%, 디프테리아 10%, 폴리오(소아마비) 0.1%로서 두창과 홍역이 가장 높다고 보았다.

② 면역(immunity)의 종류

면역이란 인간이 생존하기 위해 가지고 있는 방어체계로, 대체적으로 후천적으로 획득되는 것을 의미한다. 선천적으로 지니고 있는 비특이적 저항력은 선천면역이라고 하는데, 면역의 종류를 분류하면 아래와 같다.

- 면역
  - 선천적 면역 (inherent immunity) …… 인종, 종속, 개인특이성
  - 후천적 면역 (acquired immunity)
    - 능동면역 (active immunity)
      - 자연능동면역 (natural active immunity)
      - 인공능동면역 (artificial active immunity)
    - 수동면역 (passive immunity)
      - 자연수동면역 (natural passive immunity)
      - 인공수동면역 (artificial passive immunity)

③ 선천면역과 후천면역

선천성 면역에는 ① 종속적 저항력, ② 인종적 저항력, ③ 개인적 저항력 등이 있으며, 후천성 면역(획득면역)은 감염병 발생 후나 예방접종 등에 의해 후천적으로 획득하는 면역을 말한다. 후천면역은 능동면역과 수동면역으로 나뉜다. 능동면역은 자연능동면역과 인공능동면역으로 나뉘고, 수동면역은 자연수동면역과 인공수동면역으로 분류한다.

④ 능동면역과 수동면역

• 능동면역

병원체에 노출이 된 숙주 스스로가 면역체를 형성하여 면역을 지니게 되는 것으로, 어떤 항원의 자극에 의하여 항체가 형성되는 상태를 말한다. 항원(antigen)은 어떤 물질 또는 생균이나 사균에 의해 신체를 자극하여 항체(antibody)를 만들어 내게 하는 것을 말한다.

- 자연능동면역은 여러 감염병에 감염된 후 만들어지는 면역으로서 감염병의 종류에 따라 효력의 지속기간은 다르다. 즉, 영구면역이 되는 경우도 있고, 면역 지속기간이 짧아 단시간만 면역이 지속되는 것도 있으며, 영구면역일지라도 화학적 요법에 의해서 치료된 경우는 영구면역력을 유지하지 못한다.
- 인공능동면역은 생균(vaccine), 사균(vaccine) 및 순화독소(toxoid) 등을 사용한 예방접종을 통해 인위적으로 얻게 되는 면역을 말한다.

• 수동면역

수동면역은 다른 숙주에 의하여 형성된 면역체를 받아 면역력을 획득하는 것을 말한다. 자연수동면역은 태아가 모체로부터 태반이나 수유를 통해 받은 면역을 말하고, 감마글로불린(γ-globulin)이나 회복기 혈청, 면역혈청 등을 주사하여 얻는 면역은 인공수동면역이라 한다. 수동면역은 인공능동면역에 비해 면역효과가 빨리 나타나는 반면에 효력 지속기간이 대개 2~4주 정도로 짧은 것이 특징이다.

표 3-4 인공능동면역 방법 및 질병

방 법	예방해야 할 질병
생균 vaccine(live vaccine)	두창, 탄저, 광견병, 결핵, 황열, 폴리오(sabin), 홍역
사균 vaccine(killed vaccine)	장티푸스, 파라티푸스, 콜레라, 백일해, 일본뇌염, 폴리오(salk)
순화독소(toxoid)	디프테리아, 파상풍

표 3-5 자연능동면역되는 질병

항 목	질 병
1. 한 번 이환하면 두 번 이환하는 일이 드문 감염병(영구면역이 잘 되는 종류)	• 두창, 홍역, 수두, 유행성 이하선염, 백일해, 성홍열, 발진티푸스, 장티푸스, 페스트, 콜레라
2. 불현성 감염에 의해서 강한 면역이 형성되는 감염병(영구면역이 잘 되는 종류)	• 일본뇌염, 폴리오
3. 이환되어도 약한 면역만 형성되는 것	• 디프테리아, 폐렴, 인플루엔자, 수막구균성 수막염, 세균성 이질
4. 감염면역만 형성되는 것	• 매독, 임질, 말라리아

5. 감염병의 유행

(1) 유행조사

1) 유행의 정의

감염병의 유행(outbreak)이란 어떤 집단에서 특정한 질병, 건강과 관련된 행위나 사건들이 평상시보다 명확히 많이 발생하는 것을 말한다. 유행조사는 감염병의 발생과정을 역학적으로 규명하고자 하며, 결과를 근거로 감염병 유행을 효과적으로 관리할 수 있도록 하는 것이다.

2) 유행조사의 중요성

유행이 발생했다는 것은 질병매개자, 폭로된 인구집단의 크기, 질병폭로력의 유무, 유행 발생시간과 장소로 알 수 있다. 감염병의 유행조사는 감염병 관리를 위해서뿐만 아니라 새로 발생하는 감염병의 조기발견이라는 차원에서도 대단히 중요하다.

3) 유행조사의 순서

① 기술역학적 조사

- 환자 진단의 확인
- 유행 여부의 확인
- 발생 일시의 확인
- 유행의 지리적 분포 확인
- 인적 특성 확인

② 분석역학적 조사

감염병 유행의 크기와 형태, 전파경로 등에 대하여 가설을 설정한 뒤 이를 입증하는 조사를 역학적으로 실시하여 확인 · 분석하는 과정을 분석역학적 조사라 한다.

③ 이론역학적 조사

분석역학적 조사 내용을 기초로 감염병의 유행 형태를 수식화한 것을 말한다.

④ 전파 예방대책 수립

조사 결과에 대한 예방대책을 수립하여 질병관리계획을 실시한다.

(2) 유행의 유형

감염병 관리대책을 계획하기 위해 유행유형을 분석하는 것은 가장 중요한 일이다. 감염병의 유행유형을 구분하면 ① 공통매개체 전파(공통경로 전파), ② 연쇄(진행성) 전파 등이 있다.

1) 공통매개체 전파

동일한 병원체에 감수성이 있는 인구집단이 폭로되는 것을 말하며, 동일한 병원체에 동시에 폭로되면 폭발적인 유행이 발생한다. 공통매개체 전파(commonvehicle spread)는 단순노출전파와 복수노출전파로 구분할 수 있다.

① **단순노출전파** : 여러 사람이 동시에 감염되는 경우로, 감염된 사람이 2차 감염원으로 작용하지 않고 특정지역이나 특정 인구집단에만 발병한다(예 : 식중독).

② **복수노출전파** : 세균에 오염된 우물물을 마심으로써 많은 사람이 계속 노출되어 발생하는 경우를 말한다(예 : 장티푸스).

2) 연쇄전파

전파형은 병원체와 숙주 간에 전파가 일어나는 것을 말하며 숙주 내에서 병원체의 증식과 배설이 일어난다. 연쇄전파(propagated spread)란 환자로부터 2차적인 대인간 전파로 새로운 환자를 발생시키는 전파형식이다. 전파 초기에 감수성자가 있는 한 환자 발생이 급속히 증가하다가, 밀도가 낮아지는 유행 후기에는 환자발생이 점진적으로 감소하는 것이 특징이다.

6. 감염병 관리대책

감염병의 관리는 감염병의 생성과정 6가지 요소 중 한 가지를 집중 공격하여 그 요소를 제거함으로써 그 감염병의 전파가 이루어지지 않도록 하는 것이 원칙이다. 그러나 실질적으로 가장 효과적인 성과를 낼 수 있는 내용이 무엇인지를 고려해서 결정해야 한다.

[감염병 관리의 접근방법]

① 감염원 및 감염경로 대책

② 숙주대책(감염방지 및 면역증강)

③ 환자대책(환자의 격리, 치료 및 악화방지)

(1) 법정 감염병의 분류와 관리

감염병의 예방 및 관리에 관한 법률 2020년 9월 29일 개정

제1급 감염병	제2급 감염병	제3급 감염병	제4급 감염병
물, 식품 매개 (발생 즉시 방역대책 수립) (17종)	국가예방접종사업대상 (21종)	간헐적 유행 가능성 : 계속 발생 감시 및 방역대책 수립 (26종)	국내 새로 발생 또는 국내 유입 우려 해외 유행 감염병 (23종)
에볼라바이러스병 마버그열 라싸열 크리미안콩고출혈열 남아메리카출혈열 리프트밸리열 두창 페스트 탄저 보툴리눔독소증 야토병 신종감염병증후군 중증급성호흡기증후군(SARS) 중동호흡기증후군(MERS) 동물인플루엔자 인체감염증 신종인플루엔자 디프테리아	결핵(結核) 수두(水痘) 홍역(紅疫) 콜레라 장티푸스 파라티푸스 세균성이질 장출혈성대장균감염증 A형간염 백일해(百日咳) 유행성이하선염(流行性耳下腺炎) 풍진(風疹) 폴리오 수막구균 감염증 b형헤모필루스인플루엔자 폐렴구균 감염증 한센병 성홍열 반코마이신내성황색포도알균(VRSA) 감염증 카바페넴내성장내세균속균종(CRE) 감염증 E형간염	파상풍(破傷風) B형간염 일본뇌염 C형간염 말라리아 레지오넬라증 비브리오패혈증 발진티푸스 발진열(發疹熱) 쯔쯔가무시증 렙토스피라증 브루셀라증 공수병(恐水病) 신증후군출혈열(腎症侯群出血熱) 후천성면역결핍증(AIDS) 크로이츠펠트-야콥병(CJD) 및 변종크로이츠펠트-야콥병(vCJD) 황열 뎅기열 큐열(Q熱) 웨스트나일열 라임병 진드기매개뇌염 유비저(類鼻疽) 치쿤구니야열 중증열성혈소판감소증후군(SFTS) 지카바이러스 감염증	인플루엔자 매독(梅毒) 회충증 편충증 요충증 간흡충증 폐흡충증 장흡충증 수족구병 임질 클라미디아감염증 연성하감 성기단순포진 첨규콘딜롬 반코마이신내성장알균(VRE) 감염증 메티실린내성황색포도알균(MRSA) 감염증 다제내성녹농균(MRPA) 감염증 다제내성아시네토박터바우마니균(MRAB) 감염증 장관감염증 급성호흡기감염증 해외유입기생충감염증 엔테로바이러스감염증 사람유두종바이러스 감염증
유행 즉시 신고	유행 24시간 이내 신고	유행 24시간 이내 신고	-

① **기생충 감염병** : 기생충에 감염되어 발생하는 감염병 중 질병관리청장이 고시하는 감염병을 말한다.

② **세계보건기구 감시대상 감염병** : 세계보건기구가 국제공중보건의 비상사태에 대비하기 위하여 감시대상으로 정한 질환으로서 질병관리청장이 고시하는 감염병을 말한다.

③ **생물테러 감염병** : 고의 또는 테러 등을 목적으로 이용된 병원체에 의하여 발생된 감염병 중 질병관리청장이 고시하는 감염병을 말한다.

④ **성매개감염병** : 성 접촉을 통하여 전파되는 감염병 중 질병관리청장이 고시하는 감염병을 말한다.

⑤ **인수공통(人獸共通) 감염병** : 동물과 사람 간에 서로 전파되는 병원체에 의하여 발생되는 감염병 중 질병관리청장이 고시하는 감염병을 말한다.

⑥ **의료관련감염병** : 환자나 임산부 등이 의료행위를 적용받는 과정에서 발생한 감염병으로서 감시활동이 필요하여 질병관리청장이 고시하는 감염병을 말한다.

표 3-6 감염병군별 발생현황

단위 : 건

법정 감염병 군별	2010년	2012년	2014년	2016년	2018년	2019년
콜레라	8	0	0	4	2	1
장티푸스	133	129	251	121	213	94
파라티푸스	55	58	37	56	47	55
세균성 이질	228	90	110	113	191	151
장출혈성 대장균 감염증	56	58	111	104	121	146
백일해	27	230	88	129	980	496
파상풍	14	17	23	24	31	31
홍역	114	3	442	18	15	194
유행성 이하선염	6,094	7,492	25,286	17,057	19,237	15,967
풍진	43	28	11	11	0	8
일본뇌염	26	20	26	28	17	34
수두	24,400	27,763	44,450	54,060	96,467	82,868
말라리아	1,772	542	638	673	576	559
성홍열	106	968	5,809	11,911	15,777	7,562
수막구균성 수막염	12	4	5	6	14	16
레지오넬라증	30	25	30	128	305	501
비브리오 패혈증	73	64	61	56	47	42
발진열	54	41	9	18	16	14
쯔쯔가무시증	5,671	8,604	8,130	11,105	6,668	4,005
렙토스피라증	66	28	58	117	118	138
브루셀라증	31	17	8	4	5	1
신증후군 출혈열	473	364	344	575	433	399
뎅기열	125	149	165	313	159	273
결핵	36,305	39,545	34,869	30,892	26,433	23,821
한센병	6	5	6	4	6	4
중증열성혈소판감소증후군	–	–	55	165	259	223

* 자료 : 보건복지부 통계포털

(2) 숙주의 면역증강 대책

감염병 관리를 철저히 하더라도 숙주의 감수성이 높을 때는 질병에 걸리므로 면역력을 증강시키기 위해 감수성이 높은 사람에 대하여 예방접종을 해야 한다. 예방접종으로 면역성을 높일 수 있는 감염병은 한정되어 있으나 점차 늘어나고 있는 추세이다.

1) 예방접종 후에도 항체의 지속기간이 길지 않으므로 일정한 간격을 두고 추가접종을 하여 면역을 증강시킬 필요가 있다.

[예방접종을 실시할 때 고려해야 할 사항]

① 연령에 따른 정확한 양의 접종
② 정확한 접종방법 사용
③ 예방약 보관 및 운반 시 저온보관
④ 유효기간 및 금기사항을 확인한 후 사용

2) 필수 예방접종 감염병

특별자치도지사 또는 시장 · 군수 · 구청장은 다음의 질병에 대하여 관할 보건소를 통하여 필수예방접종을 실시하여야 한다(감염병의 예방 및 관리에 관한 법률 제24조제1항)〈개정 2020. 8. 11〉

① 디프테리아 ② 폴리오 ③ 백일해
④ 홍역 ⑤ 파상풍 ⑥ 결핵
⑦ B형 간염 ⑧ 유행성 이하선염
⑨ 풍진 ⑩ 수두 ⑪ 일본뇌염
⑫ b형 헤모필루스 인플루엔자 ⑬ 폐렴구균
⑭ 인플루엔자 ⑮ A형 간염
⑯ 사람유두종바이러스 감염증
⑰ 그 밖에 질병관리청장이 감염병 예방을 위하여 필요하다고 인정하여 지정하는 감염병

※ 디프테리아, 수막구균성 수막염, 발진열, 콜레라, 폐렴, 인플루엔자 등은 면역성이 아주 약하고 임질, 매독, 트라코마, 단독 등은 전혀 면역이 생기지 않는 질병이다.

구분	대상 전염병	예방접종 백신종류 및 방법	횟수	출생~1개월이내	1개월	4개월	6개월	12개월	15개월	18개월	24개월	36개월	만4세	만6세	2개월	만11세	만12세
국가필수예방접종	결핵	BCG(피내용)	1	BCG(피내용) 1회													
	B형간염	HepB(0-2-6개월)	3	B형간염 1차	B형간염 2차			B형간염 3차									
	디프테리아 파상풍 백일해	DTaP	5			DTaP1차(기초)	DTaP2차(기초)	DTaP3차(기초)		DTaP4차(추가)				DTaP5차(추가)			
		Td (성인용)	1													Td6차(추가)	
	폴리오	IPV (사백신)	4			IPV1차(기초)	IPV2차(기초)	IPV3차(기초)						IPV4차(추가)			
	홍역 유행성이하선염 풍진	MMR	2						MMR1차(기초)					MMR2차(기초)			
	수두	Var	1						수두 1회								
	일본뇌염	JEV (사백신)	5						일본뇌염 사백신 1~2차(기초)				일본뇌염 사백신 3차(기초)		일본뇌염 사백신 4차(추가)		일본뇌염 사백신 5차(추가)
	인플루엔자	Flu	–					고위험군에 한하여 접종									
	장티푸스	(경구용)	–												고위험군에 한하여 접종		
		(주사용) *고위험군에 한하여 접종	–									고위험군에 한하여 접종					
	신증후군출혈열	(주사용)	–	고위험군에 한하여 접종													
기타예방접종	결핵	BCG(경피용)		BCG(피내용) 1회													
	일본뇌염	JEV (생백신)							일본뇌염 생백신 1차(기초)				일본뇌염 생백신 2차(기초)		일본뇌염 생백신 3차(추가)		
	B형 헤모필루스 인플루엔자 뇌수막염	Bib				Hb1차(기초)	Hb2차(기초)	Hb3차(기초)	Hb4차(추가)								
	A형간염	HepA							A형간염 1차~2차(기초)								
	폐구균	PCV				폐구균1차(기초)	폐구균2차(기초)	폐구균3차(기초)	폐구균4차(추가)								

주 : 1) 생후 4주 이내 접종

2) 모체가 HBsAg 양성인 경우에는 출생 후 12시간 이내에 백신과 B형 간염인 면역글로불린(HBIG)을 동시에 주사하고, 음성인 경우에도 생후 2개월 이내에 첫 접종을 시작한다. 이후의 접종 일정은 약품설명서에 기재된 접종 방법(0, 1, 6 방식 또는 0, 1, 2 방식)대로 실시한다.

3) 폴리오 3차 접종은 6개월에 시행하나 18개월 이내에만 접종하면 된다.

4) 홍역 유행 시 생후 6개월에 홍역 단독백신으로 조기접종하며 이 경우 생후 12개월에 다시 MMR로 접종한다.

5) 일본뇌염 백신은 감염병예방법에 의한 임시예방접종으로 생후 첫돌이 지난 12~24개월에 1~2주 간격으로 2회 접종한 다음 12개월 후 3차 접종하는 기초접종을 시작하며 만 6세, 12세 되는 해 각각 1회씩의 추가접종을 실시한다.

6) "예방접종 후 이상반응"(감염병 예방 및 관리에 관한 법률)
예방접종 후 그 접종으로 인하여 발생할 수 있는 모든 증상 또는 질병으로서 해당 예방접종과 시간적 관련성이 있는 것을 말한다.

(3) 예방되지 못한 환자의 조치

전파방지 또는 면역증강으로도 예방되지 못하는 경우에는 가능한 한 최소의 피해로 막을 수 있도록 노력해야 한다. 이를 위하여 진단시설의 제도화, 치료를 위한 의료시설의 확충, 지속적인 보건교육 등 국가 차원의 관리가 필요하다. 또한 조기진단과 조기치료를 함으로써 경과를 가볍게 하며, 감염원으로서 작용하지 않도록 2차적 전파를 예방해야 한다.

Section 3. 급 · 만성 감염병 관리

급성 감염병은 소화기계 침입, 호흡기계 침입, 피부점막기계 침입 등으로 구분할 수 있다.

1. 소화기계 침입 감염병

소화기계 감염병은 환자나 보균자의 분뇨를 통해 병원체가 음식물이나 식수에 오염되거나 그 밖에 개달물 등을 매개체로 경구적으로 침입됨으로써 감염이 성립되는 감염병을 말한다.

소화기계로 침입되는 감염병은 장티푸스, 파라티푸스, 콜레라, 세균성 및 아메바성 이질, 폴리오, 유행성 간염 등이 있다.

(1) 장티푸스(typhoid fever)

장티푸스는 고열이 몇 주 동안 지속되는 열병으로서 우리나라에서는 제2급 감염병 중 가장 많이 발생되는 감염병이다. 권태감, 식욕부진, 느린 맥박, 임파조직의 병변 등 그 발현증상도 일정하지 않은 것이 특징이며, 때로는 증상이 아주 가볍거나 무증상인 경우도 있다. 항생제 요법이 일반화되면서부터 사망자가 거의 없지만, 우리나라의 보건의료 및 환경위생 면에서 관리가 어려운 질환 중의 하나이다.

① **병원체** : 티푸스균(*Salmonella typhi*)으로서 포자 · 협막이 없는 간상균이다.

② **병원소 및 감염원** : 병원소는 환자나 보균자이고, 오염 음식물 등이 감염원이 된다.

③ **전파**(탈출, 전파, 침입) : 대소변으로 배설되어 오염된 매개물(파리, 바퀴벌레 등)로 인한 경우는 간접전파이고, 직접전파는 오염된 손에 의해 경구적으로 전파되는 경우이다. 잠복기는 1~3주 전후이고, 감염부위는 장의 임파조직, 담낭, 신장 등이다.

④ **감수성 및 면역성** : 감수성은 전반적으로 높으며, 완쾌 후에는 일반적으로 영속면역을 얻지만 화학요법으로 치료된 환자는 영구면역을 얻기가 힘들며, 인공능동면역은 사균 백신이 이용된다.

⑤ **예방책** : 감염원 대책(환자 및 보균자 색출 및 격리), 감염경로 대책(분뇨, 물, 음식물, 파리 등 환경관리), 감수성 숙주 대책(예방접종의 철저와 보건교육 강화, 계몽활동) 등의 대책이 필요하다.

(2) 콜레라(cholera)

콜레라는 심한 위장장애와 전신증상을 호소하는 제2급 급성 법정감염병으로서 발병이 빠르고 구토, 설사, 탈수, 허탈 등의 증세를 일으킨다.

① **병원체** : 비브리오 콜레라(*Vibrio cholerae*)로 알칼리성 환경에서도 잘 자라는 특징이 있다.

② **병원소 및 감염원** : 병원소는 환자이고, 감염원은 배변 및 토사물에 의한 오염수, 오염음식물 및 오염식기 등이다.

③ **전파** : 분변이나 토사물로 오염된 오염수나 오염음식물로 전파되며, 잠복기는 보통 1~3일이지만 최장 5일인 경우도 있다.

④ **감수성 및 면역성** : 감수성은 전반적으로 높으며, 유행이 지나가면 대부분 면역이 인정되는데 사균 백신에 의한 인공능동면역도 유효하다.

⑤ **예방대책** : 철저한 검역 관리와 환자의 신속한 보고 및 격리가 중요하며, 철저한 소독과 환자를 중심으로 식기 · 식품 · 분변관리 등을 철저히 해야하고 예방접종이 필요하다.

(3) 세균성 이질(shigellosis)

세균성 이질은 급성 세균성 질환으로 심한 경우는 대장 점막에 궤양성 병변을 일으키며 발열, 구토, 경련, 점액성 혈변의 증상을 보이는데, 우리나라 제2급 감염병으로서 혈변없이 설사를 일으키는 경우도 많으며 온대지역에서 발생빈도가 높다.

① **병원체** : 이질균(*Shigella dysenteriae*), 시겔라 플렉스네리(*Shigella flexneri*), 시겔라 보이디(*Shigella boydii*), 시겔라 소네이(*Shigella sonnei*) 등이 있다. *Shigella flexneri*가 가장 많고, *Shigella sonnei*가 그 다음으로 많다.

② **병원소 및 감염원** : 병원소는 환자이며, 오염수 및 오염음식물이 감염원인데, 잠복기간은 2~7일 정도이다.

③ **전파** : 저항력이 약해서 외부에서 오래 생존할 수 없다. 분변으로 탈출하여 파리나 불결한 손을 통해 음식물과 식수 등으로 경구침입된다.

④ **감수성 및 면역성** : 감수성은 소아가 전반적으로 높고, 유행 후에 면역은 불확실하다.

⑤ **예방대책** : 장티푸스와 같은 관리가 필요하며, 예방접종은 실시되지 않는다.

(4) 폴리오(급성회백수염 : poliomyelitis)

폴리오(소아마비)는 제2급 감염병으로 소아에게 주로 발생되며 중추신경계 손상에 의한 영구적인 마비를 일으키는 급성 감염성 질환이다.

① **병원체** : *Polio virus*로 면역학적으로 Ⅰ형, Ⅱ형, Ⅲ형의 3종이 있다(Ⅰ형이 가장 많고 소아마비와 관련이 있다).

② **병원소** : 환자 및 불현성 감염자가 병원소이고, 음식물이 감염원이다.

③ **전파** : 환자 및 불현성 감염자의 인두분비물이나 분변 등을 통해서 탈출하여 오염음식물로 경구적으로 침입된다.

④ **감수성 및 면역성** : 면역항체가 없는 감염자는 연령에 관계없이 감염되지만 일반적으로 소아기에 면역을 획득한다. 잠복기는 1~2주 전후이며 대부분 불현성 감염으로 끝난다.

⑤ **예방대책** : 예방접종이 가장 좋은 예방책이다. 예방접종은 혼합형 생균백신이 좋으나, 불가능하면 사균백신을 사용한다. 기본접종은 생후 1개월부터 1~2개월 간격으로 3회 실시하고, 추가접종은 18개월에 실시한다.

(5) 파라티푸스(paratyphoid fever)

장티푸스와 비슷한 증세를 나타내는 파라티푸스는 제2급 감염병으로 병원체는 살모넬라 파라티피 A(*Salmonella paratyphi A*), 살모넬라 파라티피 B, 살모넬라 파라티피 C로 분류되는데, 우리나라에서는 A형보다 B형이 많고, C형은 거의 없다.

파라티푸스는 병리학적으로나 임상적으로 장티푸스와 비슷하며, 전파방식이나 관리방법도 장티푸스의 경우와 비슷하나 경과기간이 짧다는 것이 특징이다.

2. 호흡기계 침입 감염병

호흡기계로 침입되어 발생하는 감염병을 대체로 호흡기 감염병이라 한다. 숙주의 객담, 콧물, 대화나 재채기 등으로 배출되는 병원성 미생물이 병인으로 작용하며 감수성을 가진 사람들의 호흡기 계통으로 침입하여 감염을 일으킨다.

이들 호흡기계 감염병의 전파는 주로 비말감염이나 비말핵감염 등의 양식으로 나타난다. 관리는 환경개선으로 효과가 없고 전염원 관리 및 감수성 보유자의 예방접종이 중요하다.

(1) 디프테리아(diphtheria)

디프테리아는 제1급 감염병으로 보균자감염이 많으며, 인후 · 코 등의 상피조직에 국소적 염증을, 장기조직에 장애를 일으켜 체외독소를 분비하여, 혈류를 통해 운반되기도 한다.

① **병원체** : 디프테리아균(*Corynebacterium diphtheriae*)으로 그램양성이고, 간균이며, 포자는 형성하지 않는다.

② **병원소** : 환자 및 보균자이다.

③ **전파** : 환자나 보균자의 콧물, 인후 분비물, 기침 또는 피부의 상처를 통해 직접 전파된다.

④ **감수성 및 면역성** : 모체로부터 받은 면역은 생후 수개월 동안 유지되며, 유행이 지나고 나면 일반적으로 면역을 얻지만 재발하는 경우도 있다.

⑤ **예방대책** : 환자의 격리 및 소독이 필요하며, 순화독소(toxoid)가 이용되나 감염이 의심될 때는 항독소(antitoxin)가 이용된다.

(2) 백일해(whooping cough)

백일해는 제2급 감염병으로서 예방접종에 의한 관리가 가장 효과적이다. 9세 이하에 많이 발생하며, 특히 5세 이하에 다발한다. 소아감염병 중에서 사망률이 가장 높은 것 중 하나이다.

① **병원체** : 헤모필루스 퍼투시스(*Hemophilus pertussis*)로 운동성이 없으며 그램음성균이다.

② **병원소** : 환자이고 잠복기는 1주일 정도이다.

③ **전파** : 호흡기계를 통한 비말감염으로 전파된다.

④ **감수성 및 면역성** : 모체에서 받은 수동면역은 없고, 감수성은 전반적이며 완쾌 후에는 영구면역을 얻는다.

⑤ **예방대책** : 예방접종이 중요하다. 예방접종은 디프테리아, 백일해, 파상풍을 동시에 실시하는 DPT가 이용된다. 생후 2개월부터 2개월 간격으로 3회 접종하고 생후 18개월에 추가 접종을 한다.

(3) 홍역(measles)

홍역은 제2급 감염병 중 가장 많이 발생하는 감염병으로 강한 바이러스성 질환이다. 홍역은 주기적이어서 대부분 2~3년 간격으로 유행한다. 일반적으로 1~2세에 많이 감염되는데, 열과 전신에 발진이 생기는 급성 감염병이며, 합병증으로 귀나 폐에 염증이 생기는 2차 감염이 문제되기도 한다.

① **병원체** : 홍역 바이러스(*measles virus*)

② **병원소** : 환자

③ **전파** : 환자의 목, 콧구멍의 분비물로 비말감염에 의하여 전파된다.

④ **감수성 및 면역성** : 신생아는 모체로부터 받는 항체로 방어가 되며, 완쾌 후에는 영구면역을 갖는다.

⑤ **예방대책** : 예방접종이 최선의 방법이다.

(4) 인플루엔자(influenza)

급성호흡기 감염병의 대표적인 질병으로 제4급 감염병이다. 이 질환이 감염성 질병 중에서 중요한 의미가 있는 것은 다른 질병들은 거의 성공적으로 관리가 되고 있지만 인플루엔자는 아직도 세계적인 유행을 보이고 있기 때문이다. 발열, 오한, 사지통, 근육통, 전신쇠약감 등이 나타난다.

① **병원체** : 인플루엔자 바이러스(*influenza virus*) A, B, C형이 있으며 주로 A형이 유행하고 있다.

② **병원소** : 환자

③ **전파** : 환자의 호흡기를 통한 포말감염으로 전파된다.

④ **감수성 및 면역성** : 감염 후에 능동면역은 6~12개월 정도이며, 그 후에 항체의 역가가 급격히 감소한다.

⑤ **예방대책** : 예방접종이 시행되고 있으나 백신 자체가 결정적인 예방효과를 준다고 말하기가 어렵고, 유행과 동일한 백신을 준비하기가 힘들므로 환경위생관리를 철저히 해야 한다.

(5) 신종플루(신종 인플루엔자)

제1급 감염병으로 2009년 멕시코에서 처음으로 발병되었다. 돼지에 발병하면서 사람에게까지 감염이 되었다. 인플루엔자 바이러스는 한 종에만 영향을 미치는데 요즘에는 한 종류 이상의 바이러스가 영향을 미치는 경우도 발생하고 있다. 즉, 2개 이상의 바이러스가 침투하여 유전자 변형이 일어나 새로운 변종 바이러스를 만드는 것이다.

① **병원체** : 바이러스 A형 HIN1, 변종된 바이러스는 돼지 인플루엔자 또는 조류 인플루엔자라 한다.

② **병원소** : 환자, 감염된 동물

③ **전파** : 환자의 호흡기를 통한 포말감염으로 전파된다.

④ **감수성 및 면역성** : 감수성이 아주 높다. 건강하고 젊은 사람에게도 나타나는 특징이 있다.

⑤ **예방대책** : 감기나 독감의 예방법과 유사하다.

(6) 코로나바이러스감염증(COVID-19)

21세기 흑사병으로 불리며, 2020~2021년 세계를 휩쓴 코로나19로 인해 2021년 1월 말 현재 세계의 감염양성자수 1억명, 사망자수 200만명 이상이 발생하였다.

1) 정의 : SARS-CoV-2 감염에 의한 호흡기증후군이다.

2) 질병 분류

① 법정감염병 : 제1급감염병으로 신종감염병증후군으로 분류된다.

② 질병 코드 : U07.1

3) **병원체** : SARS-CoV-2 → 코로나바이러스과(Coronaviridae)에 속하는 RNA 바이러스이다.

4) **전파 경로** : 현재까지는 비말(침방울), 접촉을 통한 전파로 알려져 있다.

① 기침이나 재채기를 할 때 생긴 비말(飛沫)을 통한 전파 등

② 코로나19 바이러스에 오염된 물건을 만진 뒤 눈, 코, 입을 만짐

5) **잠복기** : 1일~14일(평균 4일~7일)

6) 진단 기준

① **확진 환자** : 진단 검사기준에 따라 감염병 병원체 감염이 확인된 사람

② **진단을 위한 검사기준**

- 검체에서 바이러스 분리
- 검체에서 특이 유전자 검출

7) 증상

① 발열, 권태감, 기침, 호흡곤란 및 폐렴 등 경증에서 중증까지 다양한 호흡기감염증이 나타난다.

② 그 밖에 가래, 인후통, 두통, 객혈과 오심, 설사 등도 나타나고 있다,

8) 치료

① 대증치료(對症治療) : 수액 보충, 해열제 등 보존적 치료가 일반적이다.

② 성격 : 특이적인 항바이러스제가 없다.

9) 치명률

① 전세계 치명률은 약 3.4%(WHO, 3.5 기준)에 이르고 있으나, 국가별 · 연령별 치명률 수준은 매우 상이하다.

② 주로 중증이거나 사망에 이르는 환자의 유형은 고령의 환자, 면역기능이 저하된 환자, 기저질환(基底疾患)을 가진 환자 등이다.

10) 관리

① 환자 관리

- 표준주의, 비말주의, 접촉주의 준수를 요한다.
- 증상이 있는 동안 가급적 집에서 휴식을 취하고 다른 사람과의 접촉을 피하도록 권고한다.

② 접촉자 관리 : 감염증상의 발생 여부를 관찰한다.

11) 예방수칙

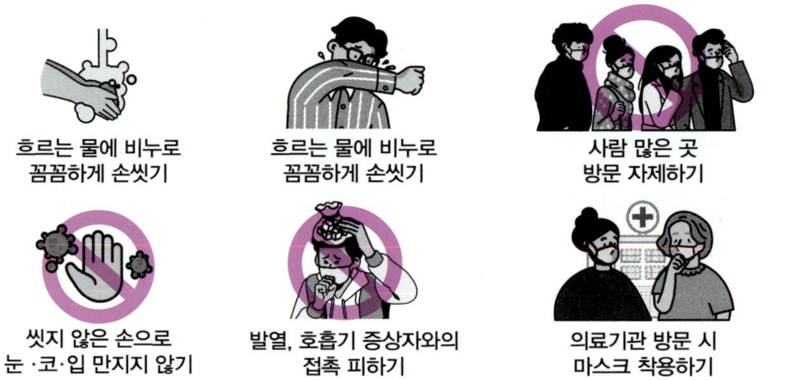
흐르는 물에 비누로
꼼꼼하게 손씻기
흐르는 물에 비누로
꼼꼼하게 손씻기
사람 많은 곳
방문 자제하기
씻지 않은 손으로
눈 · 코 · 입 만지지 않기
발열, 호흡기 증상자와의
접촉 피하기
의료기관 방문 시
마스크 착용하기

12) 코로나 바이러스 분류 및 특성

① 개요 : 코로나 바이러스(CoV)는 사람과 다양한 동물에 감염될 수 있는 바이러스로서 유전자의 크기는 27~32kb의 RNA 바이러스가 된다.

② 분류 : 코로나 바이러스과에는 4개의 속(알파, 베타, 감마, 델타)이 있다.

- 알파 · 베타 : 사람과 동물에게 감염
- 감마 · 델타 : 동물에게 감염

13) 형태

① 형태는 코로나 바이러스의 명명과 같이 전자현미경으로 관찰시 구형(球形)이다.

② 외부 spike 단백질이 특징적인 크라운 형태의 모양이다.

14) 사람감염 코로나 바이러스 : 사람에게 감염되는 코로나 바이러스는 현재까지 6종류가 알려져 있다.

① 감기를 일으키는 유형 : 229E, OC43, NL63, HKU1 등

② 중증폐렴을 일으킬 수 있는 유형 : SARS-CoV, MERS-CoV 등

3. 절지동물 매개 감염병

절지동물에 의해서 인간에게 전파되는 질병에는 페스트(벼룩), 발진티푸스(이), 일본뇌염(모기), 발진열(벼룩), 말라리아(모기), 사상충증(모기), 양충병(진드기), 황열(모기), 유행성 출혈열(진드기) 등이 있다.

(1) 페스트(plague)

페스트는 임파선종이나 폐렴 또는 패혈증을 일으키는 급성 감염병으로, 현재 제1급 감염병이다.

① **병원체** : 페스트균(*Pasteurella pestis*)으로서, 그램음성균이다.

② **병원소** : 야생설치류, 집쥐

③ **전파** : 비말감염이 주요 원인이며 쥐벼룩에 의해서 쥐에서 쥐로 전파된다. 쥐벼룩이 흡혈 시 위로부터 페스트균을 토출해서 사람에게 전파시킨다. 선 페스트는 사람에서 사람으로 전파되지 않으나 폐 페스트는 사람에서 사람으로 직접 전파된다. 잠복기는 선 페스트는 2~6일, 폐 페스트는 3~4일이며, 완쾌 후에는 일시적 면역이 인정된다.

④ **예방대책** : 철저한 검역활동, 신속한 발생보고, 격리 · 소독 · 구충 · 구서를 실시한다. 특히, 벼룩 구제가 중요하며, 예방접종은 사균 백신이 이용되고 있다.

(2) 발진티푸스(epidemic typhus)

발진티푸스는 제3급 감염병으로 발열, 근육통, 전신신경증상, 발진(장미진) 등을 나타내며 발진이 출혈성일 때가 있다.

① **병원체** : 발진티푸스 리케차(*Rickettsia prowajekii*)

② **병원소** : 환자, 보균자

③ **전파** : 이(louse)의 흡혈로 인해 장내에서 증식된 병원체가 배설물로 탈출되어 상처로 침입되거나 먼지를 통해서 호흡기계로 감염되기도 하는데, 완쾌 후에는 면역이 생긴다.

④ **예방대책** : 신속한 발생 보고, 격리, 소독, 이의 구제, 예방접종 등의 실시가 필요하다.

(3) 말라리아(malaria)

말라리아는 열대지방과 온대지방까지 널리 분포하는데, 말라리아를 전파하는 아노펠레스의 분포와 밀접한 관련을 가지고 있다. 온대지방에서는 모기의 발생 시기인 여름철에 유행하며 열대지방에서는 1년 내내 유행하는 것이 특징이다. 제3급 감염병이다.

① **병원체** : 삼일열원충(*Plasmodium vivax*), 열대열원충(*P. faciparum*), 사일열원충(*P. malariae*), 난형열원충(*P. ovale*) 등 4종의 인체감염원충이 있으나 우리나라에서는 삼일열원충만이 유행되었다.

② **병원소** : 환자, 보균자

③ **전파** : 환자로부터 모기가 흡혈하면 모기 체내에서는 유성생식을 하여 약 2주일 정도면 인체에 감염된다.

④ **예방대책** : 가급적 모기에 물리지 않도록 하고, 모기의 구제와 환자의 근치요법 실시가 필요하다.

(4) 일본뇌염(Japanese B. encephalitis)

일본뇌염은 뇌에 염증을 일으키는 제3급 감염병으로서 우리나라에서는 8월부터 10월 사이에 많이 발생한다.

① **병원체** : B형 일본뇌염 바이러스(*Japanese encephalitis B virus*)

② **병원소** : 돼지

③ **전파** : 모기에 의해서 매개되는데, 잠복기간은 4~15일이며, 감염자 1,000명 중 1~2명만이 임상증상을 나타내고, 대부분이 불현성, 무증상 감염이 많다. 감수성은 전반적이고, 완쾌 후에는 영구면역이 생긴다.

④ **예방대책** : 신속한 발생 보고, 모기 구제 및 모기에 물리지 않도록 조심하고, 특히 어린이들은 피로하지 않게 건강관리와 예방접종을 해야 한다.

4. 동물 매개 감염병

(1) 광견병(rabies)

광견병은 인수공통감염병 중의 하나이며 광견병에 걸려서 생존하는 사람도 있으나 아직은 치명적이다. 발병하면 거의 100% 사망하는 급성 뇌염의 하나로 발작하는 증세를 나타내며 예방접종 후 발생이 많이 감소하였다.

① **병원체** : 광견병 바이러스(*Rabies virus*)

② **병원소** : 광견병에 감염된 개, 고양이, 여우 등의 포유동물이며 침(saliva)이 감염원이 된다.

③ **전파** : 감염된 동물의 교상에 의해서 인간에게 감염된다. 잠복기는 1~3개월로 더 길어질 때도 있다.

④ **예방대책** : 동물검역을 실시하고 집개의 예방접종을 실시한다.

(2) 탄저(anthrax)

인수공통감염병으로 가축인 소, 말, 산양, 양 등에 급성 패혈증을 일으킨다. 소에게 가장 많이 발생하며 사람도 드물지만 피부로 발병을 한다. 제1급 감염병이다.

① **병원체** : 탄저균(*Bacillus anthracis*)

② **병원소** : 소, 양, 산양, 말 등

③ **전파** : 탄저균은 아포를 형성하므로 저항력이 강하다. 가축은 오염사료를 통해 경구감염이 되고, 사람은 경피감염에 의한 피부탄저가 많다. 동물의 털을 취급하는 사람들은 기도를 통해 폐탄저를 일으키기도 한다. 잠복기는 4일 정도이다.

④ **예방대책** : 가장 효과적인 방법은 백신 접종이다. 가축과 자주 접촉하는 사람들은 탄저가 의심될 경우에 세균학적 진단을 실시해야 하며 감염된 가축은 도살처분 · 소각 · 소독을 철저히 실시해야 한다.

(3) 렙토스피라증(leptospirosis)

급성 발열성 질환군의 하나로 추수기에 주로 농부에게 발병되는 제3급 감염병이다. 주요 발생지역은 동남아시아와 극동지역이며, 우리나라는 경기도, 강원도, 전라남도 등의 지역에서 주로 발생한다. 고열과 오한, 근육통과 구토증 등 감기 증세가 있다가 황달증과 패혈증 등 급성으로 진행된다.

① **병원체** : 황달출혈성 렙토스피라(*Leptospira interohaemorrhagiae*)

② **병원소** : 들쥐

③ **전파** : 감염된 들쥐의 배설물로 배출된 병원체에 오염된 흙과 물에 접촉할 경우, 피부감염으로 주로 전파된다. 잠복기는 10일 정도이다.

④ **예방대책** : 감염의 위험이 있는 곳에서 작업을 할 경우 피부를 보호할 수 있는 장갑 · 장화 등을 착용하고 피부상처가 노출되지 않도록 하며, 작업 후에는 손발을 깨끗이 씻는 습관을 갖도록 보건교육을 철저히 실시해야 한다.

5. 만성 감염병

의학의 발전으로 감염성 질환의 발생률과 사망률이 많이 감소하였지만 아직도 국민 건강에 심각한 영향을 미치는 것이 만성 감염병이다. 대표적인 만성 감염병의 종류는 결핵, 나병, 성전파질환, 후천성 면역결핍증 및 B형 간염 등이 있다.

(1) 결핵(tuberculosis)

결핵은 만성 소모성 질환의 하나로 과거 사망의 원인 중 큰 비중을 차지했던 질환이며, 현재 제2급 감염병에 속한 결핵은 사회 · 경제적 상태와 밀접한 관계를 가지고 있기 때문에 아직도 개발도상국 같은 곳에서는 중요한 사망 원인 중 하나이다.

우리나라의 경우에 꾸준한 보건정책으로 유병률과 발병률이 점차적으로 감소하고 있지만 아직도 선진국에 비해 유병률과 사망률이 10여 배나 높으므로 지속적인 관리가 필요하다. 결핵은 신체의 거의 모든 부위에 침범할 수 있으며 특히 폐에 많이 감염된다.

① **병원체** : 결핵균(*Mycobacterium tuberculosis*)은 건조에는 강하고 일광 및 열에 약하다. 인형, 우형, 조형의 3종으로 분류되며, 그 밖에 제4형으로 파충형이 있으나 온혈동물에는 감염되지 않는다.

② **전파** : 주 감염원은 폐결핵 환자에게서 배출되는 균주이다. 폐결핵은 객담이나 비말로 공기 중에 부유하다가 직접 호흡 시에 감염된다. 인체 감염은 비말감염, 결핵에 걸려 있는 소에게서 짠 우유와 오염식기 및 오염식품 등으로 이루어진다.

③ **감수성 및 면역성** : 감수성은 전반적으로 높으며 개방성 관자에 폭로된 후 3주일 이내에 '투베르쿨린(tuberculin) 반응' 에 민감하다.

④ **예방대책과 관리** : 결핵은 조기발견과 조기치료가 강조되는 질환으로 밀집 거주를 막아서 감염기회를 감소시키고 식품, 수질위생, 영양상태의 개선을 통해 저항력을 증가시켜야 한다. 또한, 환자의 조기발견, 격리 및 치료와 예방접종사업 등이 매우 중요하다.

표 3-8 결핵 신고 신환자 추이

구분			2001	2002	2003	2004	2005	2006	2007	2008	2009	2010
전 결 핵		신고신환자수	34,123	32,010	30,687	31,503	35,269	35,361	34,710	34,157	35,845	36,305
		신환자율(/10^5)	72.1	67.2	64.0	65.4	73.0	73.2	71.6	70.3	73.5	74.3
폐결핵	활동성	신고신환자수	30,326	28,039	26,940	27,947	30,098	30,317	29,705	28,344	28,922	28,176
		신환자율(/10^5)	64.1	58.9	56.2	58.0	62.3	62.8	61.3	58.3	59.3	57.6
	도말양성	신고신환자수	11,805	11,345	10,976	11,501	11,638	11,513	10,927	11,048	11,285	10,776
		신환자율(/10^5)	24.9	23.8	22.9	23.9	24.1	23.8	22.6	22.7	23.2	22.0
폐외결핵		신고신환자수	3,797	3,971	3,747	3,556	5,171	5,044	5,005	5,813	6,923	8,129
		신환자율(/10^5)	8.0	8.3	7.8	7.4	10.7	10.4	10.3	12.0	14.2	16.6

주 : 1) 결핵 신고 신환자율 계산 방법 : 결핵 신고 신환자수/추계인구×10^5
2) 자료원 : 결핵환자 신고현황 연보(질병관리청,2011), 추계인구(통계청)

(2) 성병

성병(venereal disease)이라고 하는 것은 성적 접촉에 의하여 감염되는 질병의 명칭이다. 그 중 매독과 임질이 대표적인 성병이며 연성하감, 비임균성 요도염, 곰팡이류는 칸디다 질염, 원충성인 질 트리코모나스증 등이 있다.

① **매독**(syphilis)

매독의 병원체는 나선균인 매독균이며 병원소는 사람으로 대표적인 성전파질환의 하나이다. 매독 환자와의 성접촉으로 감염되거나 수혈 또는 모체로부터 태아에게 감염되기도 한다. 현재 제4급 감염병에 속하며, 감염된 후 시간이 경과함에 따라 증세가 달라지는데, 구진이나 무통성 하감 등의 제1기, 피부발진 등의 제2기, 잠재기를 거치고 난 후 중추신경계의 병변인 제3기 등으로 구분된다. 태아가 자궁 내에서 감염된 것은 선천성 매독으로 태아에게 여러 가지 감염을 일으킬 수 있다.

② 임질(gonorrhea)

임균(*gonococcus*)의 감염에 의하여 일어나는 성병으로 지정 감염병이며, 다양한 비뇨생식기 감염과 신생아 결막염을 일으킨다. 병원소는 사람이고 감염자와의 성교에 의한 성기접촉으로 감염된다. 남성은 임균성 요도염으로 배뇨곤란과 요도에서 고름이 나오고, 여성은 요도염 외에 자궁경관염도 보이고 자궁내막염과 난관염 등이 나타나기도 한다.

(3) 간염(hepatitis)

바이러스성 간염은 바이러스에 의해서 간세포의 변성과 염증성 변화가 생기는 질병으로, 간의 종대와 둔통을 호소하고 황달이 생기는 경우가 많은 만성 감염병이다. A형 간염과 E형 간염은 제2급 감염병이고, B형 간염과 C형 간염은 제3급 감염병이다.

① **병원체** : 간염 바이러스(*Hepatitis virus*) A, B, C

② **병원소** : 환자

③ **전파**

- A형 간염은 분변으로 배설된 바이러스에 접촉하여 감염되며, 대부분 불현성 감염이고 감염성은 강하지만 잘 나으며 만성화되지 않는다.
- B형 간염은 수혈이나 오염된 주사기에 의한 비경구적 경로를 통해 전파되며, 성적 접촉에 의해서도 감염된다. B형 간염 바이러스는 모든 체액 분비물에서 발견되며 만성화되는 경우가 많다.
- C형은 수혈 시에 감염되며, 황달이 있을 수 있으나 비교적 가벼운 증상이나 무증상적 경과를 나타낸다.

④ **감수성 및 면역성** : 감수성은 전반적으로 높으며, 예방접종으로 면역이 가능하다.

⑤ **예방대책** : B형 간염 바이러스는 마른 혈액이나 상온에서도 1달 이상 활성이 가능하므로 보균자가 사용한 모든 매개체는 사용하지 않는 게 좋다. 1회용 주사기 사용과 예방접종은 예방의 필수적인 방법으로 우리나라처럼 B형 간염의 감염률이 높은 나라에서는 예방접종이 꼭 필요하며, 아동기나 성인기 모두 효과가 있다.

(4) 후천성 면역결핍증(AIDS)

AIDS는 HIV 바이러스에 의해 발생하는 제3급 감염병이다. 인체에 있는 T림프구에 감염되어 T-세포를 파괴하므로 세포성 면역기능에 이상이 발생한다. 감기와 비슷한 증세를 보이다가 발열, 오한, 설사, 심한 피로감 등을 보이는 시기를 거쳐 신경, 심장질환, 전신성 소모증후군 등의 여러 증상이 나타난다.

후천성 면역결핍증은 1950년대 중앙아프리카의 녹색 원숭이에서 유래되었다고 한다. 에이즈 환자는 1981년 미국에서 처음으로 발견되었고, 인체면역결핍바이러스-1 · HIV-1(Human Immunodeficiency Virus-1)라 한다. 최근에는 동남아시아, 태평양 지역 국가에서 급격히 증가하고 있으며, 우리나라에서도 주로 외항선원이나 외국여행 또는 국내 외국인과의 접촉이 주된 감염원으로 작용하며, 내국인 간의 감염도 증가하고 있는 추세이다.

예방법은 위험군의 검사 및 감시, 환자나 양성반응자의 관리, 혈액제제의 검역, 철저한 검사와 보건교육을 통한 예방이 중요하다.

표 3-9 HIV/AIDS 감염인(환자) 현황

단위:명

구분	계	'85~'93	'98	'99	'00	'01	'02	'03	'04	'05	'06	'07	'08	'09	'10
감염인	7,656	746	129	186	219	327	398	534	610	680	749	740	797	768	773
환 자	1,210	96	35	34	32	42	88	62	79	67	75	103	70	213	214
사망자	1,364	145	46	43	52	58	76	96	114	91	109	149	104	132	149

주 : 1) 본 통계는 2010년 12월 31일 현재 기준이며 향후 역학조사 결과에 따라 일부 변경될 수 있음.

표 3-10 HIV/AIDS 감염 내국인 성별 · 연령 현황(1985~2011.03)

단위:명

구 분	계		남 자		여 자	
	감염인수	백분율(%)	감염인수	백분율(%)	감염인수	백분율(%)
총합계	7,835	100.0	7,033	100.0	637	100.0
0~9	14	0.2	11	0.2	3	0.5
10~19	177	2.3	162	2.2	16	2.5
20~29	1,744	22.3	1,593	22.1	151	23.7
30~39	2,414	30.8	2,249	31.2	165	25.9
40~49	1,856	23.7	1,738	24.1	113	18.5
50~59	1,074	13.7	952	13.2	122	19.2
60 이상	556	7.1	494	6.9	62	9.7

※ 발견당시 연령임(만연령), 본 통계는 향후 역학조사에 의해 수치가 변경될 수 있음, 자료출처:에이즈정보센터 (http://www.aldsinfo.or.kr)

표 3-10 에이즈 감염경로 현황

전파경로	감염 확률
감염된 혈액 또는 혈액제제의 수혈	90% 이상
출산전후(예방적 치료를 시행 받지 않았을 경우)	20~40%
성접촉	0.1~1.0%
정맥주사, 마약류를 사용하는 사람 간의 주사기 공유	0.5~1.0%

※ 성접촉을 통한 감염 확률은 낮으나 전 세계 HIV 감염인의 80%, 국내의 경우 99%가 성접촉에 의해 감염되고 있다.

Section 4. 기생충질환 관리

1. 기생충

기생충은 우리 몸에 들어와 운동 및 감각기관을 약화시키거나 소실시킨다. 기생충은 몸의 대부분이 생식기로 구성되었으며, 기생에 필요한 고착기관(흡충의 피극, 흡충, 촌충의 흡반)이 발달되었다.

자연계 상태에서 독립적으로 생명유지를 할 수 없으며, 다른 종류의 생물체에 의존하여서만 생명을 유지할 수 있다.

인체에 침입하여 해를 끼치며, 주요 침입경로는 입과 피부이다. 기생충은 원생동물에 속하는 원충류와 후생동물에 속하는 선충류를 비롯, 흡충류 및 조충류가 있고, 외부기생충인 곤충류로 분류하기도 한다.

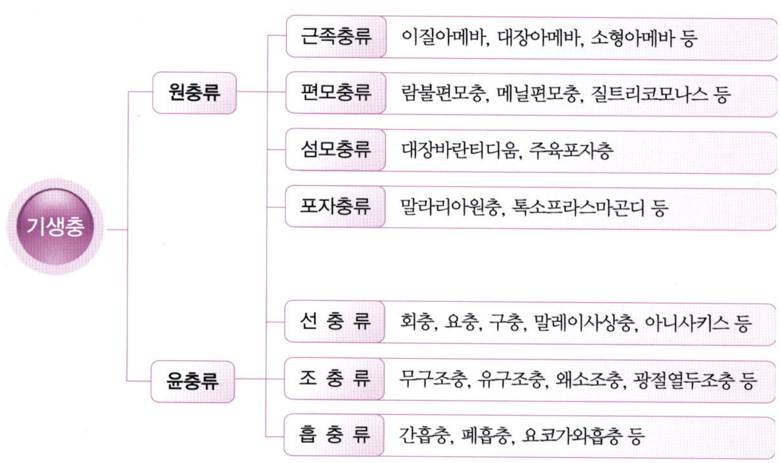

그림 3-3 기생충의 분류

(1) 기생충의 감염 경로

① **경구감염** : 회충, 요충, 유구조충, 무구조충, 이질아메바, 폐흡충, 간흡충

② **경피감염** : 구충, 생식기(질 트리코모나스)

③ **혈액감염** : 말라리아 병원충, 일본주혈흡충

④ **모체감염** : 톡소플라스마

(2) 기생충의 기생부위

① **소장에 기생하는 기생충** : 회충, 십이지장충

② **맹장에 기생하는 기생충** : 편충, 요충

③ **십이지장, 소장에 기생하는 기생충** : 람블편모충

④ **림프조직에 기생하는 기생충** : 말레이사상충

⑤ **간장에 기생하는 기생충** : 요코가와흡충

(3) 기생충 병원성의 특징

기생충 병원성의 특징으로는 영양물질 손상과 조직파괴, 자극과 염증, 숙주의 알레르기 반응을 일으킨다.

(4) 기생충 질환 원인

기생충 질환의 원인은 불량한 환경과 비과학적 식습관, 분변의 비료화, 비위생적인 일상생활, 비위생적 영농방법 등 사회·경제적 조건과도 밀접한 관계를 가지고 있다.

(5) 기생충 매개물에 의한 분류

① **토양 매개성** : 회충, 편충, 십이지장충, 동양모양선충

② **어패류 매개성** : 간흡충, 폐흡충, 요코가와흡충, 광절열두조충, 아니사키스

③ **육류 매개성** : 유구조충, 섬모충, 무구조충

④ **접촉 매개성** : 요충, 트리코모나스

⑤ **물, 채소 매개성** : 회충, 편충, 십이지장충, 동양모양선충, 분선충, 이질아메바

(6) 예방

숙주와 기생충과의 연결과정을 차단하여 생활사 및 생태를 파악해야 하며, 유행지역의 역학적 조사와 적극적인 관리가 실시되어야 하고, 감염원에 대한 처치, 전파 인자에 대한 처치, 기생충 감염 방지, 교육과 계몽이 무엇보다도 중요하다.

2. 기생충의 종류

(1) 원충류(Protozoa)

원충류는 단세포로 되어 있어 현미경으로 볼 수 있으며, 어떤 것은 매우 빠른 생산능력을 바탕으로 숙주의 장을 점령하고 거기서 다른 장기나 조직으로 침투한다. 원충류 중에는 적혈구를 먹고 사는 것도 있다. 어떤 것은 포낭을 형성하여 음식이나 물을 통해 다른 사람에게 감염된다. 포낭 속에 들어 있는 원충은 소화액에도 용해되지 않으며, 이 기생충은 숙주의 조직세포를 훼손시키기도 한다.

1) 이질아메바(Entamoebiasis)

근족충류에 속하고 세계적으로 분포하고 있으며, 아메바증이라도 불린다. 병원체는 이질아메바(*Entamoeba histolytica*)이다.

① 전파경로

이질아메바증은 영양형(trophozoite form)과 포낭형(cyst form)이 있는데, 영양형은 인체에 감염되면 위액에서 파괴되고 포낭형은 음식물, 물 등에 오염되어 경구침입되면 회장 하부에서 탈낭하여 대장으로 이동하고, 점막에 침입해서 분열 증식한다.

② 증상

급성이질, 만성이질, 간 · 폐 등의 합병증이 있고, 급성이질은 점혈변을 배설하며 심한 복통을 동반한다.

③ 예방방법

식수를 끓이고, 분변의 위생적 처리와 음식물 취급자의 위생관리, 환자의 적절한 조치와 개인위생 관리, 매개곤충(파리, 바퀴)의 철저한 환경위생 관리가 되어야 한다.

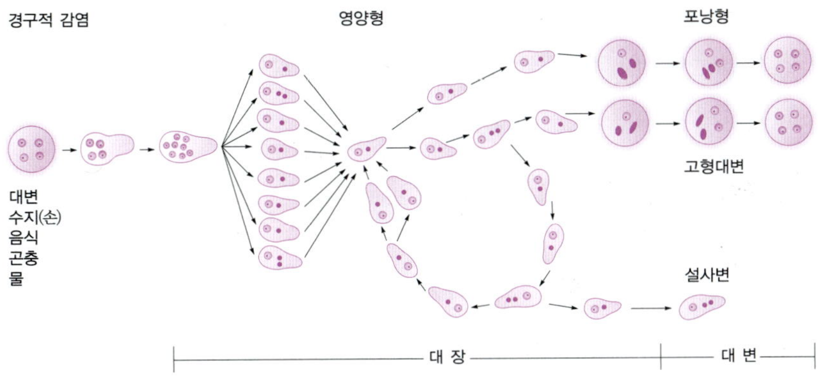

그림 3-4 이질아메바의 전파경로

2) 질 트리코모나스(Trichomonas vaginalis)

전 세계적으로 분포하며 대부분 성교에 의해 감염되고 병원체는 질 트리코모나스(*Trichomonas vaginalis*)이다.

① 전파경로

여성의 질부, 남성의 요도에 기생하며, 대부분은 성관계를 통해서 감염되지만 트리코모나스 질염의 원인이 되는 원충류는 소변이나 흐르는 물에서도 몇 시간에서 며칠 동안을 살 수 있으므로 변기나 타월에 의해서도 감염될 수 있다.

② 증상

트리코모나스 질염에 걸리면 누런색의 농 같고 거품과 악취가 나는 냉이 흐르는 것이 특징이며 질구가 따끔거리거나 가려움증을 느낄 수 있다. 남자의 경우 요도에 감염되면 별다른 증상이 나타나지 않으며 활동성이 좋기 때문에 성관계 시 질에서 요도로 이동해 방광염이나 골반염을 일으킬 수 있다.

③ 예방방법

트리코모나스를 예방하기 위해서는 평소 청결함을 유지하여야 한다. 자주 세척해 주고 통기가 잘 되도록 하며, 약간의 질염이 생기더라도 바로 치료해야 한다. 불결한 성행위 금지를 위한 보건교육이 필요하다.

(2) 선충류(Nematoda)

선충은 끝이 가느다란 원추상 기생충으로 회충, 요충, 십이지장충 등 우리에게 비교적 잘 알려진 기생충들이다. 원충은 단세포인데 반하여 이 기생충들은 다세포로 이루어져 있다. 성충은 알을 낳아 번식한다. 알은 보통 사람에게 옮기기 전에 흙이나 중간숙주에 먼저 옮는다. 이 기생충에 심하게 감염되지 않는 한 보통은 증상이 잘 나타나지 않는다.

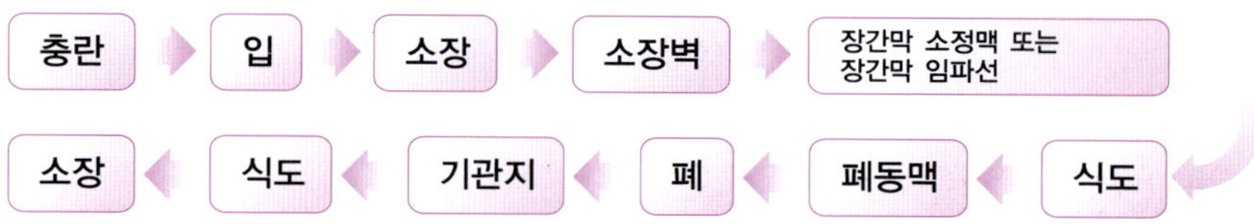

그림 3-5 회충의 생활사

1) 회충증(Ascariasis)

전 세계적으로 분포되어 있으며, 우리나라에서 가장 높은 감염률을 보이고 있다. 병인은 회충(*Ascaris lumbricoides*)이다. 제4급 감염병이다.

① 전파경로

오염된 음식물, 불결한 손, 파리를 매개로 한 음식물의 오염으로 경구침입하여 위에서 부화한 뒤 심장, 폐포, 기관지, 식도를 거쳐 소장에 정착하여 기생한다. 감염 75일이면 성충이 되어 산란한다.

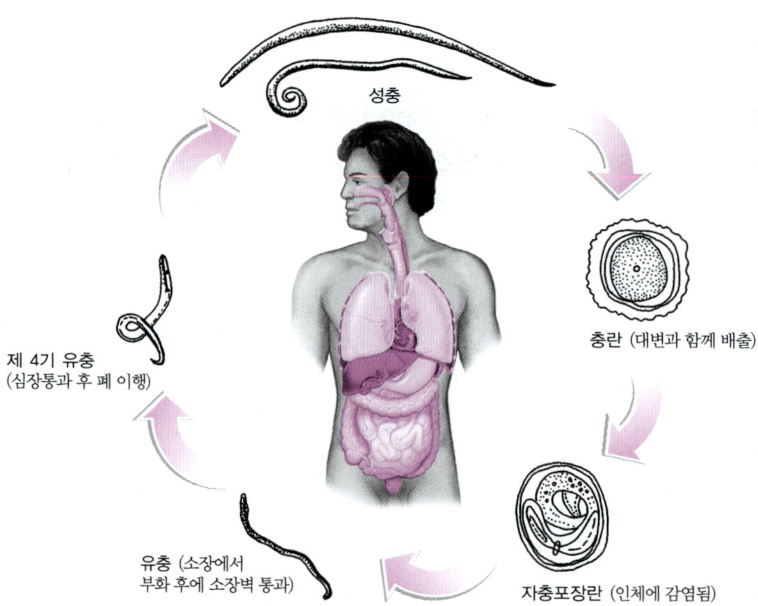

그림 3-6
회충의 전파경로

② 증상

전신증세로 권태, 미열, 구토, 변비, 설사, 복통, 식욕부진, 체중감소가 있으며, 신경증상으로는 경련, 빈뇨, 두드러기, 불면증이 있다. 유충은 회충성 폐렴, 뇌, 척수, 신장 등에 이행된다. 성충은 소화불량, 식욕 이상, 구토, 복통, 장기 내 미입, 장폐쇄증을 나타낸다.

③ 예방

파리 구제, 분변의 철저한 위생처리, 환경의 개선과 청정채소 섭취, 집단 구충에 의한 감염방지, 위생적인 식생활과 보건교육을 통한 예방이 필요하다.

2) 구충증(Ancylostomiasis)

장에 고착하여 흡혈하기 때문에 빈혈과 부작용을 나타나며, 병인으로는 십이지장충(*Ancylostoma duddenalae*)과 아메리카 구충(*Necator americanus*)이 있다. 충란으로 감별이 어려워 일반적으로 구충이라고 총칭한다.

① 전파경로

기생부위는 소장(십이지장)이고 인체에 감염되어 4~5주 후 산란을 해서 분변으로 나온다. 자연환경에서 2주일이면 부화하여 감염형으로 되고 손, 발 등의 피부로 감염된다. 감염은 경구감염과 경피감염이 있다.

② 증상

오심, 구토, 기침, 소화장애, 복통, 빈혈, 다식증과 경구감염 시에 채독증(유충)이 나타난다.

③ 예방

회충과 동일하며, 경피침입을 하므로 피부를 보호하여야 한다.

3) 요충증(Enterobiasis)

집단감염과 소아감염이 잘 된다. 산란과 동시에 감염되며, 항문 주위에서 발견할 수 있다. 병인은 요충(*Enterobius vermicularis*)이며, 인구밀집 지역에 많이 분포한다. 제4급 감염병이다.

① 전파경로

불결한 손이나 음식물을 통해 경구적으로 감염되며, 소장에서 부화하여

맹장의 점막 내에서 성충이 될 때까지 발육한 뒤 직장 내에서 기생하다 45일 전후 항문 주위에 나와 산란하여 직장에 기생한다.

② 증상

소양증, 2차 세균감염, 식욕감소, 불쾌감, 위장장애, 야뇨증이 있다.

③ 예방

예방방법은 회충과 동일하며 집단감염에 대비하여 집단 구충을 실시하고, 내의 · 손 · 침실의 청결이 필요하다.

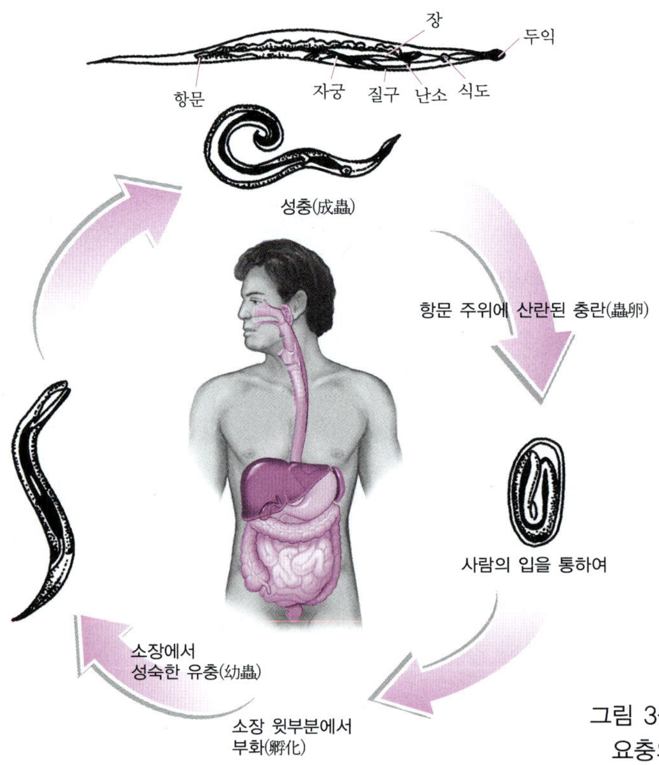

그림 3-7 요충의 전파경로

4) 말레이사상충증(Filariasis, Elephentiasis)

상피병이라 불리며 인도, 중국, 일본, 한국, 인도네시아, 말레이시아 특정지역에 국한되어 유행한다. 우리나라에서는 제주도에 많이 유행되었으나 오늘날은 희귀하며, 모기에 의해 감염된다.

병원체는 말레이사상충(*Brugia malayi*)이며 모기를 통해 감염자의 혈류에 사상충이 흡열되면 사지의 림프관에 기생한다.

① 전파경로

사상충의 매개체는 모기이다. 감염자의 혈류에서 사상충 자충을 흡열하고 2~3주 후면 필라리아(Filaria)형으로 되어 건강인을 흡혈할 때 감염시킨다. 낮에는 주로 내장에 머무르고 밤 10시에서 새벽 2시에 말초 혈액에 나타나는 야간 출현성이다.

② 증상

상피증, 림프선염, 오한, 고열 등을 일으킨다.

③ 예방

환경위생을 철저하게 해야 하며 모기에 물리지 않도록 모기 구제를 실시해야 한다.

5) 아니사키스(Anisakiasis)

일본에서 많이 발생하며 해산어류를 생식하는 우리나라에서도 발생하고 있다. 병원체는 아니사키스 마리나(*Anisakis marina*)이다.

① 전파경로

해산포유류에 기생하는 성충이 충란으로 산란하여 배출하면 해산갑각류에 섭취되며, 이 갑각류를 해산어류가 섭취하면 해산어류의 내장, 장관, 근육조직에 유충이 기생한다. 이 해산어류를 생식하면 감염된다.

② 증상

소화기관에 궤양 및 종양을 일으킨다.

③ 예방

해산어류를 생식하지 않고 20일 이상 냉장보관하면 사멸된다.

(3) 조충류(Cestoda)

1) 유구조충증(Taeniasis, Pork tape worm)

전 세계적으로 분포하며 특히 돼지고기를 생식하는 지역에서 발병한다. 병인은 유구조충(*Taenia solium*)이며, 갈고리촌충이라고도 불린다.

① 전파경로

인체의 소장에 기생하며 인분의 사용으로 유구조충이 유리되어 돼지에게 섭취된다. 중간숙주인 돼지의 장에서 부화된 유충은 장벽과 혈류를 통하여 각 조직으로 침입하여 2~3개월이면 유구낭충이 된다. 낭충이 들어있는 돼지고기를 생식하거나 충분히 익히지 않고 먹은 경우에 소장에서 2개월 이내에 유구낭충이 성충으로 자라서 분변으로 충란이 탈출한다.

② 증상

낭충증으로 충란 섭취 시 뇌, 안구, 근육, 장벽, 심장, 폐 등에 감염되고 불쾌감, 소화불량 등의 증상이 나타난다.

③ 예방

돼지고기 생식을 삼가고 완전히 익혀 먹어야 하며, 돼지가 먹는 사료가 분변에 오염되지 않도록 주의해야 한다. 또한, 구충 등을 하는 방법이 있다.

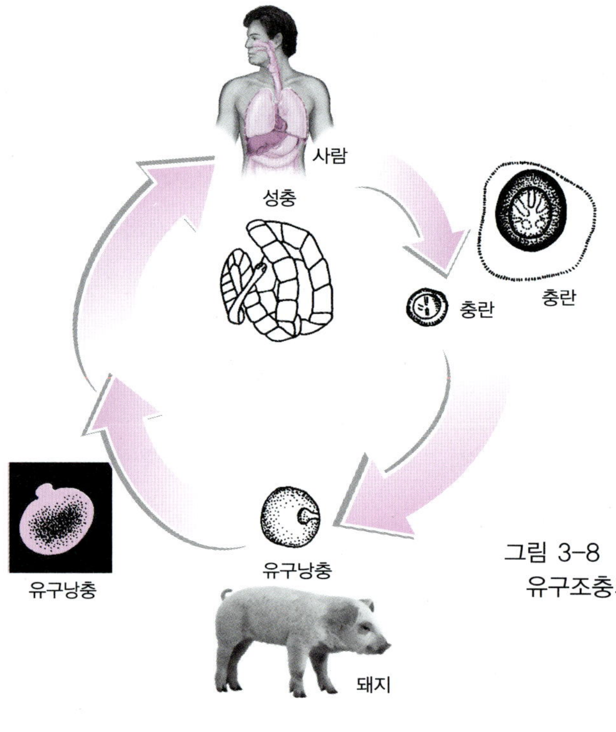

그림 3-8
유구조충의 전파경로

2) 무구조충증(Taenia, Beef tape worm)

전 세계적으로 분포하며, 소고기를 생식하는 지역 주민에게 많이 발생한다. 병원체는 무구조충(*Taenia saginata*)으로 소장에 기생하며, 소가 중간숙주가 된다. 민촌충 또는 소고기촌충이라고도 한다.

① 전파경로

인분의 사용으로 무구조충란이 오염된 풀을 중간숙주인 소가 먹으면 소의 장관에서 부화하여 유충이 된다. 이 유충이 장벽을 관통하고 혈류 · 임파를 통해 근육이나 기타 조직에 침입하면 약 2개월 후 무구낭충이 된다. 이를 종말숙주인 사람이 생식하면 소장 점막에서 부착하여 2~3개월이면 성충으로 발육한다.

② 증상

설사, 복통, 소화장애, 구토 등의 소화기계 장애증상이 나타난다.

③ 예방

소고기 생식을 금하고 충분히 익혀 먹어야 하며 구충 등으로 예방할 수 있다.

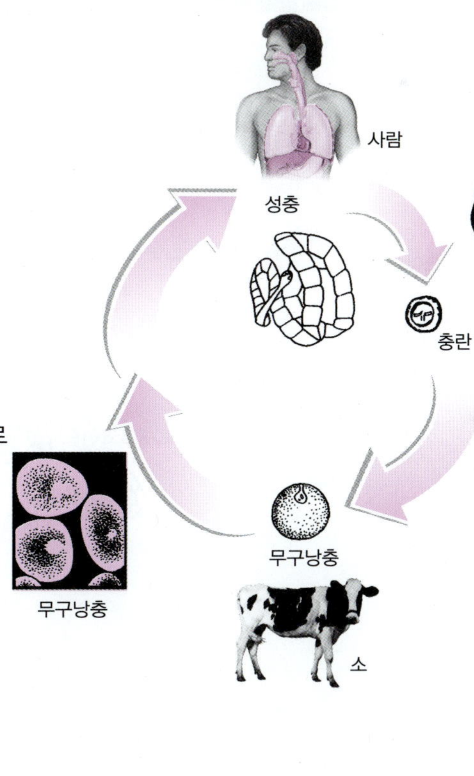

그림 3-9
무구조충의 전파경로

3) 광절열두조충증(Diphyllobthriasis)

세계 각지에서 발견되는데, 주로 북반구에서 많이 발견된다. 병원체는 광절열두조충(*Diphyllobothrrium latum*)이고 소장 상부에 기생하며, 긴촌충이라고도 한다.

① 전파경로

분변과 함께 외부로 배출된 충란은 수중에서 부화하여 육구유충인 *coracidium*이 되어 수중에 떠돌다가 숙주에 침입한다. 제1 중간숙주는 물벼룩, 제2 중간숙주로는 연어·송어·농어 등이 있으며, 종말숙주로는 사람·개·고양이·여우가 대표적이고, 인체 기생부위는 소장 상부이다.

② 증상

빈혈, 신경장애, 소화장애, 구토, 복통, 설사 등의 증상을 나타난다.

③ 예방

송어, 연어의 생식을 금지하는 것과 감염자의 구충이 필요하다.

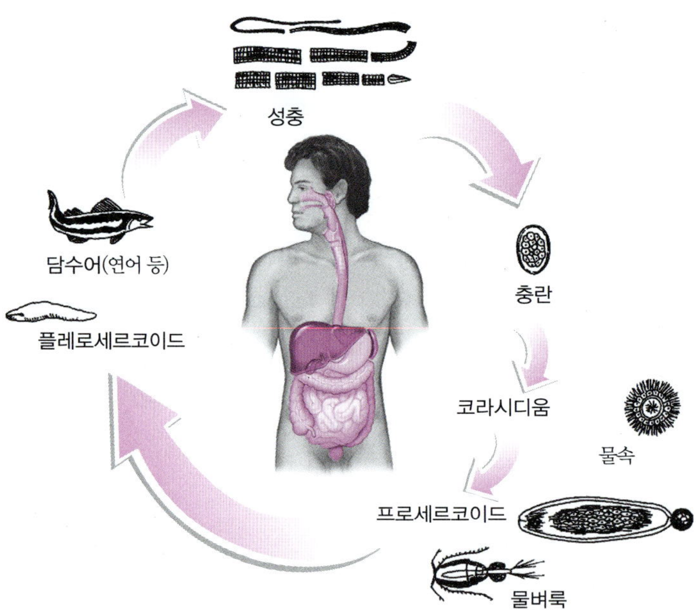

그림 3-10 광절열두조충의 전파경로

(4) 흡충류(Trematoda)

사람이나 동물에 기생하고, 덜 익힌 생선, 갑각류, 낭포성 식물 등을 섭취할 때 감염될 수 있다. 흡충류는 나뭇잎처럼 납작하게 생겼으며, 달팽이가 유충을 물속에 뿌려 놓을 때 생명주기가 시작된다. 사람의 피부로 침투하거나 음식을 통해 인체로 들어온다.

1) 간흡충증(Clonorchiasis)

간의 감관(좌엽에 다발)에 기생하며, 간디스토마라고도 한다. 병원체는 간흡충(*Clonorchis sinensis*)이다. 제4급 감염병이다.

① 전파경로

성충은 사람, 개, 고양이 등의 담관에 기생한다. 성충이 산란하면 간 담도를 통하여 장관을 거쳐 분변으로 배출된다. 제1 중간숙주인 쇠우렁, 왜우렁(*parafossarulus manchouricus*)에 섭취되어 식도에서 부화하며, 미라시디움(*miracidium*)은 스포로시스트(sporocyst)에서 레디아(redia)로, 레디아(redia)는 유미유충(*cercaria*)으로 된다.

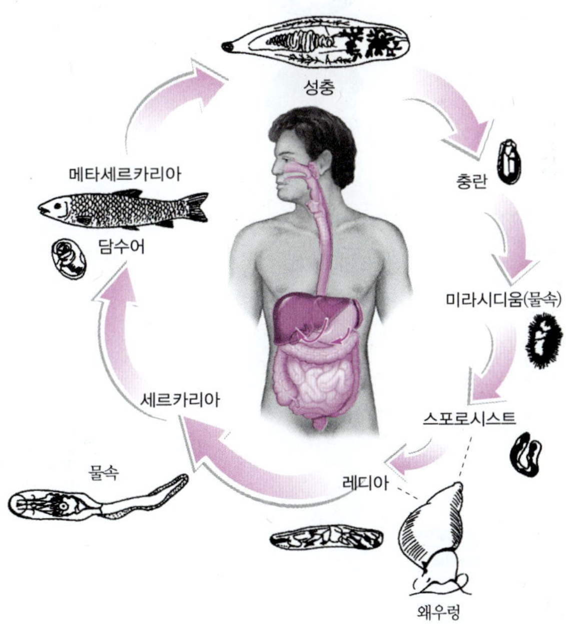

그림 3-11
간흡충의 전파경로

유미유충은 제1 중간숙주를 탈출하여 제2 중간숙주인 담수어(잉어, 참붕어 등)의 피하조직에서 피낭유충(*Metacercaria*)이 된다. 이를 종말숙주인 사람, 개, 고양이, 돼지가 생식하면 체내에서 피낭유충이 분리된 후 십이지장에서 소화액인 트립신(trypsin) 등의 작용으로 탈낭하게 되며, 총담관을 거쳐 담도의 말단부로 이동하여 기생한다. 감염은 조리기구를 통하여 경구감염되는 2차 감염이 될 수도 있다.

② 증상

간장 및 비장 비대, 복수, 소화장애, 황달 등의 증상을 보인다.

③ 예방

민물고기 생식을 금지하고, 조리를 철저하게 하며, 생수를 주의하여 마시고, 분변관리 등으로 예방할 수 있다.

2) 폐흡충증(Paratonimiasis)

극동지역, 산간지방에 많이 분포하며 병인은 폐흡충이다. 제4급 감염병이다.

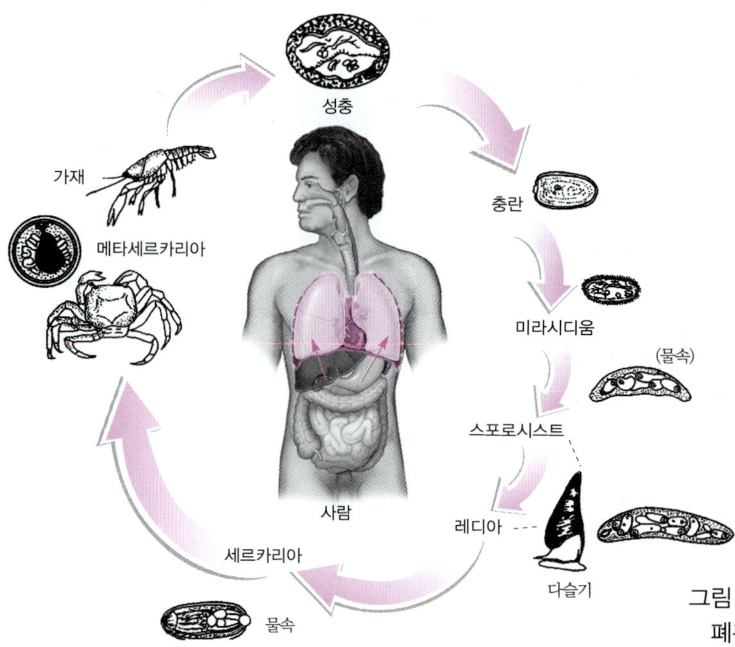

그림 3-12
폐흡충의 전파경로

① 전파경로

기생부위는 주로 폐이며, 산란된 충란은 객담과 함께 기관지와 기도를 통해 외부로 배출된다. 충란은 수중에서 부화되어 미라시디움(*miracidium*)으로 되고 제1 중간숙주인 패류(다슬기)에 침입하여 다슬기 내에서 스포로시스트(sporocyst) → 레디아(redia)로 형성되어 수중으로 나와 돌아다니다가 제2 중간숙주인 갑각류(가재, 게)에 침입한다.

제2 숙주인 가재나 게의 아가미, 내장 또는 근육에 침입한 후 피낭유충(*metacercaria*)이 된다. 피낭유충을 사람이 섭취하면 십이지장에서 탈낭하고 어린 충제는 장벽, 복강, 횡격막, 흉막강을 거쳐 폐에 침입하여 성충으로 발육한다. 종말숙주는 사람, 개, 돼지, 쥐 등이 있다.

② 증상

호흡기계 이상(가래, 각혈, 폐조직 파괴 등), 복통, 뇌폐흡충증에서는 간질, 신경증상, 반신불수 등의 증상이 있다.

③ 예방

민물가재 · 게 생식 금지, 유행지역 생수 섭취 주의, 환자 객담의 위생적 처리 등을 통해 예방할 수 있다.

3) 요코가와흡충증(*Metagonimiasis yocogawai*)

극동지방에 주로 분포되어 있으며 우리나라의 경우 경남 하동, 제주, 밀양 등지에서 감염사례가 있다. 흡충의 종말숙주는 사람 이외에 개, 고양이, 돼지 등이 있다.

① 전파경로

산출된 충란이 외부로 배출되면 수중에서 미라시디움(*miracidium*)으로 발육하고 제1중간숙주인 다슬기에 침입하여 sporocyst → redia가 된다. 세르카리아(cercaria)가 다슬기에서 배출되어 돌아다니다 제2 중간숙주인 은어에 침입하여 근육 등에서 피낭유충(*metacercaria*)이 된다.

② 증상

소장점막에 염증, 설사, 복통 혈변 등을 수반하고 충란이 장간막정맥이나 임파선을 통하여 심장, 뇌, 척수 등으로 운반되어 조직에 변화를 일으킬 수 있다.

③ 예방

은어의 생식을 금지하고, 그 밖에는 간흡충의 예방법과 동일하다.

Section 5. 만성질환관리

1. 고혈압(Hypertension)

심장의 역할은 수축과 이완을 통해 혈액의 순환기능을 담당하는 것이다.

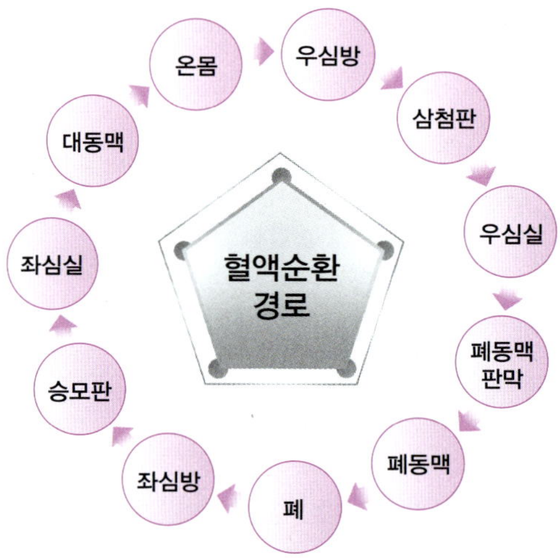
혈액순환
경로
온몸
우심방
삼첨판
우심실
폐동맥
판막
폐동맥
폐
좌심방
승모판
좌심실
대동맥

그림 3-13 혈액순환 경로

혈압이란 심장이 수축해서 동맥으로 간 혈액이 혈관벽에 미치는 힘을 일컫는다. 심장은 수축 · 이완을 계속하기 때문에 수축기 혈압이란 심장이 수축할 때 혈관벽에 미치는 압력이고, 이완기 혈압은 심장으로 돌아올 때의 압력이다.

고혈압은 혈관이 받은 압력이 수축기 혈압 160mmHg 이상, 이완기 혈압 95mmHg 이상인 상태를 말하며(WHO), 임상에서는 혈압의 수치가 일정한 이완기 혈압을 더 중요시한다.

표 3-12 세계보건기구(WHO)의 혈압기준

구 분	수축기 혈압	이완기 혈압
저혈압	100mmHg 이하	60mmHg 이하
정상	140mmHg 미만	90mmHg 미만
경계 고혈압	140~160mmHg	90~95mmHg
경증 고혈압	140~180mmHg	90~105mmHg

(1) 고혈압의 종류와 원인

① 본태성 고혈압(속발성 고혈압)

특별한 원인이 없이 발생한 고혈압으로 정확한 원인은 밝혀지지 않았으나 유전적 요인, 식염 섭취량, 기호식품, 스트레스, 비만증, 기후, 직업 등의 요인으로 고혈압을 일으킨다고 본다.

② 이차성 고혈압

어떠한 질환이 원인이 되어 발생하는 고혈압으로 원인이 명확하다. 신장질환이나 호르몬 계통의 이상으로 인해 부수적으로 나타나는 증상이 고혈압인 경우이다. 치료를 위해서는 원인 질환의 치료가 선행되어야 한다.

(2) 증상

고혈압은 일반적으로 뚜렷한 증상이 없는 것이 보통이며, 고혈압 환자들이 호소하는 증상들도 개인차가 많고 고혈압과 직접적인 관계가 없는 경우도 있다. 머리가 무겁고 골치가 아프거나 어지럽고 귀에 윙윙거리는 소리가 나거나, 팔다리가 저리며 숨이 가쁘고 두근거린다든가, 잠이 오지 않고 신경질적인 증상이 나타나거나, 쉽게 피로해지는 등 여러 가지 증세가 보이면 대부분 고혈압인 경우이다.

(3) 예방

가능한 한 정상체중의 범위를 유지하고, 규칙적인 생활습관을 유지하며 짜게 먹지 않도록 한다. 동물성 지방 섭취를 제한하고 흡연과 과다한 음주를 피하며, 정기적으로 혈압을 측정하고, 정신적 · 신체적으로 무리한 일을 하지 않도록 하는 것이 무엇보다도 중요하다.

① 약물요법

고혈압 약은 한 번 복용하기 시작하면 지속적으로 복용해야 하므로 신중하게 검토를 한 후 복용해야 하며 반드시 의사의 처방에 따라야 한다.

② 식이요법

고혈압의 치료요법 중 가장 대중적인 요법으로 지속적인 시행이 중요하다. 식염 섭취 제한으로는 보통 1일 식염섭취량은 15~20g이지만 고혈압 환자의 경우에는 10g으로 제한하는 것이 좋다. 칼로리 섭취와 동물성 지방 섭취도 제한해야 한다.

③ 운동요법

체중과 고혈압은 밀접한 관계를 가지고 있으므로 규칙적인 운동을 하는 것이 중요하다. 운동 시 심박 수의 증가와 더불어 혈압의 상승이 있을 수 있으며, 심장과 혈압에 부담을 주지 않도록 규칙적으로 일정한 거리를 걷는 운동이 바람직하다.

2. 동맥경화(Arteriosclerosis)

동맥경화란 혈관에 지방, 주로 콜레스테롤, 중성지방, 이물질 등이 침착되어 혈관의 내경이 좁아지고 탄력성을 잃어 혈액의 운반이 원활하지 못해서 나타나는 병변을 말한다. 동맥경화가 발생한 부위에 따라 증상이 다르게 나타나는데, 뇌혈관은 뇌졸중과 뇌출혈이 있고, 심장은 심근경색과 협심증이 있다.

(1) 동맥경화의 원인

동맥경화의 원인으로는 고지방 식이에 의한 혈관내벽의 콜레스테롤 축적과 연령, 성, 유전, 체질, 비만증, 내분비 이상, 피임제의 복용, 스트레스, 운동부족 등이 있으며 특히 고지혈증, 고혈압, 흡연은 동맥경화를 유발하는 3대 위험 요인이기도 하다.

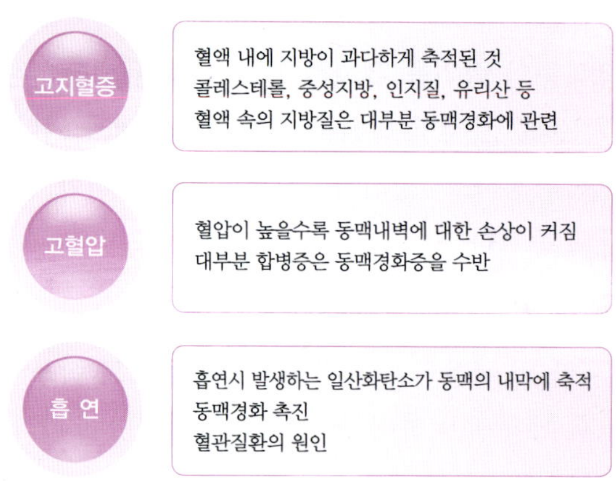

그림 3-14 동맥경화 유발 3대 요인

(2) 증상

동맥경화가 발생한 부위에 따라 각각 다른 증상이 나타난다.

① 관상동맥

심방에 혈액공급을 해 주는 관상동맥에 동맥경화 발생 시 심장부위의 조이는 듯한 느낌, 두근거림, 협심증, 심근경색, 심부전 등이 일어난다.

② 뇌동맥

뇌혈관에 동맥경화 발생 시 머리가 둔해지고, 눈앞이 어지럽고 머리가 무거우며 수족이 저리고 귀에서 웅웅거리는 소리가 나기도 한다. 뇌혈전증은 뇌졸중을 유발시킬 수 있다.

③ 신동맥

신장의 동맥을 침범하였을 때 소변의 이상, 야간다뇨, 부종 등의 증상이 나타날 수 있다.

④ 대동맥

대동맥 경화 시 대동맥류나 심장의 통증이 나타난다.

⑤ 복부나 하지동맥의 경화

걸을 때 발에 통증이 느껴져서 보행곤란이 오고 식사 후 복통, 장 괴사가 나타난다.

(3) 예방 및 치료

동맥경화증을 완벽하게 예방할 수는 없으나 위험인자들인 고지혈증, 고혈압, 흡연, 당뇨병, 비만, 스트레스에 노출되지 않도록 하는 것이 좋다.

3. 뇌졸중(Cerebral apoplexy)

뇌혈관장애로 인한 질환 및 사고를 일컫는 것으로, 순환장애로 뇌혈관이 터지거나 막힘으로써 의식장애와 신체마비를 일으킨다. 흔히 ‘중풍’이라 하며, 학계에서는 ‘뇌혈관질환’이라고 한다.

(1) 뇌졸중의 원인

우선 연령이 높을수록 증가하며, 특히 55세 이후 연령은 10년 증가마다 배 이상의 증가율을 보인다. 남성의 발생률이 높고 여성은 폐경기 이후 많이 나타난다.

계층적으로 경제적 능력이 낮은 계층의 발생률이 높으며, 유발인자로는 고혈압, 당뇨병, 고지혈증이 있다. 흡연자가 비흡연자에 비해 3배 이상 발생빈도가 높고, 음주의 경우 심장박동 리듬의 부조화로 뇌출혈의 발생빈도가 높다.

직접적인 인자로는 뇌출혈이 있다. 고혈압 등으로 뇌혈관이 좁아지고 터져 핏덩어리가 뇌조직을 압박하는 것으로 평소 혈압이 높은 사람에게 많이 나타난다.

뇌경색의 경우 혈전이나 색전 등으로 뇌혈관이 막혀서 그 발생 부위의 뇌기능이 상실된다. 뇌 색전은 핏덩어리가 뇌혈관을 돌아다니다 미세혈관을 막아 버리는 것이며, 뇌졸중은 뇌출혈이나 뇌경색에 의해 뇌세포가 기능을 상실하는 것이다.

(2) 예방 및 치료

약물요법으로는 항응고제, 항혈소판제제, 혈전 용해제 등의 약물을 이용하는 방법이 있다. 혈관을 막고 있는 혈전을 제거하는 외과적 수술도 있으며, 체계적인 운동은 회복기간을 단축시킬 수 있다. 식이요법으로는 콜레스테롤이 많은 음식, 단 음식, 식염이 많은 음식의 섭취를 제한하는 것이 좋다.

4. 심장질환(Heart disease)

성인병으로 협심증, 심근경색, 부정맥 등이 있다.

(1) 심장질환의 종류와 원인

① 협심증

심장에서 혈액공급을 하는 관상동맥에 문제가 생겨 심장에 원활한 혈액공급을 하지 못할 경우, 심장에서 요구하는 혈액량이 갑자기 증가할 경우, 혈관의 갑작스러운 수축 등이 있을 경우 등에 나타나며, 증상으로는 왼쪽 가슴부위에 쥐어짜거나 누르는 듯한 심한 통증을 호소한다.

② 심근경색

대부분 관상동맥의 경화증이 원인으로 나타나며, 관상동맥이 막힘으로써 심장이 혈액을 공급받지 못하여 심장조직에 괴사가 오는 경우로 협심증과 비슷하다. 심한 통증이 오랫동안 지속되기도 하며, 심근경색증 환자의 20~30%는 통증이 없이 발생하기도 한다.

③ 부정맥

심장의 전기자극 형성이나 자극전도에 이상이 생겨 심장박동이 불규칙하고 비정상적인 것을 일컫는다. 원인 불명인 경우가 많다. 그 밖에 심장질환, 폐질환, 자율신경 이상, 약물중독, 전해질 대사 이상 등이 원인이 되어 나타나기도 한다.

(2) 예방 및 치료

동물성 지방 섭취를 제한하며, 적당한 운동을 통해 비만을 예방하여 정상적인 체중을 유지하고, 흡연과 음주를 피하며, 당뇨병과 고혈압 등에 대한 정기검진 등을 통해 심장질환의 발생을 최소화하는 것이 좋다.

5. 당뇨병(Diabetes)

췌장에서 분비되는 인슐린(insulin)의 부족에 의해서 발생하는 대사장애이다. 당뇨병은 혈액 중의 포도당 수치가 지나치게 높은 것인데, 인체의 혈당을 조절하는 인슐린의 분비가 감소되거나 조직에서 인슐린의 작용이 저하되어 고혈당과 요당을 나타내는 만성 대사성 질환이다. 당뇨병인 경우에는 혈액에 포도당 농도가 증가하고, 혈액 내의 과도한 당이 소변을 통해 빠져 나옴으로써 당뇨가 나타난다. 수분 및 전해질 대사의 이상으로 순환장애, 신장장애 등의 병적 상태가 나타난다.

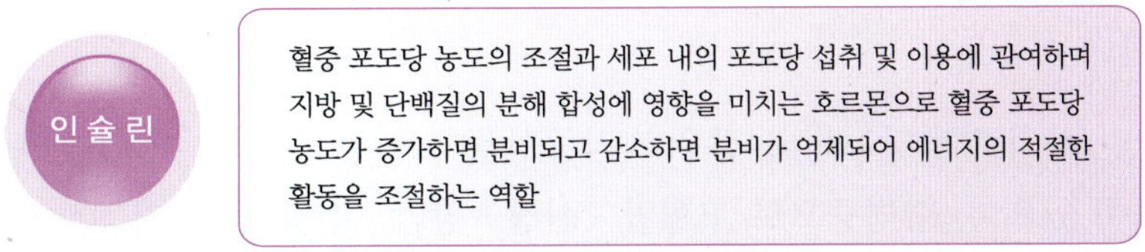

그림 3-15 인슐린의 역할

(1) 당뇨병의 종류

① 인슐린 의존형 당뇨병

인슐린 의존형 당뇨병은 소아당뇨병으로 95% 이상이 췌장 이상으로 인슐린이 생성되지 않아 발병한다.

원인이 정확히 밝혀지지는 않았으나 바이러스 감염 등의 환경인자와 유전적 소인에 의한 것으로 알려져 있다. 인슐린을 투여해야만 정상적인 생활이 가능하다(1~3회/일)

② 인슐린 비의존형 당뇨병

일명 성인형 당뇨라 하며, 연령이 높은 사람에게서 잘 나타난다. 운동부족과 비만이 주요 원인으로 췌장에서 분비되는 인슐린의 양이 부족하여 혈당을 분해하지 못해서 발병한다.

40세 이후의 비만 성인에서 흔히 나타나며 오랜 기간(4~5년)을 두고 발병한다. 식이요법과 운동으로 체중을 줄이면 50~80%는 치유가 가능하다.

③ 임신성 당뇨병

임신성 당뇨병은 임신 중 발병하였다가 출산 후에 대개 없어진다.

우리나라의 경우 전체 임산부의 약 30%가 임신성 당뇨를 앓고 있으며, 거대아 · 기형아 및 사산아를 출산할 가능성이 높다. 가족력이 있거나 거대아 · 기형아를 출산한 경험이 있고 비만 또는 고혈압이 있는 사람, 요당(glucose urea)이 높은 사람은 임신 24~48주에 당뇨병 검사를 실시하는 것이 좋다.

(2) 증상

초기에는 자각증상이 거의 없으며 정기 신체검사나 다른 병을 검진하다가 우연히 발견하는 경우가 많다. 심한 갈증, 배뇨 횟수의 증가, 권태감 등이 나타나며 아무리 음식을 섭취해도 배가 고파 많이 먹는다. 갑작스런 체중감소가 나타나기도 한다.

인슐린 비의존형 당뇨병의 경우 자각증상을 느끼는 시기가 매우 늦어 발견에 어려움이 있으며, 합병증으로 고혈압 · 신경 · 망막 · 신장 등의 기능장애를 가져오고 시력저하, 백내장 등의 증상이 나타나기도 한다.

(3) 원인

유전적인 소인으로는 부모가 모두 당뇨병일 경우는 당뇨병에 걸릴 가능성은 50% 이상 높다. 바이러스에 의한 경우는 소아 당뇨에서 흔히 볼 수 있으며, 유행성 이하선염이나 풍진, 홍역에 걸린 후 당뇨병이 나타나기도 한다. 또한, 다른 질환이 원인이 되어 발생하는 것은 2차성 당뇨병이라고 한다. 환경적인 요인으로는 과식, 비만, 운동부족, 스트레스, 외상이나 수술 후 임신, 약물남용 등이 있다.

(4) 예방 및 치료

① 식이요법

당뇨병을 치료하기 위해 필요한 최저의 양으로 균형있는 식사를 해야 한다. 과식은 당뇨에 악영향을 미친다.

② 약물요법

식이요법이나 운동요법으로 적절한 효과를 얻지 못할 때 병행하거나 독립적으로 실시하여야 하며, 경구혈당 강하제 및 인슐린 투여방법이 있다.

③ 운동요법

비만을 예방 · 개선시키며 근육세포에서 당의 이용을 활성화한다. 엄격한 식이요법과 병행하는 것이 효과적이다.

④ 감염증 예방과 조기치료

대표적으로 간장이나 담도 및 담낭과 췌장의 감염증을 들 수 있다. 이는 당뇨병에 위험요소를 더하는 것이므로 되도록 감염증에 걸리지 않도록 주의하고 감염증에 걸리면 즉시 치료하여 악화되지 않도록 해야 한다.

6. 암(Cancer)

암은 비정상적인 세포가 성장 및 증식하여 정상적인 조직을 파괴하고 원발 부위에서 다른 부위로 전이하며 그 부위의 조직을 파괴시키는 질환을 말한다.

(1) 발암인자를 자극하는 요인

① 흡연

흡연으로 인해 발생할 수 있는 암으로 폐암, 후두암, 구강암, 식도암 등이 있다. 흡연으로 인한 암 발생은 흡연을 하지 않으면 예방된다는 연구결과를 볼 때, 금연의 중요성을 알 수 있다.

② 햇빛에 노출

강한 햇빛에 오랫동안 노출될 경우는 피부암에 걸릴 가능성이 높아진다. 과다 노출은 멜라닌 색소 과다생성 및 DNA 변성을 가져와 피부암을 유발할 수 있다. 햇빛이 강한 여름철에는 특히 자외선 차단제를 바르거나 자외선을 피할 수 있는 처치를 하는 것이 중요하다.

③ 식생활 습관

우리가 일상생활에서 먹는 음식물이 암 발생 원인이 되는 경우도 있다. 동물성 지방의 과다섭취, 육류 및 당분의 과다섭취, 과다한 소금을 함유한 음식, 높은 온도로 조리한 음식, 훈제되고 절인 음식은 암 발생의 주요 원인이 된다.

그러므로 신선한 야채와 과일을 충분히 먹는 등 올바른 식습관을 갖는 것이 암 예방에 효과가 있다.

④ 음주

지나친 음주는 간암, 식도암, 구강암, 후두암을 유발하며, 특히 간암은 흡연하는 음주자에게서 15배나 많이 발생한다.

⑤ 감염

바이러스나 기생충 감염이 암 발생의 위험요인으로 작용한다. 감염원 중 헬리코박터 파일로리에 의한 발생은 5.5%, 인유두종 바이러스에 의한 발생은 5.2%, B형 및 C형 간염에 의한 발생은 4.9% 정도 되는 것으로 알려져 있다. 이는 예방접종으로도 예방할 수 있다.

⑥ 환경오염물질

타르, 벤젠, 크롬, 석면 등 대기 중의 오염물질이 암을 일으키는 것으로 밝혀졌다. 예방을 위해서는 각 개인이 이런 물질에 노출되는 것을 피해야 하고 이러한 화학물질을 완전처리해야 한다.

(2) 암의 위험성을 줄이는 방법

암은 증상을 인식하기 어려우며 몸의 이상을 느껴 진단이나 치료를 하고자 할 때는 치료가 이미 불가능한 경우가 대부분이다. 따라서 정기적인 검진과 조기진단이 최선의 방법이라고 할 수 있다.

표 3-13 암으로 의심해 볼 수 있는 증상

암의 경고	• 변통 또는 소변습관의 변화 • 잘 낫지 않는 상처 • 유별난 출혈이나 고름의 방출 • 가슴 또는 다른 부위가 딱딱해지거나 무언가 덩어리가 느껴질 때 • 입안의 음식물을 삼키기가 어렵거나 소화불량일 때 • 사마귀나 반점의 변화 • 심한 기침이나 쉰 목소리

(3) 예방

금연, 간염 예방접종, 건강한 식사습관 및 생활습관 등을 통하여 암의 1/3이 예방 가능하며, 암 검진을 통하여 암의 또 다른 1/3을 예방할 수 있다.

7. 피부암

피부암의 발생은 개인차가 있겠지만 자외선 과다노출의 경우 피부암이 유발될 수 있다. 고객의 피부를 다루는 뷰티미용사들은 고객의 피부암 증세를 파악하고 피부과 진료를 권유해서 신속한 치료를 받도록 유도함으로써 전이를 막고 회복되도록 돕는 일 또한 중요하겠다.

(1) 편평상피세포암

표피의 각질 형성 세포에서 유래한 악성 종양이다. 종양의 크기 및 깊이, 원인, 해부학적 위치, 조직학적 특성에 따른 전이 등의 생물학적 양상이 기저세포암보다 복잡한 비흑색종 피부암이다.

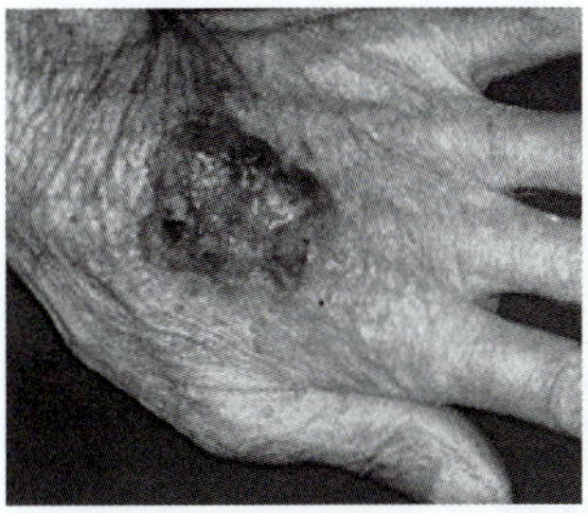

(2) 기저세포암

표피의 최하층인 기저층이나 모낭 등을 구성하는 세포가 악성화한 종양으로 각질형성세포나 모낭, 에크린한선 등의 피부 부속기에서 발생한다.

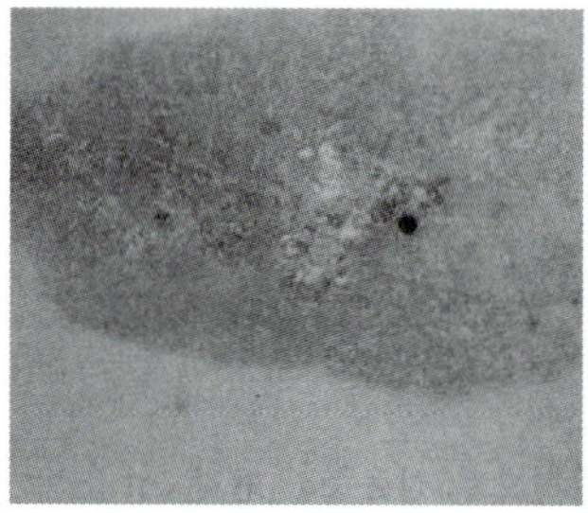

(3) 악성흑색종

멜라닌 색소를 만들어 내는 멜라닌 세포의 악성화로 생긴 종양으로, 멜라닌세포가 존재하는 부위에서는 어디에서나 발생할 수 있으나 피부에 발생하는 경우가 가장 많다.

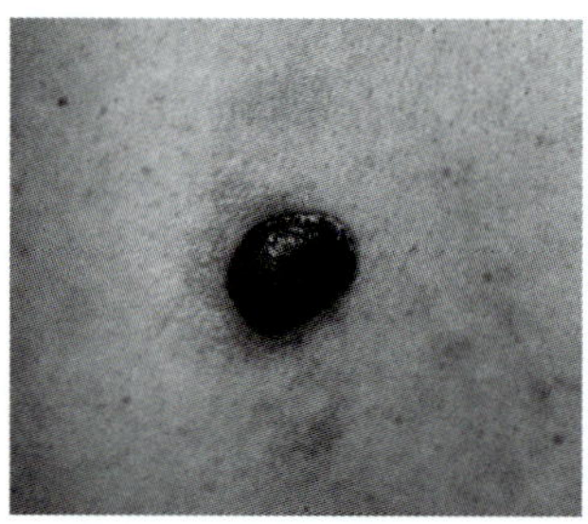

PART III

소독과 살균

Chapter 4. 소독과 멸균학

1. 소독과 멸균의 개요
2. 미생물 총론
3. 미생물의 종류 및 특징
4. 소독 및 멸균법
5. 대상별 소독의 실제
6. 살균 효과의 판정법
7. 소독약품의 살균력 평가법
8. 구충. 구서 (驅蟲. 驅鼠)

Chapter 4

소독과 멸균학

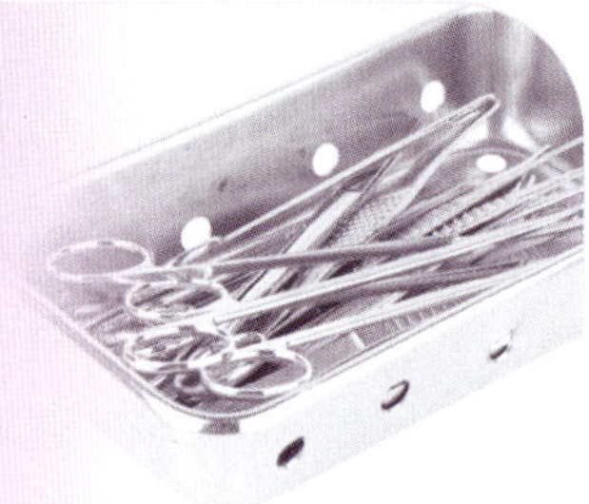

Section 1. 소독과 멸균의 개요

1. 용어 정의

① **살균** : 생활력을 가지고 있는 미생물을 여러 가지 물리·화학적 작용을 통해 급속하게 죽이는 것을 말한다. 멸균과는 달리 내열성 포자는 잔존한다.

② **멸균** : 병원성·비병원성 및 포자를 가진 것은 전부 사멸 또는 제거하는 것을 말한다.

③ **소독** : 사람에게 유해한 미생물을 파괴해 감염의 위험을 제거하는 비교적 약한 살균 작용을 말한다. 세균의 포자에는 작용하지 못한다.

④ **방부** : 병원성 미생물의 발육과 작용을 제거하거나 정지시켜 음식물의 부패나 발효를 방지하는 것을 말한다.

⑤ **청결** : 사람이나 기구 표면에 부적합하게 부착된 이물질의 제거를 의미하며, 소독의 필수적인 과정이다.

⑥ **위생** : 건강의 유지 및 증진을 위해 질병의 예방이나 치료에 힘쓰는 것을 말한다.

2. 소독과 멸균의 발달사

부패와 발효는 미생물 작용에 의해 일어나며, 사람과 동물의 감염병도 각각 그 질병의 특이한 병원 미생물에 의하여 발생한다는 것은 19세기 중반에 밝혀졌다. 그러나 사람들은 이전에도 부패를 막고 질병을 치료하는 방법을 나름대로의 근거를 가지고 오랜 경험을 통하여 실시해 왔다.

히포크라테스(Hippocrates)는 기원전에 환자의 체내로부터 병적부정물(Miasma)이 공기 중에 배설되고, 이를 통해 오염된 공기가 전파되어 병이 발생한다는 미아즈마설을 발표하였다.

고대에도 위생의 개념은 있었으나 주로 종교적인 목적이 중시되어 원시적인 방법이 사용되었으며, 중세 말까지 별다른 진보없이 암흑시대가 계속되었다.

19세기 중반에 이르러 파스퇴르(Pasteur)에 의하여 오늘날의 방부 · 소독이라는 새로운 개념이 싹트기 시작했다. 1865년 영국의 조셉 리스터(Joseph Lister)가 수술 후 감염 방지를 위해 석탄산 소독법을 이용하였으며 이를 란셋(Lanset) 잡지에 게재하였다. 그 즈음 현미경 발명으로 미생물 존재 확인이 가능해졌고 식품 보존법이나 자불소독의 효과가 입증되어 리스터의 무균 수술법 기본개념 확립에 실마리를 주기도 하였다.

1876년 콘(Cohn)에 의한 고초균(*Bacillus subtilis*)의 내열성 포자 발견에 따라 내열성 미생물의 원인이 밝혀졌으며 내열성 포자와 가열효과를 검토해 보고하였다. 챔버랜드(Chamberland)는, 보통의 압력 하에서는 물을 끓여도 100℃ 이상이 되지 않으므로 고압을 통해 100℃ 이상의 온도를 얻을 수 있는 고압증기멸균기(Autoclave)를 제작하였다. 이후 건열멸균과 습열멸균 등의 다양한 멸균법 등이 연구되었으며, 특히 고압증기멸균 조작 때 멸균 효과를 높이기 위한 방법이 밝혀졌다.

화학적 소독제는 요오드, 과산화수소, 2가 페놀, 이염화수은, 초산은 및 포르말린 등이 19세기경 살균제로서 그 가치를 인정받았다. 또한 살균에 대한 기초적인 연구가 진행되어 크로니그(Kronig), 폴(Paul)의 살균현상의 정량적 연구에 의하여 사멸의 대수법칙이 확립되면서 살균의 이론적 연구의 기초가 확립되었다.

미국의 필립(Philip), 카이에(Kaye), 스미스(Smith)는 산화에틸렌(Ethylene Oxide)의 유용성을 발견하여 보고하였고, 알코올을 손 소독에 이용한 것도 이 시기였으며, 그 후 연구 · 개량되어 오늘에 이르고 있다. 20세기에 들어서면서 리딜(Rideal)을 선두로 여러 종류의 살균제가 활발히 연구되었으며, 화학요법 분야에서도 에를리히(Ehrlich)를 중심으로 발전이 시작되었다.

한편, 물리적 수단에 의한 살균소독 방법을 살펴보면, 1895년 뢴트겐(Roentgen)에 의한 X선 발견, 1898년 퀴리(Curie)에 의한 라듐의 발견 등 많은 전리 방사선의 연구는 멸균학에도 응용되었으며, 1953년 에티콘(Ethicon) 회사에 의하여 전자선을 이용한 방사선 멸균법이 최초로 시도되었다.

이후 방사선 멸균법이 본격적으로 이용된 장치는 1969년 완타지(Wantage) 회사의 코발트(Co)에 의한 멸균 계획을 들 수 있다.

현대에는 국제보건기구(WHO) 및 각국에서 실내의 오염 여부를 결정하는 표준이 마련되고, 무균실과 병원의 무균(Bioclean Room) 기술이 연구단계에 와 있으며 수술 후 감염률은 현저하게 낮아지고 있다.

3. 소독(살균) 기전 및 소독법의 분류

(1) 소독(살균) 기전

소독제가 미생물에 작용하여 살균하는 기전으로는 단백질의 변성 및 응고작용, 세포막 또는 세포벽 파괴, 화학적 길항작용, 계면활성제 등이 있다.

① **단백질의 변성과 응고작용** : 세균 세포의 효소 단백질을 응고함으로써 그 기능을 상실하게 만드는 것으로 알코올 소독이 대표적이다.

② **세포막 또는 세포벽의 파괴** : 세포막이나 세포벽을 파괴해 영양물질과 노폐물의 선택적 투과 기능을 제거하고 원형질을 객출시켜 미생물체를 사멸시키는 것으로 활성산소 등의 산화작용에 의한 살균이 대표적이다.

③ **화학적 길항작용** : 세균의 세포 내로 침습하여 아주 낮은 농도에서 조효소 등 특이활성분자들의 활성을 저해하거나 완전 정지시킨다.

④ **계면활성제** : 미생물이나 효소의 표면을 농후하게 피복하여 투과성을 저해시키고 다른 물질과의 접촉을 방해함으로써 대사계를 변화시키거나 세포벽의 상해를 일으킨다.

(2) 소독법의 분류

1) **자연소독법** : 희석, 태양광선, 한랭 등

2) **물리적 소독법**

① **건열에 의한 멸균법** : 화염멸균법, 건열멸균법, 소각소독법 등

② **습열에 의한 멸균법** : 자비소독법, 유통증기소독법, 고압증기멸균법, 간헐멸균법 등

③ **방사선에 의한 멸균법** : 자외선조사, 세균여과법, 초음파살균법 등

3) **가스에 의한 멸균법** : E.O(에틸렌옥사이드) 가스, 포름알데히드, 오존 등

4) **화학적 소독법** : 역성비누, 계면활성제, 페놀화합물, 과산화수소 등

4. 소독 시 고려할 사항과 주의사항

(1) 소독 시 고려할 사항

① 유기체의 특성 : 포자가 있는 유기체 등은 쉽게 살균되지 않는다.
② 유기체의 수 : 유기체가 많으면 많을수록 파괴하는 데 시간이 오래 걸린다.
③ 기구의 유형 : 좁은 관, 갈라진 틈 등이 있는 물품들은 특별한 관리가 요구된다.
④ 기구의 사용 의도 : 가능한 한 멸균된 물품을 사용해야 한다.
⑤ 멸균과 소독을 위한 방법의 선택은 유기체의 특성과 수, 기구의 유형과 기구의 사용 의도 그리고 소독 방법의 유용성과 실용성을 근거로 결정된다.
⑥ 권장된 시간을 준수해야 한다.

(2) 소독 시 주의사항

① 소독할 물건의 성질에 유의하여 적당한 소독약이나 소독법을 선택하여 실시한다.
② 병원미생물의 종류와 멸균 · 살균 또는 소독의 목적과 방법, 그리고 소독 시간 등을 미리 염두에 둔다.
③ 소독약은 사용할 때마다 필요한 양만큼 조금씩 새로 만들어서 쓴다.
④ 약품에 따라 밀폐해서 냉암소에 보관한다.
⑤ 라벨(Label)은 더러워지지 않도록 하며 다른 것과 구별되도록 한다.

5. 소독약의 구비조건

① 살균력이 강해야 한다(미량으로도 효과가 클 것).
② 물품의 부식성 · 표백성이 없어야 한다.
③ 용해성이 높고, 안정성이 있어야 한다.
④ 침투력이 강해야 한다.
⑤ 경제적이고 사용방법이 간편해야 한다.
⑥ 독성이 약하여 인체에 해가 없어야 한다.
⑦ 식품에 사용 후에도 수세가 가능해야 한다.
⑧ 불쾌한 냄새가 없어야 한다.

Section 2. 미생물 총론

1. 미생물의 정의

미생물은 육안의 가시한계를 넘어선 0.1mm 이하의 미세한 생물체로, 주로 단일세포 또는 균사로 몸을 이루며, 생물로서 최소 생활 단위를 영위하는 생물체로 정의할 수 있다.

2. 미생물의 역사

(1) 미생물의 발견

1665년에 로버트 훅(Robert Hooke)이 복합 광학현미경을 조립하여 얇게 썬 코르크를 관찰하는 데 사용하였으며, 세포(Cell)라는 새로운 용어를 만들었다.

1673년에 레벤후크(Anton Van Leeuwenhoek)는 자신이 고안한 단일렌즈 현미경으로 살아있는 미생물을 최초로 관찰하여 미소동물(Animalcules)이라고 명명하였다.

(2) 파스퇴르와 코흐의 업적

1) 파스퇴르(Louis Pasteur)

① 면섬유 여과기로 수집한 먼지 속에서 많은 세균을 증명하였다.

② 자연발생설의 반증과 저온멸균법을 발견하였다.

③ 간헐멸균법, 고압증기멸균법, 건열멸균법 등을 발견하였다.

④ 포도주와 맥주의 발효, 면양의 탄저병 예방법, 광견병 백신 등을 개발하였다.

2) 로버트 코흐(Robert Koch)

① 특정한 세균이 질병을 일으킴을 최초로 증명하고 하나의 미생물이 하나의 특정한 질병을 일으킨다는 '병원균설'을 확립하였다.

② 세균염색법, 동물실험법, 한천을 넣어 만든 고형배지를 고안해서 세균의 순수배양법을 발견하였으며 결핵균과 콜레라균도 발견하였다.

③ 병원균을 규정하는 4대 원칙 설정(1982)
- 병에 걸린 환자나 동물에게는 반드시 그 균이 존재해야 한다.
- 병원균은 분리배양법에 의하여 순수 분리되어야 한다.
- 순수하게 배양된 균을 건강한 개체에 접종하였을 때 그 병이 발병해야 한다.
- 실험적으로 감염시킨 동물체에서 그 균이 발견되고 다시 분리배양되어야 한다.

3. 미생물의 증식 환경

미생물은 적당한 환경과 충분한 영양이 주어지면 분열에 의해 증식한다. 미생물의 성장과 사멸에 영향을 주는 요소로는 영양원, 수분, 온도, 산소 농도, 수소이온 농도(pH), 삼투압 등을 들 수 있다.

(1) 영양원

최상의 조건에서 미생물을 발육시키기 위해서는 에너지원이 필요한데 이를 영양원이라고 한다. 대부분의 병원성 세균은 화학 영양성과 기생 영양성이 있으며, 화학 영양성은 화학반응 에너지를 이용하는 세균이며, 기생 영양성 세균은 자체 에너지 생산능력이 없어 숙주세포의 에너지를 이용하는 세균이다.

(2) 수분

세균의 80~90%를 구성하고 있는 것은 수분이며, 대부분의 미생물은 상대습도가 낮은 건조한 상태에서는 증식할 수 없다. 특히 건조한 상태에 민감한 세균으로는 임질균과 수막염균이 있으며, 반대로 건조한 상태에 내성을 가지는 세균으로는 호흡기계의 결핵균이 대표적이다.

(3) 온도

미생물의 생장과 사멸에 중요한 요소로 작용한다. 미생물이 생장할 수 있는 최고온도 이상에서는 사멸을 초래하고 최저온도 이하에서는 신진대사를 멈춘 휴면상태를 일으키는데 미생물의 종류에 따라 발육의 최적온도가 다르다.

최적온도에 따라 분류한 미생물에는 16~20℃에서 발육이 가장 잘 되는 저온성균, 30~40℃에서 가장 발육이 잘 되는 중온성균, 50~65℃에서 가장 왕성하게 발육하는 고온성균이 있다. 인체 질병의 원인이 되는 대부분의 세균은 인간 체온과 유사한 온도가 최적인 중온성균이다.

(4) 수소이온 농도(pH)

일반적으로 세균은 pH 6~8 사이에서 최고의 발육을 보이는데, 대부분의 병원성 세균들은 pH 5 이하의 산성과 pH 8.5 이상의 알칼리성에서 파괴되며 중성에서 잘 자란다.

(5) 생물화학적 산소요구량(BOD)

세균의 생장에 중요하게 작용하는 요소는 산소인데 산소요구량에 따라 호기성균, 혐기성균, 통성혐기성균으로 구분된다.

호기성균은 산소가 있을 때에만 생장할 수 있는 균이며, 결핵균, 백일해균, 디프테리아균, 진균 등이 이에 속한다. 혐기성균은 산소가 없어도 생장할 수 있으며 오히려 산소가 있으면 생육에 지장을 받는 균이다. 보툴리누스균, 파상풍균 등이 있다. 통성혐기성균은 산소의 존재 유무에 관계없이 증식하는 균이다. 살모넬라균, 포도상구균, 대장균 등이 있다.

(6) 삼투압(OP)

염이나 당분의 농도는 미생물 증식에 지대한 영향을 주며, 농도가 높으면 미생물로부터 수분이 빠져나와서 쪼그라들며, 원형질 분리 현상이 일어나서 미생물이 사멸한다. 일반세균은 3% 정도의 식염에서는 증식이 억제된다.

4. 미생물의 증식 양상

세균은 분열균류라고도 하며, 이름 그대로 분열에 의하여 증식한다. 한 개의 세균을 통해 증식을 관찰해보면 한 개의 세균은 일정시간 후 2개의 세포로 분열하고, 분열된 각각의 세균은 다시 일정시간이 지난 후 각각 2배로 분열하며, 이렇게 분열이 되풀이되어 증식하면 엄청난 숫자로 늘어나게 된다.

[세균의 증식 곡선]

단일세균의 증식은 계산상으로 대단히 많은 수의 세균이 증식한다고 생각할 수 있다. 그러나 실험을 통해 살펴본 결과, 어떤 일정한 세균수(일반적으로 세균은 1mL당 10^9, 효모는 10^8에 도달하면 증식은 정지된다.

많은 종류의 세균 증식을 연구한 결과 일반적으로 그림 4-1과 같은 S자형 곡선을 나타낸다. 세균의 발육 속도의 차이에 따른 증식과정은 그림에서와 같이 7가지 과정으로 나누어 볼 수 있다.

① 잠복기
② 유도기
③ 대수 증식기
④ 증식 감속기
⑤ 정지기
⑥ 사멸 가속기
⑦ 대사 사멸기

세균은 잠복기와 유도기를 거쳐 주어진 환경에 적응하며, 그 조건에서 최대 증식속도를 준비한다. 대수 증식기는 최대 증식이 일어나는 시기이다.

정지기는 정상기라고도 불리며, 균수가 최고 상태로 일정하게 유지되는 시기이고 죽은 균의 자가용해와 새로운 균의 증식이 균형을 이루는 시기이다.

사멸기는 균의 생과 사의 평형이 깨지고 죽어가는 속도가 새로 증식되는 균수보다 빠른 시기이다.

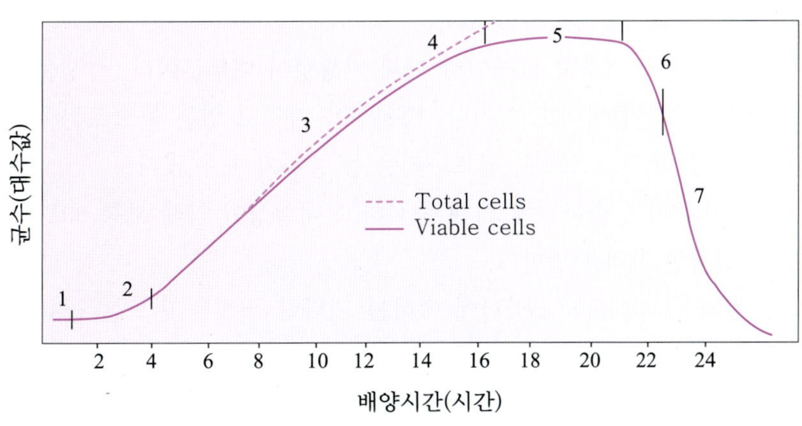

그림 4-1 세균의 증식곡선

Section 3. 미생물의 종류 및 특징

생물학자 등에 의해 단일세포로 되어 있는 것과 여러 개의 세포로 되어 있더라도 분화되어 있지 않은 생물을 구분하기 위해 식물계 · 동물계와는 별도로 원생생물계를 독립해 분류하였다.

원생생물은 구조의 진화 정도에 따라 보다 복잡한 구조를 나타내는 고등 원생생물(진핵생물)과 하등 원생생물(원핵생물)로 분류된다. 인간에게 병을 일으키는 병원성 미생물은 다음과 같이 분류된다.

1. 진핵생물(고등 원생생물)

고등 동식물의 구성 세포와 같이 고도로 진화된 구조를 가진 세포를 진핵세포라고 하며, 이러한 세포를 가진 미생물을 진핵생물이라 한다. 진균, 점균, 원생동물 및 조류 등이 이에 속한다.

(1) 진균 (True Fungi)

진균은 형태에 따라 곰팡이, 효모, 버섯으로 나누어지며 주로 생식방식에 근거하여 분류된다. 곰팡이는 미세한 사상의 균사를 본체로 하여 번식하는데 내열성이 약해 일반적으로 습열에 사멸한다.

생육 조건은 다소 건조한 환경이며 사체 기생성이 대부분이다. 항생물질 생산균으로 알려진 푸른곰팡이도 있지만, 병원성을 가지고 있는 균으로는 누룩곰팡이, 지오트리쿰, 트리코스포론, 알트나리움 등 종류가 매우 많다.

효모는 단세포이며 출아법에 의해 증식하고 내열성이 약해 보통 60℃에서 15분 동안 가열하면 거의 사멸한다.

버섯은 담자균(*Basidiomycetes*)에 속하는 커다란 버섯을 만드는 균류의 총칭으로 분류학상의 위치는 균류 중 가장 고등한 균주로 간주되고 있다.

(2) 원생동물 (Protozoa)

원충류라고도 하며, 한 개의 세포로 구성되어 있다. 운동능력을 가진 것이 많으며 원시적인 동물이다. 중간 숙주에 의해 전파되며, 면역이 생기는 일이 드물고 원충에 따라서는 포낭을 만들어 악조건에서도 장기간 생존하기도 한다. 위족, 섬모, 편모 등이 있어 운동이 가능하다. 인체의 질병과 관련이 있는 것으로는 말라리아 원충(*Plamodium malariae*), 아메바성 이질균(*Entamoeba histolytica*), 질염(*Trichomonas*), 수면병(*Trypanosoma*), 리슈마니아증(*Leishmania*) 등이 있다.

(3) 조류 (Algae)

자연계에 분포하고 있는 약 30만 종의 식물 가운데 10% 정도를 차지하며 널리 분포되어 있다. 엽록소와 특수한 색소를 이용하여 광합성을 하며, 단세포부터 다세포까지 존재하고, 해조류 클로렐라(Chlorella) 및 스피루리나(Spirulina)와 같은 것은 미래 식품으로 각광받고 있다.

(4) 점균 (Myxomycetes)

점균은 일정한 형태를 갖지 않고 아메바 상태를 이루기 때문에 일명 변형균이라고 한다.

2. 원핵생물(하등 원생동물)

분화되어 있지 않은 단세포 생물로 세포의 구조가 극히 간단하다. 세균, 마이코플라즈마 등이 이에 속한다.

(1) 세균 (Bacteria)

세균의 여러 종류 중 병원성을 가지고 있는 세균은 단세포성 세균과 균사체형 세균이 대부분이다. 단세포형 세균군은 기생 형태별로는 기생형과 자유생활형으로 나뉘어진다. 자유생활형군은 세균의 모양에 따라 구균, 간균, 나선균으로 분류되기도 한다.

① **구균** : 세포의 형태가 구상이다. 포도상구균, 연쇄상구균, 수막염균, 임균, 폐렴구균 등이 있다.

② **간균** : 세포의 형태가 간상(곤봉상)이다. 백일해균, 가스괴저균, 디프테리아균, 장티푸스균, 결핵균, 탄저균, 보툴리누스균 등이 있다.

③ **나선균** : 세포의 형태가 가늘고 길게 구부러져 있다. 장염비브리오균, 콜레라균, 매독균, 재귀열속 등이 이에 속한다.

- **포자** : 간균 상태의 영양형 세포가 증식하기 부적당한 조건 하에서 세포 내부에 형성되는 내구성 구조를 말한다. 이 포자는 적당한 조건이 주어지면 발아하여 새로운 세포를 만들고 분열에 의해 증식을 거듭한다.
  대표적인 포자 형성균은 호기성균으로 탄저균(*Bacillus anthracis*)과 고초균(*Bacillus subtilis*)이 있다. 혐기성균으로는 보툴리누스균(*Clostridium botulinum*), 파상풍균(*Clostridium tetani*), 가스 괴저를 일으키는 웰치균(*Clostridium welchii*) 등이 있다.

(2) 마이코플라즈마 (Mycoplasma)

균의 형태가 매우 다양하고 사람의 점막 조직, 특히 생식기 · 요도 · 호흡기 · 구강 조직에 감염을 일으킨다.

3. 극미생물

(1) 바이러스 (Virus)

바이러스는 크기가 세균보다 작아 세균여과기의 구멍을 통과하므로 세균여과기로는 제거하기 어렵다. 바이러스 중에서 크기가 가장 큰 것은 수두 바이러스이고, 가장 작은 것은 소아마비 바이러스이다. 일반적으로 바이러스는 간염 바이러스를 제외하고는 60℃에서 30분 이상 가열하면 불활성화된다. 일반적으로 포르말린이나 페놀 등과 같은 세균용 소독제로도 바이러스를 불활성화할 수 있다.

바이러스의 가장 큰 특징은 독립적인 대사기능이 없기 때문에 생세포 내에서만 증식이 가능하다는 점이며 자가 증식을 하는 특성이 있다. 그러나 체내 바이러스는 설파제 등의 항생제 복용에 효과가 없으며, 예방접종을 하거나 감염원을 피하여 예방하는 것이 최선의 방법이다.

(2) 리케차 (Rickettsia)

바이러스와 마찬가지로 살아있는 세포 내에서만 증식이 가능한 특징을 가지며 리케차를 보유하는 동물인 절지동물을 매개로 감염이 된다. 주로 절지동물(진드기, 벼룩, 이 등)이 사람의 혈액을 흡혈할 때 인체에 감염된다. 주요 질환으로는 발진티푸스, 발진열, 쯔쯔가무시병 등이 있다.

(3) 클라미디아 (Chlamydia)

리케차와 동일하게 세균과 유사한 특성을 갖지만 대사계를 갖지 않으며 이분분열로 증식한다. 사람에게 질환을 일으키는 것으로는 두 가지가 있는데 이들 균은 감염되어도 강한 면역이 형성되지 않으므로 지속감염이나 재감염이 일어난다. 클라미디아 트라코마(*Trachoma*)는 사람의 눈이나 생식기 점막에 국소감염을 일으킨 후 다른 사람에게 전파된다.

트라코마의 결막 감염, 비임균성 요도염, 자궁경관염, 성병성 림프육아종, 앵무새 종류로부터 전염되는 앵무병 등을 일으킨다.

Section 4. 소독 및 멸균법

미생물의 소독 및 멸균에 이용하는 방법은 크게 자연을 이용한 소독법, 물리적 방법을 이용한 멸균법, 가스를 이용한 방법 및 화학약품을 이용한 방법으로 나눠어진다.

1. 자연적인 방법을 이용한 소독법

(1) 희석에 의한 자연소독법(Dilution)

희석 자체에 의한 살균의 효과는 없으나, 환자의 배설물처럼 감염원이 될 수 있는 것을 무한히 희석시키면 세균은 군락(Colony)을 형성할 수 없으므로 발육이 지연된다. 즉, 세균이 하나씩 고립되어 있을 때에는 많은 효소를 분비할 수 없게 되므로 주위 환경으로부터 영양물질의 흡수가 지연된다.

(2) 햇볕에 의한 자연소독법(Sunlight)

태양광선의 살균작용은 가시광선 · 적외선 및 대기 등의 공동작용, 즉 산화에 의해 좌우되나, 그 중에서 가장 강력한 살균작용이 있는 파장은 290~320nm 정도의 도노(Dorno)선이다. 그러나 태양광선에 의한 소독법은 시간이 오래 소요된다는 단점이 있다.

(3) 한랭에 의한 자연 소독법(Cold)

저온은 세균의 신진대사 기능에 필요한 효소의 촉매 작용을 지연시켜 세균 발육을 저지하기는 하나 사멸시키지는 못한다. 물론 임질균이나 수막염균처럼 온도에 아주 민감한 세균은 사멸되기도 한다. 그러나 일반적인 병원성 세균은 저온에 대한 저항이 강하다. 따라서 한랭소독법을 이용할 경우에는 건조법을 동시에 적용시키는 것이 보다 확실한 살균법이 될 수 있다.

2. 물리적인 방법을 이용한 살균법

(1) 건열(Dry Heat)을 이용한 방법

1) 화염멸균법(Flaming Sterilization)

멸균하고자 하는 물체를 불꽃에 직접 접촉시켜 표면에 붙어 있는 미생물을 태워서 사멸시키는 방법이다.

① 사용 기구 : 분젠 램프, 알코올 램프

② 사용 대상물 : 핀셋, 백금선과 같은 금속 제품, 사기 제품이나 유리 제품 등 불꽃으로 태워도 파괴되지 않는 물품의 멸균에 이용한다.

③ 방법 : 불꽃에 적어도 20초 이상 가열한다.

2) 건열멸균법(Dry Heat Sterilization)

건열을 이용하며 미생물을 산화 또는 탄화시켜 멸균하는 방법이다.

① 사용 기구 : 전기 건열멸균기(Dry Oven)

② 사용 대상물

- 유리 주사기, 주삿바늘, 메스실린더 등의 초자용품
- 금속제품, 사기제품, 유리제품
- 광물유, 파라핀, 와세린이나 대량의 분말과 같은 제품

③ 방법 : 140℃에서 4시간 혹은 160~180℃에서 1~2시간 동안 실시한다.

(2) 습열을 이용한 멸균법

습열을 이용한 방법은 건열멸균법에 비하여 피멸균품에 열전도가 빠를 뿐만 아니라, 모든 부분에 열이 골고루 전달된다. 이는 수분이 열전도의 매개체 역할을 하기 때문이다. 또한 수분의 존재로 인하여 미생물 단백질의 응고가 촉진되어 멸균효과가 커진다.

1) 자비소독법(Boiling Water)

소독할 물품을 끓는 물에 넣어 미생물을 사멸시키는 방법으로, 영양형 세포는 몇 초 내지 몇 분 이내에 사멸한다. 이때 끓는 물에 1~2% 중조(탄산나트륨), 1~2% 붕소, 5% 석탄산 혹은 2~3% 크레졸 비누액을 가해주면 세척작용과 소독력을 높이고 금속 기구가 녹스는 것도 방지할 수 있다.

① 사용 기구 : Schimmelbusch 멸균기
② 사용 대상물 : 금속기구, 접시, 도자기, 주사기, 고무 등
③ 방법 : 끓는물 속에 15분 이상 담근다.
④ 주의 : 이 방법은 세균포자, 간염 바이러스, 원충류의 시스트(cyst)에는 효과가 없다.

2) 저온소독법(Pasteurization)

소독할 대상의 영양성분 파괴를 방지하거나 맛의 변질을 막고 결핵균, 소의 유산균, 살모넬라균 및 구균들의 감염 방지를 목적으로 우유 소독과 술의 부패 방지에 이용된다. 포자를 형성하는 세균이나 대장균은 사멸되지 않는다. 일반적으로 62~63℃에서 30분 동안 가열한다.

3) 간헐멸균법(Sterilization by Intermittent method)

고압증기멸균법에 의한 가열온도에서 파괴될 수 있는 물품을 멸균할 때 이용되는 방법으로 보통 3회 정도 가열하며, 증기멸균법 또는 유통증기멸균법이라고도 한다.

① 사용 기구 : Arnold 멸균기, Koch 솥(Koch Sterilizer)
② 사용 대상물 : 금속제품, 사기제품, 여과지, 붕대 재료, 물약, 물 등
③ 방법 : 100℃의 유통증기 속에서 30~60분 간 멸균시킨 다음 24시간 동안 20℃ 이상의 실온에 방치하였다가 다시 전과 같은 방법으로 3회 가열한다.

4) 고압증기멸균법(Autoclaving Steam Sterilization)

현재 가장 널리 이용되는 멸균법으로 고온 고압의 수증기를 미생물과 포자 등과 접촉시켜 사멸시키는 방법이다.

① 사용 기구 : 고압멸균기(Autoclaving Sterilizer)
② 사용 대상물 : 수술기구 등의 금속제품, 린넨류, 실험용 기자재, 액체약병, 면포나 종이에 싼 고무장갑, 주사기, 봉합사, 고무재료 등

③ 방법 : 멸균 온도는 120~135℃, 멸균 시간은 15~20분으로 시행하나 피멸균품의 내열성과 미생물의 사멸 가능 최저온도 등을 고려하여 결정한다.

④ 장점

- 멸균 물품에 잔류 독성이 없다.
- 포자를 사멸시키는 데 소요되는 멸균 시간이 짧다.
- 멸균 진행과정의 조건을 감시하기 쉽다.
- 멸균 비용이 저렴하다.
- 많은 물품을 한꺼번에 처리할 수 있다.
- 수증기의 투과성만 좋으면 멸균 물품에 따라 멸균 효과가 일정하다.

⑤ 단점

- 고온에서 파괴되는 물품과 물에 용해되는 물품은 멸균할 수 없다.
- 와세린, 기름과 같이 수증기가 통과하지 못하는 것은 멸균할 수 없다.
- 분말, 모래 등은 멸균할 수 없다.
- 부식되기 쉬운 재질, 예리한 칼날도 무뎌지므로 멸균할 수 없다.

⑥ 주의 : 멸균된 물건의 유효기간은 천으로 싼 것은 1주일 정도, 멸균 팩을 한 것은 2개월 정도이다.

(3) 방사선 멸균법

코발트(Co)나 세슘(Cs)과 같은 대량의 방사선을 방출할 수 있는 방사선원을 이용해 식품이나 의료품과 같은 피멸균품에 조사함으로써 미생물을 살균하는 방법이다.

일반적으로 생물에 대한 방사선의 작용은 하등생물일수록 저항성이 강하다. 방사선을 이용하여 세균을 멸균하려면 포유동물 치사량을 훨씬 넘을 정도의 강력한 방사선이 필요하며, 포자를 형성하는 균은 더욱 강한 방사선이 필요하다.

의료분야에도 방사선 멸균법이 이용되기는 하나 주로 식품 분야에서 이용되며 저온살균의 형태를 취하고 있다.

멸균과정 중 온도 상승이 적어 내열성이 약한 물품의 살균에 적당하다는 장점이 있으나, 방사선 조사 시설 및 장비 등의 투자 비용이 많이 드는 단점이 있다.

(4) 여과멸균법

열에 불안정한 액체의 멸균에 이용되는 것으로, 음료수나 액체식품을 세균여과기로 걸러서 균을 제거하는 방법이다. 바이러스는 걸러지지 않는다.

세균여과기로는 자이츠 여과기(Seitz filter), 챔버랜드 여과기(Chamberland filter), 베르케 펠트 여과기(Berke feld filter), 멤브레인 여과기(Membrane filter) 등이 있다.

(5) 초음파 살균법

매초 8,800싸이클의 음파는 살균작용을 한다. 중요한 작용 기전은 강력한 각반 작용에 의한 기계적 파괴 내지는 산화 작용에 의한다. 의료 분야에서는 29KHz 110w의 초음파에 1,000배 희석한 클로로헥시딘(Chlorohexidine)을 병용하여 수술 전 손의 소독에 이용하고 있다.

미생물 중에서 초음파에 가장 민감한 세균은 나선상균이다. 초음파와 병용하여 손 소독에 사용할 수 있는 화학적 살균제들은 비누, 양성비누, 클로로헥시딘, 헥사클로로펜(Hexachlorophene) 등으로 이러한 소독제와 초음파를 병용한 수술 전 손의 소독 실시 전체 소요시간은 3분 정도이다.

단점으로는 살균력이 일정치 않고 고주파 가청음이 나와서 사용자에게 불쾌감을 줄 수 있다는 것이다.

(6) 자외선 살균법

자외선은 저전압 수은램프를 이용하여 살균력이 강한 260~280nm의 전자파를 방사시켜서 멸균하는 방법이다. 무균 조작실, 수술실, 식품 저장창고 및 병원 등에서 널리 사용되고 공기나 물의 살균에도 이용되며, 최근 들어서는 바이러스 연구실의 무균 작업대 혹은 조직세포 배양실 등에서도 사용한다.

자외선 살균법의 장점은 피조사물질에 거의 변화를 주지 않고 살균이 가능하다는 것이고, 단점으로는 내부 침투력이 약하기 때문에 살균작용이 주로 표면에서만 일어난다는 점이다.

3. 가스를 이용한 멸균법

가스를 이용한 멸균법은 가스 상태 혹은 공기 중에 분무시켜 미생물을 멸균시키는 화학적 살균의 특수한 방법이다. 이것은 고형재료, 기구, 장치, 식품 및 밀폐 공간 등에 존재하는 미생물을 사멸시킬 목적으로 이용되고 있다. 해충을 사멸시키기 위해 사용하는 훈증법도 일종의 가스멸균법이다.

실제로 많이 사용되는 가스로는 에틸렌 옥시드(Ethylene Oxide, E.O), 포름알데히드, 프로필렌 옥시드(Propylene Oxide), 베타프로피오락톤(β-Propiolactone), 오존 등이 있다.

(1) E.O (Ethylene Oxide) 가스를 이용한 멸균법

에틸렌 가스멸균은 일반적인 액체 상태의 살균제에 비해 작용은 빠르지 않지만 수용액 상태나 가스 상태에서도 광범위한 미생물에 대해 살균작용을 나타낸다. 가스멸균에서 습도는 매우 중요한 인자로 작용하며, 상대습도 33% 전후에서 최고의 살균력을 보인다.

① **사용 대상물** : 각종 내시경 기구, 플라스틱 고무제품, 수술이나 마취에 사용되는 미세한 기계류, 인공 장기류 등
특히, 병원에서 감염성 환자가 사용하였던 침구류, 매트리스를 동시에 멸균하고자 할 때 에틸렌 가스멸균법이 제일 적합하다.

② **최적의 조건** : 상대습도 25~50%, 온도 38~60℃에서 살균력이 높다. 농도, 온도, 습도, 시간이 적당하게 갖추어지면 모든 미생물, 포자, 결핵균, 간염 바이러스 등을 살균할 수 있다.

③ **단점**

- 멸균 후 피멸균품에 남아 있는 잔류 가스에 의한 피부 손상 및 점막 자극이 있을 수 있다. 그러므로 멸균공정 완료 후 공기 치환을 충분히 하고 될 수 있는 한 흡착된 에틸렌 가스를 이탈시킨 후 개폐하도록 한다.
- 고압증기멸균법에 비해 비싸고 조작의 난이도가 높아 숙련을 필요로 한다.

(2) 프로필렌 옥시드 (Propylene Oxide)

미생물에 대해 광범위한 살균력을 가지고 있으나 세균 포자에 대하여는 살균력이 약하므로 주로 곰팡이, 효모, 포자를 생성하지 않는 세균의 살균에 이용한다. E.O 가스에 비하여 살균력은 약하나 잔류 독성이 적은 편이다. 사용방법은 E.O 가스와 비슷하다.

(3) 포름알데히드 (Formaldehyde)

오랫동안 감염병 환자의 가스 살균제로 이용되어 온 것으로 세균 포자를 포함한 광범위한 미생물의 살균에 유효하다. 그러나 살균력을 높이기 위해서는 고도

의 조작이 필요하다. 또한 피멸균품의 표면에 응축 · 중합 반응으로 파라포름알데히드가 생겨 이것을 제거하는 데 오랜 시간이 소요된다.

치명적인 단점은 눈의 점막에 손상을 주고 장기간 노출 시 피부경화증을 초래하며, 심지어 생명에 위협을 주기도 한다는 것이다.

(4) 오존(Ozone)

산화 작용으로 인한 살균 작용이 매우 강하나 불안정하고, 눈 · 코 · 목 등의 점막에 자극성이 심하여 일반 가스멸균제로는 이용 범위가 매우 좁다.

오존은 프랑스에서는 장기간에 걸쳐 물의 살균에 이용되어 왔다.

4. 화학 약품에 의한 살균법

사실상 이 영역에서는 소독 · 멸균 · 살균이라는 용어가 흔히 구분없이 사용되고 있다. 화학약품 소독은 일상적으로 널리 이용되고 있으나 모든 미생물 통제에 적합한 것은 아니다. 따라서 목적에 따라 적당한 소독제를 선택하고 가장 효과 있는 방법을 사용하여야 한다.

(1) 알코올(Alcohol)

알코올류 중 살균제로 이용하는 것은 에탄올(Ethanol)과 이소프로판올(Isopropanol)이다. 이들은 영양형 세포에는 살균작용을 가지나 세균포자 및 사상균에 대해서는 효과가 없다. 알코올은 비교적 가격이 저렴하고 살균력이 있다. 쉽게 증발하며 무색 및 착색된 것으로 항균력을 지니고 있다.

1) 에탄올(Ethanol)

의료용 소독제로서 가장 오래된 것 중의 하나이며, 현재에도 가장 흔하게 사용된다. 살균력을 나타내기 위해서는 수분이 필요하며 보통 70~80%의 농도를 사용하고 있다. 손, 피부 및 기구 소독에 주로 사용된다.

포자를 생성하지 못하는 세균과 바이러스에 살균력을 보인다. 이소프로판올에 비하여 지방 용해성이 강하여 피부에 닿으면 강하게 탈지 반응이 일어난다. 상처나 안구 결막 및 요도 점막에는 자극성이 심하여 사용하지 않으나 손 소독이나 체온계 및 안과용 메스 등의 기구 소독에 사용하며 전기 코드의 세척에도 좋다.

2) 이소프로판올(Isopropanol)

이소프로판올은 물과 쉽게 섞일 수 있는, 분자량이 큰 알코올이고 살균력은 에탄올보다 좋으며 30~50% 농도로 사용된다. 독성 및 자극적인 냄새는 에탄올보다 강하지만 에탄올 대체품으로 이용할 수 있다. 피부 소독과 기구 소독에 흔히 이용된다.

(2) 알데히드류(Aldehyde)

세균포자에 대해 살균력을 보이는 유일한 소독제이다.

1) 포름알데히드(Formaldehyde)

시판되고 있는 형태는 35~38% 포름알데히드 수용액인 포르말린(Formalin)과 91~99% 포름알데히드를 함유한 파라포름알데히드(Paraformaldehyde) 분말이다. 이것은 그램음성 · 양성, 결핵균, 세균포자, 바이러스 및 사상균에 이르기까지 광범위한 미생물에 대해 강한 살균작용을 한다.

포름알데히드는 주로 금속제품, 고무제품, 플라스틱 재질의 기계 · 기구에 1~2% 용액이 사용되나 냄새가 자극적이며 눈 · 피부 점막에 손상을 주는 독성이 강해 주의해야 한다.

2) 글리옥시살(Glyoxysal)

세균포자 사멸을 위해서는 1% 글리옥시살, 0.5% 중탄산나트륨(Sodium Bicarbonate, $NaHCO_3$), 이소프로판올의 3가지 성분을 배합하여 사용한다.

3) 글루타르알데히드(Glutaraldehyde)

알데히드류 중에서 살균력이 제일 강하다. 세균포자에 대한 살균력은 글리옥시살의 약 10배에 달하고, 알칼리성에서 최고의 살균력을 발휘할 수 있다. 또한 이소프로판올 첨가량의 증가에 따라서 살균작용이 증가되는 것으로 알려져 있다.

살균력이 강하고 부식성 · 휘발성이 없으며 사용 시에 불쾌한 냄새가 없어서 살균제로서 여러 가지 장점이 있으나, 피부 · 눈과 같은 조직에 대하여 상당한 독성을 보이는 단점이 있다.

주로 1~2% 수용액으로서 병원의 수술용 기구, 카테터류, 감자 내시경 등의 기구 소독에 이용된다.

(3) 계면활성제

계면활성제는 계면장력을 저하시키는 작용을 하는 화합물의 총칭이다. 이러한 계면활성제가 물에 녹을 경우 화합물의 전하에 의해 양이온, 음이온, 이온성이 아닌 것 및 양성 계면활성제의 네 가지로 크게 나눌 수 있다.

살균작용을 나타내는 계면활성제는 양이온, 음이온 및 양성 계면활성제이고, 이 중에서 양이온 계면활성제의 살균력이 가장 우수하다.

1) 양이온 계면활성제(역성비누)

양이온 계면활성제 중에서 역성비누(제4급 암모늄염)가 가장 널리 사용되고 있다. 이 화합물은 수용액 상태에서 양이온이 된다. 보통의 비누와는 달리, 반대의 하전을 가지고 있으므로 역성비누 또는 양성비누라고 한다.

살균 및 소독작용이 좋지만 환자의 배설물 소독에는 부적당하며 다른 소독제와 같이 사용하면 살균력이 감소한다. 역성비누는 불쾌한 냄새와 색깔이 없으며 피부에 독성이 거의 없다. 그래서 의료분야, 환경 위생, 발효 및 식품 위생 분야에도 널리 이용되고 있는 실정이다. 특히, 이발소와 미용실의 손 소독에 많이 이용되며 원액 1~2mL를 손바닥에 놓고 잘 문질러 씻어내면 된다.

2) 양성 계면활성제

양성 계면활성제의 사용 목적은 양이온 계면활성제와 거의 비슷하다. 즉, 손 · 기계 · 기구 · 거즈 · 의류 등의 소독 혹은 실내의 살균, 냄새 제거 및 세척제로 사용한다.

3) 음이온 계면활성제

보통의 고형비누를 의미하며 살균작용은 낮고 세정을 통한 균의 제거를 목적으로 사용된다. 기포작용이 우수하여 비누, 샴푸, 클렌징 폼 등에 사용된다.

(4) 중금속 화합물

모든 중금속은 살균력은 미약하지만 항균작용을 한다. 특히, 이들 중 수은(Mercury)이나 은(Silver) 화합물의 살균력은 다른 중금속에 비해 좋은 편이다. 또한, 수은과 은은 저농도에서도 미생물에 대한 저해제로 작용하는, 미량 독작용(Oligodynamic action)이라는 특징적인 현상을 나타낸다.

1) 수은(Mercury) 화합물

1881년 코흐(R. Koch)가 수은 화합물을 살균제로 사용하기 시작한 후 염화제2수은 등의 무기 수은염이 이용되기 시작하였으며, 이어서 많은 유기 수은 화합물들이 사용되었다. 그러나 인체 조직에 대한 독성이 문제되어 의료 분야, 농약, 공업재료의 방부제로는 사용이 배제되고 있다.

알려진 화합물로는 머큐로크롬(mercurochrome)과 승홍수($HgCl_2$)가 있다.

① 머큐로크롬

머큐로크롬은 자극성은 없지만 살균력이 약하여 점막 및 피부 상처에 사용된다. 그러나 미국에서는 수은이 들어있다는 이유로 사용이 금지되었다.

② 승홍

승홍은 0.1% 수용액으로 사용되며 맹독성이 있고 금속 부식성이 강하므로 식기류나 피부 소독에는 부적합하다. 배설물 등의 유기물질을 소독할 때 사용되나 침전이 생길 수 있으므로 주의해야 한다.

2) 은(Silver) 화합물

은의 살균작용은 오래 전부터 알려져 왔지만 살균제로 인정된 것은 19세기 말경이다. 은은 저농도에서 살균력을 가지고 있다. 실버설파다이아진(Silver Sulfadiazine)과 같은 유기화합물은 화상, 창상의 치료 예방약으로 유명하다.

은과 그 화합물은 옛날부터 분말, 연고, 용액 형태의 살균제로 이용되었을 뿐만 아니라, 금속은은 물의 살균이나 약품 또는 음료수 등에 사용하는 물의 공업적 살균제로 이용된다.

실제 사용되는 것으로는 질산은($AgNO_3$)이 있다. 질산은은 출산 후 임균에 의한 신생아 결막염을 예방하기 위해 1% 용액을 사용하고, 구내용에는 10%, 화상 치료에는 0.5%, 방광과 요도의 세척 시엔 0.01% 용액을 사용한다.

(5) 할로겐(Halogen) 화합물

할로겐 화합물 중 고대부터 살균제로 인정되고 있는 것은 염소와 요오드이다. 염소와 요오드는 19세기 중엽부터 의료 분야에 이용되어 현재 물의 살균이나 공중위생 및 식품 분야까지 널리 이용되는 제1급 살균제라고 할 수 있다.

할로겐 화합물은 살균력이 우수하여 바이러스, 세균, 세균포자, 곰팡이, 원충류 및 조류와 같이 광범위한 미생물에 대해서도 살균력을 갖고 있다.

이와 같이 신속하고 광범위한 살균력은 대부분 강력한 산화능력에 의한 것이고 이것은 모든 세포 내 단백질의 활성을 파괴한다.

1) 염소 화합물

염소 살균제의 본체는 비해리 차아염소산(HOCl)이고 이것은 pH의 저하에 따라서 살균력이 증가한다. 이 살균제는 독성이 약하고 값이 저렴하나, 금속 부식과 피부 자극을 유발할 수 있다.

상수도의 수돗물 소독에는 액상의 차아염소산염이 이용되며, 소량의 우물물이나 수영장물의 소독에는 소석회에 염소를 흡수시켜 백색분말로 만들어진 표백분(클로르칼크)이 사용된다. 차아염소산나트륨은 야채나 과실류의 소독에 이용되기도 한다.

2) 요오드 화합물

요오드는 값이 저렴하고 소독력이 좋으며 항균 범위가 넓어 실제로 많이 사용하고 있다.

① <u>요오드팅크</u>(Iodine Tincture) : 물에 잘 녹지 않는 요오드를 알코올에 녹여 만든 제제이며, 소독력은 우수하지만 소독 부위를 황염시키고 피부에 대한 자극성과 금속 부식성이 있어 주의해야 한다.

② <u>요오드포르</u>(Iodophors) : 계면활성제를 요오드에 첨가하여 만든 복합물질로서 요오드팅크의 단점을 보완한 제품이다. 계면활성제로 분류되는 합성고분자 물질을 많이 함유하는 포비돈요오드(Povidone Iodine)가 많이 시판되고 있다. 이는 요오드 함량이 낮아 피부 자극성이 적으며 6~8시간 정도 착색되어 있는 동안에는 살균력이 있다고 알려져 있다.

(6) 페놀 화합물

1867년 리스터(Lister)가 최초로 의료분야에서 소독제로 사용한 살균 및 소독약제의 선두 물질이다. 그러나 현재는 독성이 문제되어 사용 빈도가 현저하게 떨어졌으나 이것을 모체로 한 화합물, 즉 치환 페놀이나 비스페놀이 살균 · 방부 분야에 널리 이용되고 있다.

1) 페놀(Phenol, 석탄산)

페놀은 석탄산이라고도 하며, 일반적으로 3% 수용액을 사용한다. 저온에서는 살균효과가 떨어지며 고온일수록 효과가 크다. 보존할 때에는 빛을 차단해야 한다. 안정된 살균력을 보여 소독약의 살균력을 비교하는 기준이 된다(석탄산 계수).

토사물이나 배설물 등의 유기물질에도 살균효과가 약화되지 않으나 금속 부식성이 있고 냄새와 독성이 강하며 피부 등의 점막에 자극성이 강한 단점이 있다.

실제로 배설물이나 오물에 오염된 의류 및 기구 등의 소독에 이용된다.

2) 크레졸(Cresol)

병원균의 대부분은 0.3~0.6% 크레졸 용액에서 10분 이내에 살균되지만, 구균과 포자는 저항성이 강해, 보다 높은 농도와 긴 시간을 요한다. 석탄산 소독력의 2배 효과가 있다.

3) 크레졸 비누액

크레졸은 불용성이므로 대부분 비누액을 만들어 사용한다. 보통 1~3% 용액을 사용하며 피부 자극성이 적으므로 손 · 피부 소독에 유효하다. 의류, 고무제품, 플라스틱 제품, 금속 및 도자기 등도 1% 용액에 담가 소독한다. 이것은 유기물이 존재해도 살균력이 저하되지 않으므로 환자의 배설물, 토사물 소독에는 3% 용액을 동량혼합하여 사용한다.

4) 헥사클로로펜(Hexachlorophen)

물에는 거의 녹지 않지만 알코올, 아세톤 및 에테르 등에 녹으며 3% 유제나 이것을 함유한 비누가 사용된다. 유제는 수술 시 손 소독, 기구 소독 · 세척에 사용된다.

(7) 산화제

1) 과산화수소

강력한 산화력에 의하여 미생물을 살균할 수 있는 소독약제로서 1881년 테나르드(Thenard)에 의하여 발견되었다. 생체조직에서 자연적으로 생성되나, 생체효소에 의한 보호작용 때문에 조직 중에 잔존하는 것은 없다. 따라서 생체내에서 생성된 것에 의한 독작용은 없다.

과산화수소(H_2O_2) 분해에 의하여 발생하는 발생기 산소가 강력한 산화력을 나타낼 뿐만 아니라, 표백 · 탈취 및 살균 등의 작용을 하기도 한다. 순수한 과

산화수소는 옅은 초산 냄새를 띤 무색 투명한 액체이며, 시판되고 있는 제품은 35% 농도인 것이 많이 이용되고 있다.

과산화수소는 상처 소독 등에 가장 많이 이용되며, 우유팩의 안쪽 면이나 실내공간의 살균에도 사용된다.

의료용(상처 소독용)으로 시판되고 있는 제품은 2.5~3.5%의 과산화수소를 함유하고 있으며, 무색 투명하고 냄새가 거의 없다. 이는 살균력과 침투성이 약하고 지속성도 부족하지만 발포작용에 의해 상처의 표면을 소독한다. 보통 4~5배로 희석해 구강 세척에 이용하며, 3~10배로 희석해 기구 세척, 식품의 살균 및 보존, 표백제, 모발 등의 탈색제로 사용한다.

2) 과망간산칼륨($KMnO_4$)

과망간산칼륨은 많은 종류의 바이러스를 비활성화한다. 1% 용액은 결핵균으로 오염된 초자기구의 살균이 가능하며, 0.005% 용액은 우형 결핵균을 2시간 내에 살균할 수 있다고 알려져 있다.

3) 오존

오존의 이용 분야는 냉장고와 같은 저온 저장소에서의 식품오염 방지, 상수도나 수영장물 살균, 공장폐수의 악취 제거, 환기 시스템 등이다. 이 중 물의 정제 및 살균이 가장 주목받고 있다. 왜냐하면 처리수에 독성 잔유물이 남지 않고, 악취와 맛을 제거하며 비교적 저농도로 단시간에 살균 처리할 수 있기 때문이다.

(8) 디구아니드(Diguanide) 유도체

다비스(Davis) 등은 치환된 디구아니드계 화합물의 항균작용을 검토한 결과 가장 높은 항균력을 가진 것은 클로로헥시딘(Chlorohexidine)이라고 보고하였다.

클로로헥시딘은 강염기성 물질로, 산과 염을 생성한다. 수용액은 약간 계면활성을 나타내기도 하며, 살균력을 높이기 위해 양이온 계면활성제를 첨가하여 사용할 수 있다. 대부분의 세균 증식을 억제하나 항산성균과 내열성 포자에는 효과가 없다.

경구 독성은 대단히 약하고, 상용 농도에서는 피부 조직과 점막 등에 대한 영향도 문제가 되지 않는다. 따라서 의료관계의 피부 작용제, 방부제로 널리 사용된다.

현재 식품공업 분야의 기계, 기구, 용기 및 공장환경의 살균에 주로 이용되고 있다. 그 밖에 소가죽 · 양가죽의 단기저장, 수영장물의 살균, 맥주 등 음료수의 방부제 등으로 사용되며, 가금류 사체의 저장기간 연장에도 유효한 것으로 보고되고 있다.

Section 5. 대상별 소독의 실제

1. 일반 실내 소독

청소, 즉 닦아내야 할 필요가 있는 경우에는 다음과 같은 소독약품을 이용한다.

① 2% 석탄산 용액

② 3% 크레졸 용액

③ 요오드포르액

④ 역성비누

⑤ 양성 계면활성수용액(500배)

⑥ 차아염소산나트륨 수용액(500배, 약 1,000ppm의 염소를 함유한다.)

2. 전염병동의 소독

침대는 포르말린으로 소독하고, 매트리스 · 시트 · 커튼 · 담요 등은 증기 또는 E.O 가스로 처리한다. 실내 소독은 석탄산을 분무하거나 포름알데히드 가스 또는 E.O 가스 등을 이용하여 훈증 소독을 한다.

3. 환자용구의 소독 또는 멸균

(1) 의류, 침구류

비닐봉지에 넣어서 세탁실 등에 운반하고, 소독할 때는 포르말린 증기나 에틸렌 가스 및 고압증기멸균법 등을 이용한다.

(2) 매트리스, 시트, 담요 등

에틸렌 가스, 포름알데히드 및 고압증기멸균법 등이 이용된다.

(3) 체온계, 혈압계

체온계는 소독용 알코올, 이소프로필 알코올, 8% 포름알데히드, 포르말린액, 요오드포르 등에 담근다. 소독시간은 약 10분 이상이다.

(4) 금속기구, 초자기구, 도자기, 나무 제품, 플라스틱 제품

끓여서 소독하거나 고압증기멸균을 한다. 플라스틱 제품, 카메라, 내시경 등은 E.O 가스나 포름알데히드 가스를 이용한다.

만약 이들을 사용하지 않는 경우에는 소독약품을 이용하여 깨끗이 닦거나 씻은 후에 보관한다. 소독약품으로는 3% 크레졸 비누액, 3% 석탄산수, 3% 포르말린액, 2% 글루타르알데히드, 300배 희석한 차아염소산나트륨액, 0.5% 클로로헥시딘 수용액, 0.25~0.5% 역성비누, 양성 계면활성제 수용액 등이 사용된다.

(5) 분비물 · 배설물

소각이 가능한 것은 소각 처리한다. 약물 소독으로는 3% 크레졸액, 3% 석탄산 수용액 등이 사용된다. 양성 계면활성제는 결핵균에도 효과가 있으므로 결핵 환자의 객담을 소독하는 경우 등에 사용된다. 악취가 없어 이용이 편리하다. B형 간염바이러스에 오염된 것으로 의심될 때에는 차아염소산나트륨액, E.O 가스, 고압증기멸균법 등을 이용한다.

4. 의료용 기구 및 기재

일반적으로 수술용 기계 · 기구의 멸균은 고압증기멸균이나 E.O(산화에틸렌) 가스 멸균법이 가장 바람직하나, 경우에 따라서는 끓이는 살균소독법, 건열멸균법도 이용한다.

소독약품으로는 30~50% 이소프로필 알코올, 70~80% 알코올, 35배 희석된 포르말린액, 원액이나 200배 희석된 역성비누액 등이 이용된다.

5. 손 소독

수도꼭지에서 흐르는 물 또는 부드러운 솔로 기계적으로 씻는 것이 중요하다. 손 소독에 사용되는 약제로는 헥사클로로펜, 요오드포르, 클로로헥시딘 제제, 역성비누 등이 있다. 헥사클로로펜은 계면활성제를 첨가한 크림 상태의 것 혹은 고형비누에 첨가한 것 등이 있다. 역성비누는 시판되는 원액 3~4mL를 직접 손에 놓고 3분씩 2회 씻는다.

6. 식기의 소독

식기의 종류에는 나무제품, 금속제품, 도자기 및 초자제품 등이 있다. 이러한 것들을 소독하기 전 식기 표면에 묻어 있는 오물을 물리적인 세척법에 의해 제거하는 것이 필요하며, 병원균을 사멸시키기 위하여 다음과 같은 방법들이 주로 사용된다.

① **열탕소독** : 95℃ 이상의 뜨거운 물에 10분 이상 담근다.

② **증기소독** : 증기소독의 경우에는 100℃ 이상의 열에 10분 이상 접촉하도록 한다.

③ **약품소독** : 일단 40~50℃의 뜨거운 물에서 그릇을 닦은 다음에 여러 가지 약품소독제를 이용할 수 있으나, 주로 이용되는 것은 100ppm의 염소 소독수에 담가 소독하거나 300배 정도 희석된 하이포산(유한락스)에 보통 10~20분 동안 담가 두었다가 소독액이 제거되도록 충분히 물로 씻는 방법이다.

기타 식기를 소독하고 난 후 행주를 사용하지 말고 공기 건조를 하거나 식기세척기를 이용하여 말린다.

7. 우유의 살균

우유는 단일 식품으로 이상적인 영양원을 가지는 우수한 식품인 반면 이물질에 의한 오염이 쉽고, 세균이 쉽게 증식할 수 있다. 따라서 우유의 영양 성분을 변질시키지 않는 방법으로 가열소독을 실시하는 것이 중요하다.

우유 살균법에는 주로 저온살균법이 이용되고 있다.

① 저온 살균법

우유를 61.1℃에서 30분 동안 살균한다.

② 고온 살균법

우유를 71.1℃에서 급속하게 15초, 즉 순간적으로 가열한 후 60℃ 이하로 급냉각시키는 방법으로 대량의 우유 소독을 연속적으로 할 수 있다.

③ 초고온 살균법

130~150℃에서 순간적으로 가열을 하여 모든 세균을 멸균하는 방법이다.

8. 물의 소독

물은 자정능력을 가지고 있지만, 빗물, 지표수, 지하수 및 해수 등 음료수의 원천이 많이 오염된 경우는 자정작용에 의해서 깨끗해질 수가 없다. 그 뿐만 아니라 수인성 감염병의 매개 역할을 할 수 있기 때문에 오염된 식수원은 침전(Sedimentation), 여과(Filtration), 소독(Disinfection)과 같은 인공적인 정화법을 통하여 위생적으로 안전하게 관리해야 한다.

특히 물의 병원성 미생물을 살균시키는 방법으로는 가열법, 오존 살균법, 자외선 살균법 및 화학적 약품을 이용한 살균법이 이용된다. 화학약품을 이용한 살균법 중에서는 염소 소독법이 확실하고 가장 경제적인 방법이다.

염소 주입량은 수질에 따라 다르지만 보통 0.2~1.0ppm이다. 염소를 물에 넣으면 물 분자와 반응하여 차아염소산염이나 차아염소산 이온이 생긴다. 이 차아염소산염이나 이온이 각종 세균에 대해 살균력을 보인다.

염소 소독용 약제에는 차아염소산 석회, 표백분, 액체염소 등이 있다. 표백분은 액체염소보다 값이 비싸지만 기구가 필요하지 않고 소량의 우물물 소독에 편리하여 많이 사용된다. 우물물을 소독하려고 할 때에는 잔류 염소량이 0.2~0.4ppm 정도가 되도록 염소량을 더해 준다.

염소소독법이 많이 이용되는 이유는 경제적이고 간편한 조작에 비해 소독력이 강하고 잔류염소량으로 인해 소독의 효과가 오래 지속되기 때문이다. 염소 자체의 독성 및 냄새 등으로 인한 단점도 있지만 장점이 훨씬 크므로 계속 이용되고 있다.

Section 6. 살균효과의 판정법

살균 후 생존 미생물의 유무 및 그 수에 따라서 살균 효과를 판정하므로 목적으로 하는 균수를 정확하게 측정할 수 있는 방법을 선택해야 한다. 미생물의 생(生)·사(死)의 판정은 일반적으로 가장 많은 미생물들이 증식할 수 있는 배지에서 그 미생물이 회복 가능한 충분한 조건을 만들어 준 후 생존균수를 계측한다. 이 시점에서 분열하여 증식하는 능력을 가진 개체를 '생(生)', 그 분열능력을 상실한 개체를 '사(死)'로 판정한다.

1. 일반적인 균수를 측정하는 방법

(1) 현미경에 의한 총 균수 측정법

혈구 수 측정법과 같이 혈구계산반(Hemocytometer)을 이용하여 생균과 사균을 모두 직접 측정하는 방법이다. 생균만을 측정하고자 하는 경우에는 적당한 색소를 가함으로써 측정 가능하다.

(2) 생균수 측정

보통 두 가지 방법을 이용한다. 즉, 평판 고형배지를 이용하여 일정시간 배양시킨 후에 형성된 세균 집락의 수를 측정하는 한천 평판 혼합희석법(한천 평판 도포법), 그리고 평판배양이 불가능한 균에 액체배지를 이용하여 연속희석법에 의하여 희석된 검체를 일정시간 배양시킨 다음 어느 시험관에 균이 증식되는가를 확인하여 확률적으로 균수를 구하는 최확수법(Most Probable Number)이 있다.

어느 경우든 양자 모두 배지의 영양조건은 최적이어야 한다. 여기에는 당을 가한 육즙배지가 흔히 사용된다.

(3) 비색계 또는 비탁계에 의한 균수 측정법

고체 배지에서 자란 균을 액체에 현탁시키거나, 액체배지에 자란 균을 멸균 생리식염수를 이용하여 적당한 농도로 희석시켜 비색계 또는 비탁계에서 그 흡광도를 측정하여 균량과 흡광도 사이의 관계를 나타내는 검량 곡선에서 간단하게 균수를 계산할 수 있는 편리한 방법이다. 이 방법에 의한 균량은 총 균수에 비례한다.

(4) 균체 성분을 정량하는 방법

균체 중량을 건조시켜 측정하는 방법 이외에 균체 내 성분으로서 총 질소량, 단백질량, DNA량 및 RNA량 등을 측정하여 균수를 구하는 방법이다.

2. 특정한 균수의 측정

어떤 특정 균의 수만 측정하고자 할 때는 그 균만을 선택 배양하거나 내열성 및 내약성 등을 이용한다. 80℃에서 10분 정도 가열한 후에 얻게 된 균수는 내열성 포자 수를 나타낸다.

배지 중에 티오글리콜산염을 첨가한 배지(thioglycollate medium) 내의 산화 · 환원 전위를 음극 측으로 유리하면 혐기성 균의 생육이 가능하다. 대장균군의 측정은 특수한 배지를 이용하면 된다. 선택배지를 이용할 경우, 목적으로 하는 균만을 측정할 수 있다.

Section 7. 소독약품의 살균력 평가법

1. 석탄산 계수(Phenol coefficient)

이것은 소독약의 검증 혹은 살균력의 비교에 옛날부터 이용되어 온 평가법으로 석탄산의 안정된 살균력을 표준으로 하고, 그것에 비해서 몇 배의 살균력을 갖는가를 나타내는 계수이다. 다시 말하면 살균력의 상대적 표시법이다.

시험 균주로는 표준 석탄산 용액에 대하여 감수성이 있는 장티푸스 및 황색 포도상구균이 이용되고, 일정한 시간에 일정량의 균을 죽이는 데 필요한 피검소독약품과 석탄산의 최대 희석비로 나타낸다.

2. 최소발육 저지농도(Minimum inhibitory concentration, MIC)

MIC 측정법은 항생물질의 세균에 대한 저항력을 나타내는 데 이용되지만 소독약품의 미생물에 대한 발육억제력을 비교하는 목적으로도 이용된다. 방법으로는 디스크확산법과 시험관 희석법이 있으며, 일반적으로는 시험관 희석법이 이용된다.

시험관 희석법은 우선 피검약품을 적당하게 배수 희석시킨 것을 포함한 배지의 계열을 만들고 여기에 일정량의 시험균을 접종하여 일정한 조건에서 일정한 시간 동안 배양시킨 다음, 약품에 의한 균의 발육 저지 정도를 배지의 혼탁 정도로 알 수 있다. 발육 저지를 나타낸 약물의 최소농도를 MIC라고 하며, 단위는 ug/mL로 표시된다. 시험균에 대하여 MIC 이상의 농도일 때만 감수성을 나타낸다.

3. 살균농도지수

약물의 살균작용 경과가 대수적인 경우는 사멸속도 항수(K), 혹은 균수에 의한 영양의 장에서 서술한 D값에 의하여 살균력을 나타낼 수 있지만, 이 K값과 약제농도(C)와의 관계는 $K=kC^n$으로 나타낼 수 있다.

예를 들면, n값이 적은 소독약품(예 : Formaldehyde=1.0)은 농도를 두 배로 하면 살균속도는 두 배가 되고, n값이 큰 것(예 : Phenol=4~6)은 농도를 두 배로 올리면 살균 속도는 2^6인 64배가 된다.

4. 최소살균농도(Minimum bactericidal concentration, MBC)

MIC 측정 시 발육 저지가 확인된 검체를 취한 다음, 배양 중에 첨가된 약제를 세척 · 원심 · 희석 및 중화에 의하여 불활성화 시킨 후 재배양하여 균의 발육 유무를 관찰한다. 이 경우 균 발육이 되지 않는 최소농도를 피검소독약품의 시험균에 대한 최소살균농도라고 부른다.

Section 8. 구충 · 구서(驅蟲 · 驅鼠)

1. 구충 · 구서의 일반적인 원칙

구충 · 구서에는 일반적으로 지켜야 할 4가지 원칙이 있다.

① 구제대상의 발생원 및 서식처를 제거하는 것이 중요한 대책이다. 나쁜 환경을 정비하고 개선함으로써 해충 발생을 근원적으로 억제할 수 있다.

② 구충 · 구서는 발생 초기에 실시하여야 한다. 해충의 증식은 기하급수적이므로 발생 초기에 구제하는 것은 성충을 구제하는 것의 수십 배의 효과를 기대할 수 있다.
③ 대상 동물의 생태 습성에 따라 구제를 실시하여야 한다.
④ 구충 · 구서는 광범위하게 동시에 실시하여야 한다.

2. 위생해충에 의한 피해

옛날 고대 그리스가 멸망한 원인 중의 하나로 모기를 매개로 한 말라리아의 창궐을 들고 있으며, 14세기에는 벼룩이 매개가 된 페스트에 의해 유럽 인구의 약 1/4이 사망했다. 위해해충은 국가의 존망을 좌우하고 수많은 생명 및 재산에 큰 피해를 입힌 역사를 가지고 있다.

해충에 의한 보건위생상 피해는 직접적인 피해와 간접적인 피해로 구분할 수 있다.

(1) 직접 피해

① 피부의 기계적 손상
② 피부에 의한 2차 감염
③ 체내 독성 물질 주입으로 인한 피해
④ 흡혈 및 영양물질 탈취
⑤ 체내 기생에 의한 피해
⑥ 피부염, 알레르기
⑦ 수면방해 등

(2) 간접 피해

① 질병의 기계적 전파
② 질병의 생물학적 전파(증식형, 발육형, 발육증식형, 배설형, 경란형 등)
③ 정신적 · 경제적 피해 등

3. 위생해충의 구제 방법

① 환경적 방법 : 발생원 및 서식처를 제거하는 방법
② 물리적 방법 : 유문 등 각종 트랩, 파리통, 끈끈이줄을 사용하는 방법
③ 화학적 방법 : 살충제와 발육억제제, 불임제, 기피제, 유인제를 사용하는 방법
④ 생물학적 방법 : 천적을 이용하거나 불임웅충 방산법 등을 이용하는 방법

4. 위생해충의 종류 및 생태

(1) 파리(House Fly)

우리나라 인가에서 활동하는 파리의 종류는 집파리가 가장 흔하다. 큰집파리, 공주집파리, 금파리, 쉬파리, 쇠파리가 대표적이다. 그 밖에도 작은집파리, 돌집파리, 검정공주집파리 등이 있다.

1) 파리의 생태

① 발생장소 : 집파리는 변소보다 쓰레기장이나 퇴비장에서 잘 발생하고, 쉬파리와 큰검정파리는 변소와 쓰레기장 및 동물 사체 등에서 잘 발생한다.
② 파리의 기호 : 집파리는 음식물을 즐기며, 금파리와 쉬파리는 생선을 즐기고, 쇠파리는 동물의 피를 흡혈한다.
③ 파리의 활동성 : 주간 활동성으로 오전 10시부터 오후 2시 사이에 가장 활발하다.
④ 생활환 : 집파리는 완전변태 곤충으로 알에서 만 하루 만에 깨어난 유충은 2~3주 사이에 번데기를 거쳐 성충으로 자란다.

2) 파리에 의한 피해

파리는 유충 시기에 인축의 배설물 등을 섭식했던 것을 성충 때 배설하여 인체와 식기 등에 옮기는 기계적 전파를 한다.

① 소화기계 감염병 : 장티푸스, 파라티푸스, 이질, 콜레라, 식중독균 등
② 호흡기계 감염병 : 결핵, 디프테리아 등을 전파한다.
③ 기생충 질환 : 회충, 편충, 요충, 촌충 등을 전파한다.

④ 기타 : 소아마비나 화농균 등의 전파와 흡혈에 의한 피해도 있을 수 있다.

3) 파리의 구제 방법

① **환경적 방법** : 가장 근본적인 방법으로 부엌 등 취사실의 청결, 화장실 및 쓰레기장의 관리, 퇴비장과 하수구의 청결 등이 필요하다.

② **유충구제법** : 발생 초기에 구제한다는 원칙에서 의미가 크며, 살충제 및 생석회 등이 이용된다.

③ **성충 구제법** : 파리통, 파리채, 끈끈이 테이프법 및 속효성 살충제 분무법 등이 있다.

④ **천적을 이용한 구제법** : 파리 천적은 500여 종이 알려져 있으며, 그 중에 기생벌이 가장 널리 이용되고 있다.

(2) 모기(Mosquito)

모기의 종류는 무수히 많으며, 우리나라에 서식하는 종류는 49종으로 알려져 있으나, 그 이상 서식하는 것으로 추정한다. 그 중에서 질병매개 작용을 하는 종류는 중국얼룩날개모기, 작은빨간집모기(Culex tritaeniorhynchus), 토고숲모기 등과 빨간집모기, 한국얼룩날개모기, 얼룩날개집모기 등 많은 종이 보고되었다.

1) 모기의 생태

일반적으로 여름철에 많이 발생하여, 완전변태 곤충이다. 유충과 번데기 시절은 수중에서 보내는데 유충은 4회 탈피한다. 학질모기, 집모기 등은 성충으로 월동한다. 주로 암놈이 굴속이나 볏짚 등에서 월동하며 숲모기속은 알로 월동한다. 수컷은 20~30마리 또는 수백 마리가 군무하는데, 암모기가 비상음을 듣고 찾아들어 교미한다.

2) 모기에 의한 피해

모기에 의한 가장 큰 피해는 감염병의 전파로서 모기가 매개하는 감염병은 말라리아(중국얼룩날개모기), 일본뇌염(작은빨간집모기), 사상충증(토고숲모기), 황열, 뎅기열 등이 있다. 우리나라에서는 말라리아나 말레이사상충증, 일본뇌염 등이 보고되었다.

그 밖에 흡혈로 인한 피부의 상처, 수면 방해 등의 피해를 준다.

3) 모기의 구제와 관리방법

① **환경적 방법** : 발생지 제거가 중요하다.

② **유충의 구제법** : 유충의 구제에는 석유를 수표면에 도포함으로써 유충의 호흡장애를 일으키게 하는 방법과 유충의 충체에 침투하는 살충제로 permethrine, fenitrithion, dieldrin 등을 사용한다.

③ **성충 구제법** : 기계적 방법과 살충제에 의한 방법이 있다. 살충제에 의한 것으로는 속효성 살충제 공간 살포법으로 분무기 사용이나 연무법 등이 사용된다. 주로 속효성 살충제인 pyrethrin, allethrin, DDVP, lindane 등이 일반적이다.

(3) 바퀴(Cockroach)

바퀴과에 속하는 종은 약 4,000여 종이 알려졌으나, 이 중에는 인가에 많이 번식하여 식품이나 서책을 갉아 먹고 또한 마른 분변을 먹으며 기계적으로 병원균을 전파하는 종이 있어 위생상 중요하다. 주가성 바퀴로는 독일바퀴, 일본바퀴, 이질바퀴 및 먹바퀴가 있으나, 독일바퀴가 제일 흔하다.

1) 바퀴의 생태

바퀴는 불완전변태 곤충으로 알은 난협 속에 있으며, 유충은 종류에 따라 다르나 4~8회 탈피한다. 야간활동성이며, 온도와 습도가 1년 내내 유지되는 음식점, 주점, 다방, 과자점, 식품점, 병원, 아파트 등에 많이 서식한다.

2) 바퀴에 의한 피해

바퀴는 잡식성 · 질주성이며 병원체의 기계적 전파를 일으킨다. 매개감염병으로는 소화기계 감염병인 세균성 이질, 콜레라, 장티푸스, 살모넬라, 유행성 간염 및 소아마비 등과 호흡기계 감염병인 결핵과 디프테리아 그리고 기생충 질환인 회충증, 구충증, 아메바성 이질 등이 있다.

3) 바퀴의 구제

바퀴는 대형해충으로 야간활동을 해서 구제가 잘 되지 않으며, 번식력이 강해 성충은 물론이고 난협까지 완전 박멸하지 않으면 번식이 빨라진다.
유인제와 접착제 및 살충제도 이용된다.

(4) 진드기

거미강에 속하는 진드기목(Acarina)은 대부분이 자유생활을 하고 있으나 일부가 기생생활을 하면서 바이러스성, 리케차성, 세균성 질병의 매개가 되고 있다.

진드기목은 수천 종으로 구성되어 있는데, 곤충과는 상당히 다른 면을 가지고 있어 구별된다. 여드름진드기를 제외한 모든 진드기는 마디가 없는 주머니 모양으로 생겼고 두흉부와 복부가 거의 구별되지 않는다.

1) 진드기의 생활사

알에서 부화하면 3쌍의 다리를 갖는 유충이 되는데, 대체로 1령기를 거쳐서 자충이 된다. 종류에 따라 1령~7령의 자충을 거쳐서 성충이 된다. 큰진드기는 전 발육기간이 장기간으로 1년 이상 요하나 작은진드기는 발육기간이 짧아서 2~3주 소요된다.

2) 진드기의 종류 및 매개질병

① 큰진드기(Ticks)

큰진드기는 참진드기와 공주진드기의 2개과로 분류한다.

• 참진드기(Hard Ticks)

참진드기는 자웅이체이고 크기는 종류에 따라 1~9mm이며 자충이 웅충보다 더 크다. 참진드기가 매개하는 질병으로는 진드기매개 티푸스(Tick-borne Typhus, 록키산홍반열이라고도 부름), 큐열(Q fever), 진드기매개 뇌염(Tick-borne Encephalitis), 튤라레미아(Tularemia) 등이 있다.

• 공주진드기(Soft Ticks)

공주진드기는 열대 및 아열대 지방에 널리 분포한다. 숙주에 기생하는 시간이 짧으므로 숙주동물의 서식처 부근에 높은 밀도로 모여 산다. 공주진드기가 매개하는 질병으로는 재귀열(Relapsing Fever)이나 아프리카돈열(African Swine Fever) 등이 있다.

② 작은진드기(Mites)

형태는 큰진드기와 유사하나 대부분 구하체(Hypostome)가 없고 많은 털이나 극모가 있으며, 미세해서 육안으로 보기 힘든 크기도 있다.

200과가 넘는 작은진드기 중에서 인체에 기생하는 종류는 극소수에 불과하다.

- 옴진드기 : 옴(피부병)
- 털진드기 : 쯔쯔가무시병, 유행성 출혈열
- 여드름진드기 : 여드름
- 가시진드기 : 리케차두창(Rickettsial pox), 피부병

3) 진드기의 구제

진드기매개 질병의 병원소나 진드기 서식처를 제거하며, 살충제를 사용한다.

5. 쥐의 특성과 구제법

우리나라에 서식하는 쥐는 15종으로 보고되었다. 가주성 쥐와 반가주성 쥐 및 야서성 쥐(들쥐)로 분류된다. 가주성 쥐는 지붕쥐, 시궁쥐, 생쥐 등 3종이 있으며, 야서성 쥐(들쥐)는 등줄쥐가 전국에 걸쳐 우점종이고 흰넙적다리붉은쥐, 뫼밭쥐, 갈밭쥐, 쇠갈밭쥐 등이 있다.

야서성 쥐는 주로 농작물의 식해나 유행성 출혈열 전파와 관계가 있으며, 가주성 쥐는 곡물의 식해와 질병 매개 및 위해해충(벼룩)의 서식처 역할 등을 한다.

(1) 쥐가 전파하는 질병

① **세균성 질환** : 페스트, 와일씨병, 서교열, 살모넬라증 등
② **리케차 질환** : 발진열, 쯔쯔가무시병 등
③ **바이러스 질환** : 유행성 출혈열
④ **기생충 질환** : 아메바성 이질, 선모충증, 레이슈마니아증 등

(2) 쥐의 구제법

구서작업은 쥐의 개체군 밀도가 낮을 때 실시하는 것이 효과적이므로 겨울이 가장 적당하고 다음이 여름이다.

① **환경적 방법** : 서식지의 제거나 방서 장치를 하는 것이 최선의 방법이다. 식당, 식량 창고, 쓰레기장 등의 환경 개선으로 쥐가 서식할 수 없도록 하는 것이 선행되어야 한다.

② **포서기 이용법** : 압살법, 접착제, 포서망법 등 쥐덫을 이용하여 구제한다.

③ **살서제 이용법** : 곡물이나 생선 등 미끼먹이에 기름과 설탕을 첨가하고 살서제인 황린, 비소화합물, 불화질산소다, 와파린 등을 첨가하여 구제한다.

④ **불임약제 이용법** : 불임시켜 번식을 억제하는 방법이다.

⑤ **천적 이용법** : 고양이를 사육하여 구제한다.

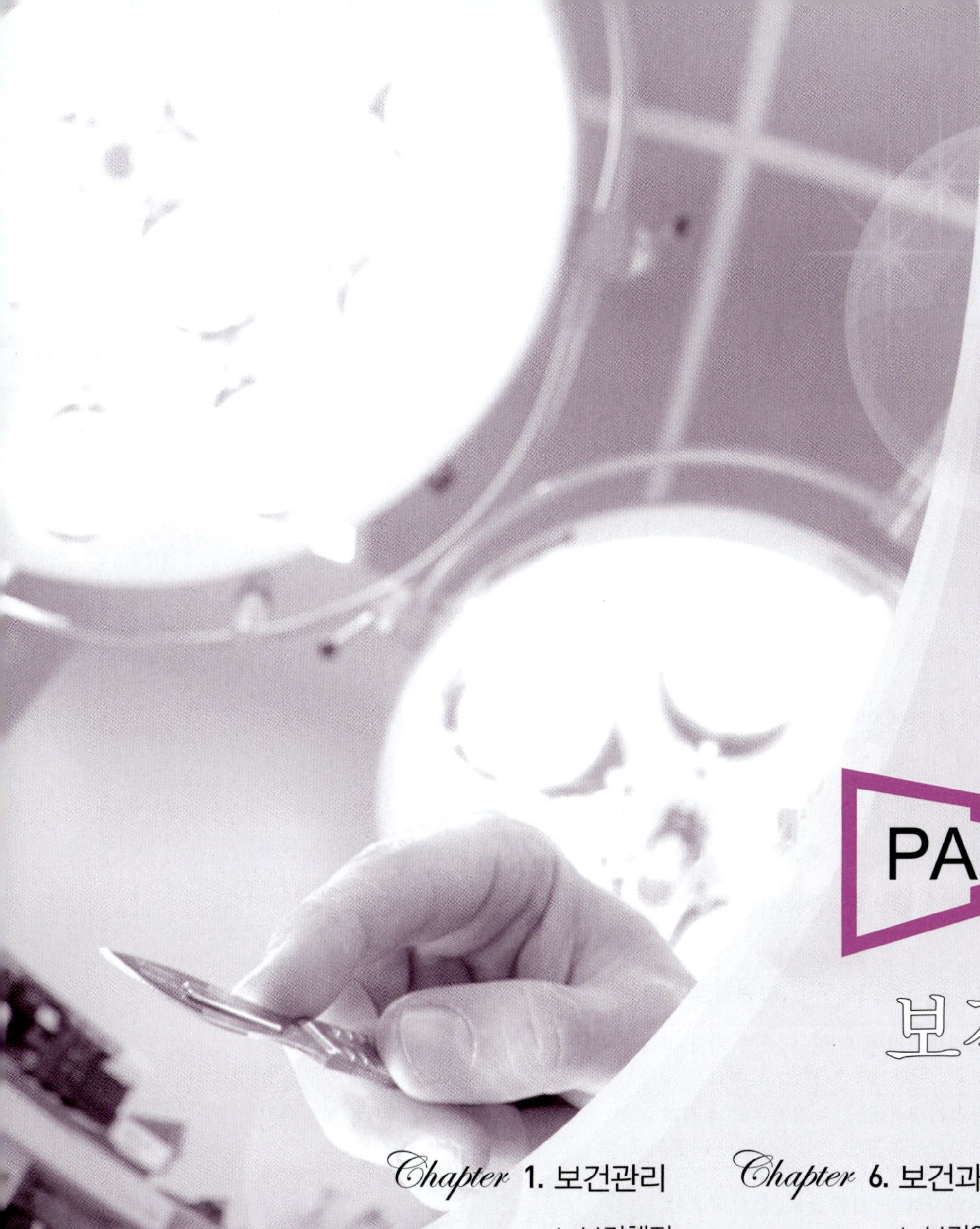

PART IV

보건관리

Chapter 5

보건관리

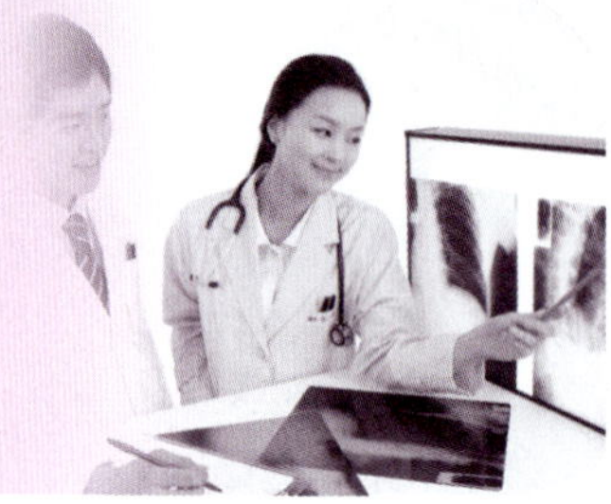

Section 1. 보건행정

(1) 보건행정의 개념

보건행정이란 국민보건에 관한 행정으로서, 보건사업이나 공중보건을 위해 국가나 지방자치단체에서 행하는 행정적 활동이다. 보건행정의 범위는 각 나라의 역사적 배경과 사회적 · 정치적 이념, 지리적 위치에 따라 차이를 보인다. 전통적으로 환경위생 중심의 예방의학적 봉사였던 보건행정의 범위는 근래에 들어 예방의학적 봉사를 넘어 치료의학적 봉사와 사회적 봉사를 포함하게 되었다.

표 5-1 보건행정의 범위

구분	범위	
세계보건기구 (WHO)	보건관련기록 보존, 대중에 대한 보건교육, 환경위생, 감염병 관리, 모자보건, 의료서비스 제공, 보건간호	
미국공중보건협회 (APHA)	환경위생서비스, 보건자료의 수집과 분석, 감독과 통제, 보건시설의 운영, 보건교육과 홍보, 여러 사업과 자원의 조정	
한론 (Hanlon)	지역사회를 기반으로 실시되어야 할 사업	지역사회의 식품 · 상수 · 우유공급에 대한 감독, 구충, 대기와 하천오염의 예방
	예방가능한 질병과 불구 또는 미숙아의 사망에 관한 사업	감염병, 영양부족, 습관성 약품과 마약의 피해, 알레르기성 증상과 그 원인물질 등
	조직적인 공공의 노력이 필요한 의학 분야	졸업 및 교육의 촉진, 인력과 자원의 합리적 배치 촉진, 지역사회 자원과 시설의 양적 · 질적 향상과 유지를 위한 지원 및 연구
에머슨 (Emerson)	보건통계, 대중에 대한 건강교육, 환경위생, 감염병 관리, 모자보건, 보건검사실 운영	

공중보건의 목적은 질병 예방, 건강증진, 건강수명 연장이며, 행정활동이란 공적 조직과 사적 조직(환경보호단체, 금연협회 등)을 포함한 보건활동에 관여하는 모든 조직의 행정적 활동을 뜻한다. 이러한 보건행정의 정의와 보건행정의 범위는 학자들에 따라 다양하다.

(2) 보건행정의 특성

보건행정은 보건의료의 기술적인 부분과 행정적인 부분이 조화를 이룰 때 효율적으로 이루어질 수 있다. 보건행정은 다음과 같은 특성을 갖는다.

표 5-2 보건행정의 특성

봉사성	현대의 행정은 과거 소극적으로 질서유지에만 힘쓰던 것에서 벗어나 국민의 행복과 복지 실현을 위해 직접 개입하여 봉사한다. 보건행정 역시 국민의 건강증진을 위해 적극적인 서비스를 제공하는 봉사성을 가진다.
공공성과 사회성	보건행정은 이익추구를 목표로 하는 사행정과는 달리 공공의 복지와 사회 전체 구성원의 건강을 목표로 삼는다. 공공의 복지를 위하므로 공공성을 가지며 또한 사회 전체 구성원의 건강이 목표이므로 사회성을 가진다.
과학성과 기술성	보건행정은 과학과 기술이 발달함에 따라 그만큼의 안전한 지식과 기술을 바탕으로 이루어진다. 보건행정은 과학행정인 동시에 기술행정적 측면을 갖는다.
교육성 및 조장성	보건행정은 지역주민을 교육하고 그들의 자발적인 참여를 조장하여 보건행정의 목적 달성을 위해 힘쓴다.

(3) 보건행정 조직

보건행정은 공중보건을 행정조직에서 기술적으로 관리하고 통제하는 것이다. 일반적인 행정원리 즉, 관리과정, 의사결정과정, 기획과정, 조직과정, 수행과정, 통제과정을 통해 공중보건적 측면인 생태학적 고찰, 역학조사, 의학적 기초, 환경위생학적 부분을 기술적으로 다룬다.

해방 이후인 1948년 사회부 신설을 처음으로 우리나라의 보건행정 조직과 체계가 갖춰지기 시작했다. 현재는 보건복지부로 개편(2010)하여 여러 보건사업을 실시하고 있다. 다음은 우리나라 보건복지를 위한 보건조직의 연혁이다.

표 5-3 우리나라 보건조직 연혁

연도	조직	내용
1948년	사회부 신설	보건 · 후생 · 노동 · 주택 및 부녀문제에 관한 사무를 관장
1949년	보건부 신설	국민보건 · 위생 · 의정 · 방역 및 약정에 관한 사항을 분장
1955년	보건사회부 설립	의무 · 방역 · 보건 · 위생 · 약무 · 구호 · 원호 · 후생 · 주택 · 부녀문제 및 노동에 관한 사무를 관장하기 위해 보건부와 사회부를 통합함
1994년	보건복지부로 개편	보건위생 · 방역 · 의정 · 약정 · 생활보호 · 자활지원 · 여성복지 · 아동(영 · 유아보육제외) · 노인 · 장애인 및 사회보장에 관한 사무를 관장하기 위해 보건사회부를 보건복지부로 개편함
2008년	보건복지가족부로 개편	보건위생 · 방역 · 의정 · 약정 · 생활보호 · 자활지원 및 사회보장 · 아동(영 · 유아 보육을 포함한다) · 청소년 · 노인 · 장애인 및 가족에 관한 사무를 관장하기 위해 보건복지부를 보건복지가족부로 개편
2010년	보건복지부로 개편	보건복지가족부의 청소년 · 가족 기능을 여성부로 이관하고 보건복지정책 중심으로 사무를 관장하기 위해 2010년 3월 보건복지가족부를 보건복지부로 개편

출처: 보건복지부

현재 우리나라 보건행정의 중앙조직은 보건복지부에서 맡고 있다. 보건복지부 장관 아래 대변인이 있으며 차관 아래에는 감사관이 있다.

보건행정조직은 기획조정실, 보건의료정책실, 인구정책실, 건강정책국, 건강보험정책국, 보건산업정책국, 사회복지정책실, 연금정책국, 사회보장위원회 사무국, 장애인정책국 등을 거느린다. 보건복지부 장관의 관장사무를 위해 보건복지부 장관 소속 하에 국립소록도병원 및 국립망향의동산관리소를, 소관사무를 분장하기 위해서 질병관리청을 둔다.

보건복지부장관 소속으로 그 밖에도 국립서울병원, 국립나주병원, 국립부곡병원, 국립춘천병원, 국립공주병원, 국립마산병원, 국립목포병원, 국립의료원 및 국립재활원이 책임운영기관으로 책정되어 있다.

지역보건행정은 시 · 도별로 약간의 차이가 있으며 시 · 군 · 구에서는 각 구역의 보건소가 보건행정조직의 역할을 맡아 지역주민에게 보건행정서비스를 제공한다.

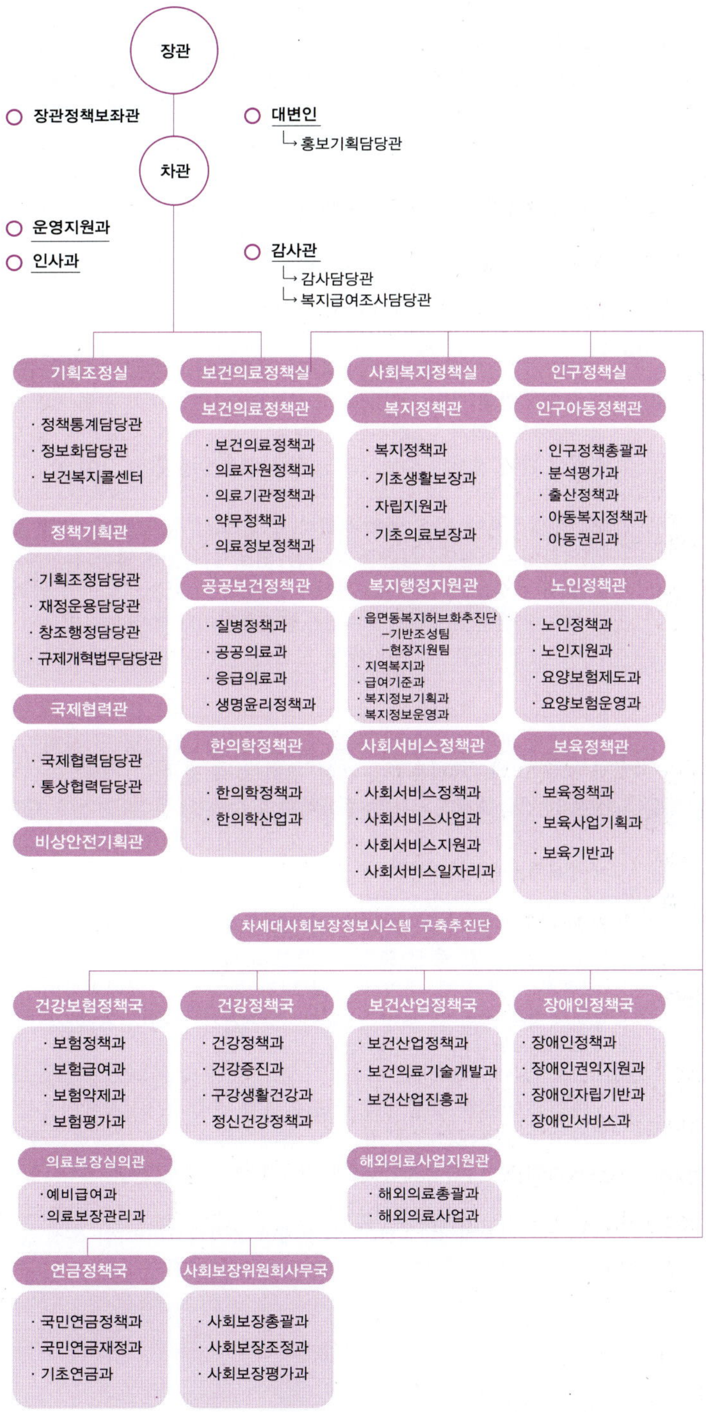

그림 5-1 보건복지부 조직도 (2020년 현재)

표 5-4 보건복지부 각 조직의 역할

기획조정실	행정제도개선계획의 수립 및 부내 변화관리업무의 총괄·조정, 부내 및 산하기관 성과관리에 관한 사항, 정부업무평가, 성별영향평가 등 외부평가의 총괄·조정, 조직진단 및 평가를 통한 조직과 정원의 관리, 규제개혁 업무 등
보건의료정책실	보건의료정책에 관한 종합계획의 수립 및 조정, 보건의료재정의 조달 및 지속가능성에 관한 사항,의료분쟁의 조정에 관한 사항, 보건의료인력 수급계획 수립 및 관리에 관한 사항, 의료시설·장비 등 보건의료자원의 실태조사, 관리 및 수급계획 조정에 관한 사항 등
건강정책국	국민건강증진사업에 관한 총괄 및 종합계획의 수립 · 조정, 국민영양 · 비만관리에 관한 사항, 보건소, 보건지소, 보건진료소 관련 제도 수립 및 운영, 공중보건의사, 보건진료원, 보건교육사 관련 제도의 수립 및 운영, 공중위생 관련 정책의 수립 · 조정 및 산업육성에 관한 사항 등
보건산업정책국	보건산업정책에 관한 종합계획의 수립·조정 등에 관한 사항, 보건의료산업(의료서비스산업, 화장품·의약품·의료기기 등을 말한다. 이하 이 호에서 같다)의 육성 지원 및 기반구축에 관한 사항, 보건의료산업 인력개발·정보표준화에 관한 사항, 한국보건산업진흥원이나 한국보건의료연구원 등 보건의료산업 관련 기관의 육성·지원에 관한 사항, 유비쿼터스보건의료(u-Health) 활성화에 관한 사항 등
사회복지정책실	사회복지 관련 정책의 수립·조정, 사회보장기본법령 및 사회복지사업법령에 관한 사항, 사회통합을 위한 정책 분석 및 연구·개발, 국민기초생활보장사업·긴급복지지원사업 종합계획의 수립·조정 및 평가에 관한 사항, 국민기초생활보장 수급자의 선정 및 적정관리에 관한 사항, 최저생계비 및 급여체계에 관한 사항 등
인구정책실	저출산·고령사회기본계획 및 시행계획의 수립·평가·총괄, 저출산·고령사회정책 개발 및 총괄·조정, 저출산·고령사회위원회의 운영지원, 저출산·고령화 관련 홍보·대외협력 및 민간 활동지원, 베이비부머 세대에 관한 종합계획의 수립 및 조정, 노후의 소득·건강·교육·주거·환경·여가 및 문화 등에 관한 정책의 수립·조정 등
장애인정책국	장애인복지 관련 종합계획 수립에 관한 총괄·조정, 장애인등록 및 판정에 관한 사항, 장애인단체 지원 및 장애인복지 관련 국제협력에 관한 사항, 장애예방 및 여성장애인 관련 정책개발·지원에 관한 사항, 장애인차별금지 관련 법령 및 국제장애인권리협약 등 장애인 권익증진에 관한 사항, 장애인 편의시설의 설치·관리 및 장애인 복지시설의 지원·육성 등

(4) 국제보건관련기구

지구촌 사회라고 불리는 현대사회에서 질병은 한 나라만의 문제가 아니다. 이제 질병관리는 여러 나라의 국제적인 협력을 통해 이루어지며 이념과 사상을 초월하여 전 인류의 보건을 유지하고 증진하고자 하는 목표를 가진다.

최초의 국제위생회의는 1851년에 파리에서 열렸다. 그 뒤 1907년 이탈리아 로마에서 로마조약을 체결하여 파리에 국제공중위생처(Office International d' Hygiene Publique, OIHP)를 설치하기로 결정했다. 이렇게 조직된 국제공중위생처는 1946년 61개국의 세계보건기구헌장 서명을 거쳐 1948년에 세계보건기구(WHO)로 발족되었다.

주요 국제보건관련기구를 살펴보면 다음과 같다.

표 5-5 주요 국제보건관련기구

세계보건기구(WHO)	보건 · 위생 분야의 국제적인 협력을 목적으로 만든 국제연합(UN)의 전문기구로서 세계의 모든 사람들이 가능한 한 최고의 건강 수준에 도달하는 것을 목적으로 한다.
국제연합아동기금(UNICEF)	전쟁피해 아동의 구호와 저개발국 아동의 복지를 향상시키기 위해 만들어진 국제연합 특별기구이다.
국제연합 식량농업기구(FAO)	세계 모든 사람들의 생활수준을 높이고 식량과 농산물의 원활한 생산과 공급을 위해 만든 국제연합 전문기구이다.
범미보건기구(PAHO)	미국 국민의 건강과 생활수준 개선을 위해 만들어진 국제적인 공공의료기관이다. 미국에서는 세계보건기구의 지역 사무소 역할을 맡고 있다.

Section 2 보건교육

1. 보건교육

보건교육(health education)은 보건(health)과 교육(education)의 합성어로 말 그대로 보건을 교육하는 것을 뜻한다. 보건교육은 건강관련 지식을 전달하는 것뿐만 아니라 개인이나 집단 또는 지역사회의 건강에 대한 태도와 행동을 바람직하게 변화시킨다. 따라서 보건교육은 인간에 대한 이해와 인식을 바탕으로 태도와 행동의 변화를 일으킬 수 있어야 한다.

인간은 기본적으로 자신의 건강을 유지하고 증진하고자 하는 욕구를 가지고 있기 때문에 그 욕구를 만족시키기 위해 건강관련지식을 전달해야 한다.

(1) 보건교육의 정의

보건교육의 정의는 학자에 따라 다양하나 기본적으로는 건강한 생활을 영위하기 위해 필요한 교육이라 할 수 있다. 국민건강증진법(법률 제14057호)에서는 보건교육을 "개인 또는 집단으로 하여금 건강에 유익한 행위를 자발적으로 수행하도록 하는 교육을 말한다."라고 정의하고 있다.

미국 미네소타대학(University of Minnesota)의 그라우트(Ruth Grout)는 "보건교육이란 우리들이 알고 있는 건강에 관한 지식을 교육을 통해서 개인 또는 지역사회의 바람직한 행동으로 바꾸어 놓는 것을 말한다."라고 하였다. 또한 미국의 학교 보건교육용어 제정위원회(A Joint Committee on Terminology in Scholl Health Education)는 "보건교육이란 개인이나 집단의 건강과 관계되는 지식(knowledge), 태도(attitude), 행동(behavior)에 영향을 미칠 목적으로 학습경험을 베풀어 주는 과정이다."라고 정의하였다.

즉, 보건교육이란 개인이나 집단이 건강을 유지하거나 향상시키기 위해 현재 갖고 있는 건강에 대한 잘못된 태도나 행위를 교육을 통해 고쳐나가는 학습 수행 과정이라 할 수 있다.

(2) 보건교육의 필요성

공중보건이 곧 보건교육이라고 말할 정도로 공중보건에서 보건교육이 차지하는 비중은 매우 크다. 보건교육은 주민들의 참여와 협조를 통해 개인이나 지역사회 주민이 건강에 대한 태도를 바꾸고 건강을 유지하고 증진할 수 있도록 돕는다. 교육을 통해 스스로 자신의 건강을 관리하는 것은 매우 능동적이고 적극적인 건강 관리법이다.

[보건교육이 필요한 이유]

① 보건교육은 지역사회의 보건사업을 발전시켜 지역주민의 건강과 행복을 가져온다.
② 보건교육은 다른 보건사업의 기초가 된다.
③ 보건교육은 개인의 건강유지와 증진에 가장 효과적인 접근 방법이기 때문이다.

(3) 보건교육의 목적

보건교육의 목적은 개인이나 집단이 건강에 대해 갖고 있는 잘못된 지식, 태도 및 행동 등을 올바른 양상으로 바꾸어주는 데 있다. 세계보건기구(WHO)가 제1차 공중보건교육 전문위원회에서 규정한 보건교육의 기본 목적은 다음과 같다.

표 5-6 보건교육의 기본 목적

보건교육의 목적	세계보건기구헌장에 규정되어 있는 건강의 완전한 구현을 위해 개인이나 집단 구성원이 스스로 해야 할 일을 수행할 수 있는 능력을 가지도록 돕는다.
	건강이 사회의 귀중한 재산임을 일깨운다. 보건사업을 발전시키고 활용할 수 있도록 한다.
	보건교육의 목적은 개인이나 집단 또는 지역사회가 각자의 보건 문제를 인식하고 자신이 이를 해결함으로써 스스로의 건강을 증진시킬 수 있도록 하는 것이다.

(4) 보건교육의 범위

보건교육의 범위는 학자에 따라 다양하게 분류되나 기본적으로 학교보건교육, 지역사회 보건교육, 산업보건교육, 환자보건교육, 전문적 보건교육, 가정보건교육 등으로 구분할 수 있다.

표 5-7 보건교육의 범위

보건교육	가정보건교육	병원이나 가정 내에 있는 환자나 노인, 산모, 신생아 등을 안전하고 편안하게 돌볼 수 있도록 일반인에게 간호의 기초지식과 기술을 교육한다. 이를 통해 교육받은 사람은 직업 간병인, 산모 도우미로 서비스를 제공할 수 있는 지식과 기술을 습득하게 되어 개인이나 가족의 질병을 예방하고 건강을 유지하고 증진시킬 수 있다.
	학교보건교육	학교에서 이루어지는 보건교육으로 어느 정도 지역사회의 보건향상에 기여한다.
	지역사회보건교육	지역주민이나 지역사회기관 및 단체에게 제공되는 보건교육으로 대중매체나 대인접촉, 조직사회를 통해 이루어진다.
	전문적 보건교육	보건관련 전문가를 양성하기 위해 보건대학 및 대학원, 국립보건원에서 이루어지는 교육이다.
	산업보건교육	직장인이 직장 내의 보건 및 안전에 관한 지식을 습득할 수 있도록 교육한다.
	환자보건교육	보건소나 병원 등의 의료기관에서 환자와 그 가족들에게 특정 질병에 대한 예방과 치료법 등을 교육한다.

(5) 보건교육의 계획

효과적인 보건교육을 위해서는 적절한 목표치를 정하고 그에 맞는 철저한 계획을 세우고 그 계획 추진을 위한 준비와 교육이 제대로 이루어져야 한다. 보건교육 추진단계는 다음과 같다.

보건교육단계 → 계획수립 → 교육 실시 전 평가 → 교육 준비 → 교육 실시 → 사후평가

그림 5-2 보건교육 추진단계

그린(I. W. Green)과 크루터(M. W. Kreuter)는 보건교육 계획을 세우기 위해 건강문제 분석을 돕는 도구를 개발하여 단계적으로 구분하여 설명하고 있다.

첫 번째 단계는 사회적 진단단계로서 대상자의 질적 생활 수준을 평가한다.

두 번째 단계는 역학적 진단단계로서 의학적인 검진이나 결과에 대한 자료를 이용하여 건강의 순위를 나타내고 이를 통해 건강문제들을 파악한다.

세 번째는 건강형태 진단단계로서 두 번째 단계에서 파악된 자료를 이용하여 건강의 문제점들에 대해 각각의 행동학적 진단을 내리는 과정이다.

네 번째 단계인 교육적 진단은 형태적 변화과정이다. 이 단계에서는 소인성 요인, 실천능력요인, 강화요인의 세 가지 요인을 살펴보아야 한다.

소인성 요인은 지식, 태도, 가치관 등을 포함하는 사회 · 경제적 위치, 성별, 나이 등의 인구 통계학적 요소들을 말하며 보건교육 프로그램에 직접적인 영향을 미치는 요인이다.

실천능력요인은 개인이나 학교, 병원에서 건강관리를 수행하는 데 필요한 자료와 기술의 요인이 된다. 지역보건자료의 이용 여부, 건강관련자료의 접근 가능성, 건강기법을 전달하는 요인들을 말하며 실천에 관련된 비용이나 이용 가능한 교통편, 사용시간 등이 포함된다.

강화요인은 부모나 보건요원 등의 태도 및 행동처럼 대상자의 건강행동 혹은 환경변화에 영향을 줄 수 있는 변수로서 강화에 영향을 미친다.

다섯 번째로 보건교육 대상자 분석 및 검토가 끝난 뒤에는 건강문제에 관련된 알맞은 교육방법을 선택해야 한다.

여섯 번째는 행정적 진단단계로서 알맞은 보건교육방법을 마련하여 교육자가 보건교육을 체계적으로 실시한다.

표 5-8 보건교육 관련계획 및 지침사항

보건교육 관련 계획 및 지침사항	보건교육계획은 전체 보건사업계획과 같이 세워져야 한다.
	사전에 지역사회 진단이 이루어져야 하며 보건계획에 주민들이 참여할 수 있도록 한다.
	지역사회의 인재와 자원에 관한 실태를 파악하고 지도자를 발굴한다.
	공공기관 및 여러 기관의 협조를 얻는다.
	뚜렷한 목표와 목표를 달성하기 위한 구체적인 계획을 가진다.
	시범 사업부터 시작하여 점차 확대 실시한다.
	보건요원은 교육의 일원으로서 역할을 해야 한다.
	충분한 예산을 가지고 시행하며 적절한 평가가 이루어져야 한다.

(6) 보건교육의 방법

효과적인 보건교육이 이루어지기 위해서는 알맞은 교육방법을 선택하는 것도 중요하다. 보건교육 방법에는 대상자에게 직접 교육을 제공하는 대인접촉방법(personal communication)과 대상자를 직접 상대하지 않고 대중매체를 이용하는 매스커뮤니케이션(mass communication)이 있다. 그 외에 교육할 때의 대화방식이나 교육대상자의 수, 또는 교육형식에 따라 교육방법이 구분되기도 한다.

표 5-9 교육방법의 구분

교육자 언행의 근원에 따른 교육방법	일방식 또는 교훈식 방법	강연이나 영상상영처럼 교육자가 일방적으로 지식을 주입하는 방법으로 주로 피교육자가 교육에 대한 기본지식이 없는 경우에 사용한다.
교육대상자의 수에 의한 교육방법	쌍방식 또는 소크라틱 방법	교육자와 피교육자가 서로 의견을 교환하며 진행되는 교육방법으로 토론이 이에 속한다.
	개인접촉	환자와 의사처럼 개인과 접촉함으로써 이루어지는 교육방법이다.
	집단접촉	회의나 어머니회 및 토론회 등의 모임을 통해 교육이 이루어진다.
	대중접촉	신문, 방송 등 대중매체를 통해 교육이 이루어진다.
절충식 방법	단체를 통한 교육	심포지엄처럼 단체경험이나 단체활동을 통해 지식을 전달하는 방법이다.
	연극을 통한 교육	연극 활동을 통해 지식을 습득하는 방법이다.

(7) 보건교육 평가

보건교육의 평가는 교육을 시작할 때부터 목표, 방법, 시기 등의 평가기준이 명확히 설정되어 있어야 하며 교육이 끝난 뒤에도 교육을 시작할 때 정했던 평가기준에 따라 실시하여야 한다. 평가는 계획에 관한 자료평가, 진행에 관한 활동의 평가, 결과에 대한 평가로 구분되며 관찰, 면접, 질문지, 기록과 보고 및 조사, 관찰자의 의견, 통계자료 등을 활용한다.

계획에 대한 평가는 사전평가 혹은 시초평가라고 불리며 보건교육의 목적, 기준설정, 평가방법의 기획과 선정 및 사업진도 측정이 필요한 과정이다.

활동에 대한 평가는 교육방법, 관계기관의 협력정도, 참여 집단이나 지역의 범위, 보건교육의 문제해결에 대한 기여도를 평가한다.

결과에 대한 평가는 프로그램을 실시한 대상자의 건강 호전 정도, 보건상태의 변화, 습관과 태도의 변화, 프로그램의 질에 대한 전문가의 감정이나 여론을 통해 이루어진다.

Section 3. 인구와 보건

1. 인구의 개념

인구(population)란 일정시기에 일정한 지역에 생존하는 인간의 집단을 말한다. 따라서 인구는 시(時)공동체이며 인종은 생물학적 · 혈연적 유전공동체로 본 것이 인종이다. 또한 국민은 법적인 국제공동체이며 민족은 문화공동체이다. 인구는 출생과 사망, 이동의 3요소에 의하여 변하게 되는데 이를 **인구 변수**라고 한다.

2. 인구론

인구론(Demogrphy)이란 인구에 대한 과학적인 연구를 총칭하는 의미이다.

(1) 맬더스주의(Malthusism)

18세기 맬더스(Malthus)는 인간의 생존에는 식량이 필수적이며, 남녀 간의 성욕은 인간의 본능으로 계속 지속될 것이라는 전제 하에 인구론을 체계화하고 학문화 하는 데 크게 기여하였다.

맬더스는 인구는 기하급수적으로 증가하는 데 반해 식량은 산술급수적으로 증가함으로 인해 식량 부족에 의한 기근이나 질병 및 전쟁 등 인구 문제가 발생될 것이라고 주장하며 인구 억제의 필요성을 제시하였다.

1862년 이후 맬더스의 후기 이론은 다음의 세 가지 원리로 요약된다.

① **규제의 원리** : 인구는 생존자료인 식량에 의해 필연적으로 규제된다.

② **증식의 원리** : 인구는 매우 강력한 어떤 억제요인이 없는 한 생존자료가 증가하면 변함없이 증가할 것이다.

③ **인구 파동의 원리** : 인구는 증식과 규제의 상호작용에 의해 균형과 불균형, 다시 균형을 이루는 상태가 주기적으로 나타날 것이다.

이러한 강력한 인구 압력을 저지하고 생존자료의 수준에 영향을 미치는 인구 억제책으로써 만혼과 금욕, 성적인 순결, 공창제를 제시하였고, 종교적 이유로 피임법을 사용하는 것을 반대하였다.

그러나 맬더스주의는 식량의 구매력 유무를 무시하고 인구의 억제책을 오직 식량에만 국한시켰다는 데 문제가 있다.

(2) 신맬더스주의(Neo-Malthusism)

신맬더스주의는 맬더스가 제시한 인구억제책인 만혼이나 성적 순결에 대한 현실적 어려움이나 성범죄, 매음 등의 사회악을 발생시킨다고 주장하며 피임법을 중시하고 권장하였다. 이러한 신맬더스주의는 근대 문명국가에서 출산율의 감소에 영향을 미쳤다.

(3) 적정인구론(Optimum population theory)

플라톤 등에 의해 제시된 적정인구론은 1920~1930년대에 많은 주목을 받았다. 적정인구란 인구와 자원과의 관련성에 근거한 이론으로 생존자원을 식량에 국한하지 않고 생활수준에 두었다. 적정인구란 최대의 생산성으로 최고의 생활수준을 유지할 수 있는 인구규모를 말한다.

(4) 안정인구론(Stable population theory)

안정인구론은 현대의 인구통계이론으로 미국의 로트카(Lotka)에 의해 제시된 이론이다. 이 이론은 인구의 이동이 없는 폐쇄인구에서 어느 지역의 성별, 연령별 사망률, 출산율이 변하지 않고 250~400년 정도 오랫동안 지속되면 인구규모는 변하지만 인구구조는 변하지 않는 안정인구가 된다는 이론이다.

3. 인구의 구성

(1) 성비(sex ratio)

인구의 성비는 여자 100명에 대한 남자의 비(比)를 말하며 남자수를 여자수로 나눈 것에 100을 곱하여 구한다.

성비= (남자수/여자수) × 100

1차 성비는 태아의 성비로 보통 115~120이 나타나고, 2차 성비는 출생 시 성비로 보통 105~120, 3차 성비는 현재 인구의 성비로 보통 80~95이다.

(2) 연령별 구성

연령별 인구구성은 영아인구, 소년인구, 생산인구, 노년인구 등으로 나눌 수 있다.

① **영아인구** : 1세 미만의 영유아 연령이다.

② **소년인구** : 1~14세의 인구를 말하며, 학령기 전과 학령기로 세분화되는 비생산층 연령이다.

③ **생산인구** : 15~65세 미만의 인구를 말하며, 청년과 중년 및 장년으로 세분화된다.

④ **노년인구** : 65세 이상의 비생산층 연령이다.

(3) 인구 구조의 형태

인구구조 중 성별 및 연령별 인구구조를 기본 인구구조라고 하는데, 인구구조는 일반적으로 5세 간격으로 나타낸다. 이를 표시할 때는 가로축에 수량을 표시하고 세로축에 연령을 표시하며, 남자는 왼쪽에, 여자는 오른쪽에 나타낸다.

① 피라미드형(pyramid form) : 출생률이 높고 사망률이 낮은 형태로 인구증가형이다. 인구에서 14세 이상의 인구가 65세 이상의 2배 이상 나타나는 구조로 후진국형이다.

② 종형(bell form) : 저출생률과 저사망률로 인구증가가 정지되는 인구정지형으로 이상적인 형태이다. 14세 이하가 65세 이상의 2배 정도로 나타난다.

③ 항아리형(pot form) : 출생률이 사망률보다 낮아 인구가 감소하는 형으로 평균수명이 높은 선진국에서 나타난다. 14세 이하가 65세 이상의 2배 이하로 나타난다.

④ 별형(star form) : 생산연령층의 인구가 많이 모여들고 있는 유입형으로 도시형이다. 15~49세의 생산층이 전체 인구의 50% 이상을 차지한다

⑤ 표주박형(gourd form) : 기타형(guitar form)이라고도 하며, 생산연령층의 인구가 감소하는 유출형이다. 농촌에서 주로 나타나며 15~49세의 생산층이 전체의 50% 미만이다.

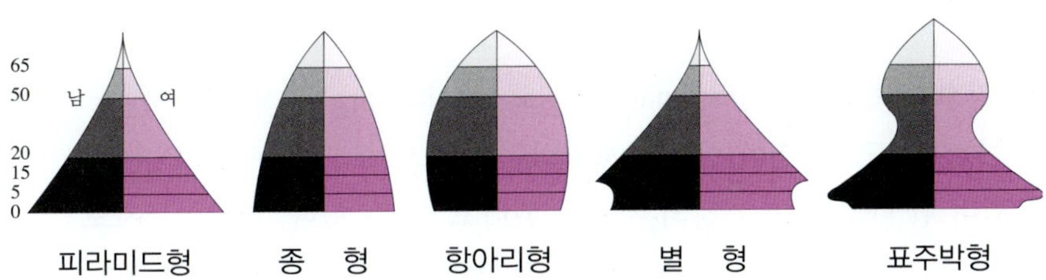

그림 5-3 인구의 구조형

4. 인구조사

① 인구정태(state of population)

인구의 크기나 자연적 구조(성별, 연령별), 사회적 구조(국적별, 가족관계별), 경제적 구조(직업별, 산업별)에 관한 통계로 어느 특정 시점에 있는 인구상태로 얻게 되는 통계이다.

② 인구동태(movement of population)

어느 일정 기간에 있어서의 인구 변동요인에 관한 통계이다. 출생과 사망, 전입, 전출 등에 관한 조사가 여기에 속한다.

5. 인구문제

인구의 크기와 지역적 분포, 구성 등의 변화에 의해 발생하는 인구의 양적 · 질적 불균형 문제 등 인구와 관련된 문제를 인구문제라고 한다. 인구의 양적 · 질적 불균형은 식량과 자원의 부족, 경제발전의 둔화, 빈곤, 환경오염과 교통문제, 인구의 도시화로 인한 농촌의 노동력 부족 등 여러 문제들이 나타난다. 특히 인구의 양적 증가는 3P, 3M의 문제를 일으킨다.

① 3P : 인구, 오염, 빈곤(Population, Pollution, Poverty)

② 3M : 영양실조, 질병의 이환율 증가, 사망률 증가(Malnutrition, Morbidity, Mortality)

Section 4. 모자보건과 가족계획

1. 모자보건이란?

모자보건(母子保健, maternal and child health care)은 모성 및 유아 건강의 유지 · 증진을 도모하기 위한 공중보건학적 활동으로 생애주기별 건강에 있어 기초가 되며 한 나라 국민 건강의 지표가 된다고 할 수 있다. WHO 모자보건 전문분과위원회(1952)에서는 "모성보건이란 모성의 건강 유지와 육아에 대한 기술을 터득하여 정상분만과 정상적 자녀를 갖도록 하고, 예측 가능한 사고나 질환, 기형을 예방하는 사업이다."라고 정의하였다.

2. 모자보건의 중요성

아동은 국가와 사회의 기반을 이루는 중요 인적자원으로 임산부와 아동의 건강관리는 국가차원의 큰 테두리 안에서 관리되어야 한다. 특히 임산부와 아동은 매우 약해서 질병에 쉽게 이환되며, 이러한 질병을 방치하면 사망률이 높아지고 치유된 후에라도 기형 및 후유증의 가능성이 높다. 따라서 우리나라에서는 모자보건법에 의거한 모자보건사업을 시행하고 있으며 건강취약 대상인 임산부와 영유아의 질병을 예방하는 데 노력하고 있다.

3. 모자보건사업

(1) 모자보건사업의 개념

우리나라에서는 1973년부터 모자보건법을 시행하고 있는데, 제1조에 "이 법은 모성(母性) 및 영유아(嬰幼兒)의 생명과 건강을 보호하고 건전한 자녀의 출산과 양육을 도모함으로써 국민보건 향상에 이바지함을 목적으로 한다."라고 그 목적을 밝히고 있다. 또한, '모성과 영유아에게 전문적인 보건의료서비스 및 그와 관련된 정보를 제공하고, 모성의 생식건강(生殖健康) 관리와 임신·출산·양육지원을 통하여 이들이 신체적·정신적·사회적으로 건강을 유지하게 하는 모자보건사업(제2조제8호)' 을 실시하고 있다.

(2) 모자보건사업의 대상 및 내용

1) 모자보건사업의 대상

모자보건의 대상은 임산부와 가임기 여성, 그리고 출생 후 6년 미만의 영유아를 말하며 전체 인구의 60~70%를 차지한다.

2) 모자보건사업의 내용(기본 계획에 포함되어야 할 사항)

① 임산부·영유아 및 미숙아 등에 대한 보건관리와 보건지도
② 인구조절에 관한 지원 및 규제
③ 모자보건 및 가족계획에 관한 교육·홍보 및 연구
④ 모자보건 및 가족계획에 관한 정보의 수집 및 관리

4. 모자보건의 지표

(1) 영아사망률

영아사망률은 해당연도 출생아 가운데 1년 이내에 사망한 영아(0~364일)의 수를 출생아 1천명을 기준으로 나타내는 지표로 국제적으로도 한 나라의 보건수준을 가늠하는 가장 대표적인 지표이다.

영아사망률 = (영아 사망수/해당연도 출생아수)×1,000

(2) 주산기 사망률

임신 28주부터 생후 7일 미만의 기간을 주산기라고 하는데, 주산기 사망률은 해당연도의 총 분만수 1,000명 중 같은 해 임신 28주 이후에 사망한 사산수와 정상출생 후 1주 이내의 사망수를 나타낸다. 주산기 사망은 임신중독이나 조산, 난산, 출생 시 손상 등 여러 요인에 의해 나타나는데, 이러한 주산기 사망률은 태아의 건강에 밀접한 영향을 미치는 산모의 건강상태를 가늠할 수 있는 점으로 미루어 영아사망률에 비해 모성의 출산력 평가에 유용하게 이용되는 지표이다.

주산기 사망률 = {연간 사산아수(임신 28주 이후 사산) +
생후 1주 미만 사망수 / 연간 출생아수}×1,000

(3) 모성사망비

모성사망이란 임신기간 또는 부위와 관계없이, 우연 또는 우발적인 원인으로 인하지 않고 임신 또는 그 관리에 관련되거나 그것에 의해 악화된 어떤 원인으로 인하여 임신 중 또는 분만 후 42일 이내에 발생한 사망을 말한다. 모성사망비는 모성사망 측정을 위해 개발된 지표 중 가장 많이 사용되는 지표로 출생아 10만명당 모성사망의 수로 표시한다.

모성사망비 = (모성사망수/출생아수)×100,000

(4) 모성사망률

15~49세 가임기 여성수에 대한 모성사망수로 출산과 관계없이 가임기 여성의 모성사망 위험지표를 나타낸다.

모성사망률 = (연간모성사망수/15~49세 여성수)×1000

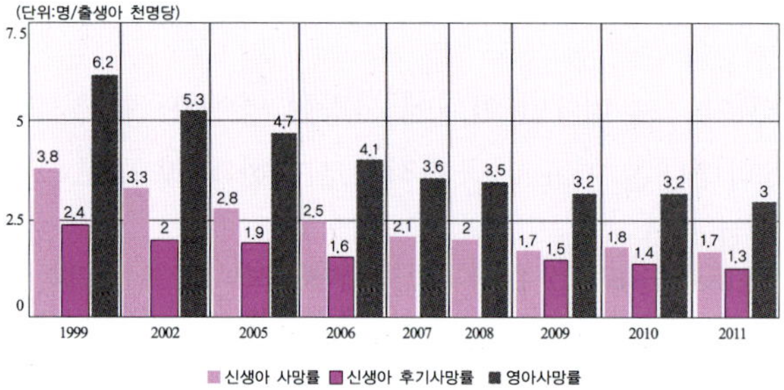

그림 5-4 영아 사망 추이

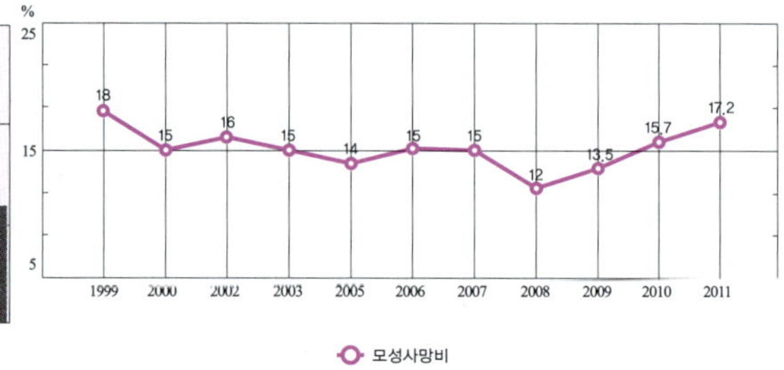

그림 5-5 모성사망비(출생아 10만 명당)

5. 모성보건

모자보건법에서의 '모성' 은 '임산부와 가임기의 여성을 말한다.' 라고 되어 있다. 즉, 넓은 범주에서의 모성(母性)은 2차 성징이 나타나는 시기에서 폐경기까지의 가임여성으로 일반적으로 15~49세의 여성을 말한다. 한편, 임신과 분만, 산욕, 수유기의 여성을 일컫는 협의적인 의미로도 사용된다. 최근에는 평균 출산연령의 상승과 고령산모가 증가함에 따라 모성보건에 대한 관심이 증대되고 있다.

모성보건은 산전관리, 분만관리, 산후관리, 수유관리 등으로 나뉘어진다.

(1) 산전관리

산전관리는 임신 중 조직적이고 의학적인 서비스를 통하여 신체적 · 정신적 · 사회적인 요구를 해결하고 모성과 태아의 건강증진을 위한 목적 지향적인 의료감시이다.

산전관리는 산모의 임신 중 부작용을 감소시키고 분만 시 안정을 증진시키며 산후의 건강을 보고하고 태아에게 필요한 모든 요구를 관리할 수 있는 능력을 갖도록 하며, 태아에게는 저체중 · 사산 · 신생아 사망 등을 감소시키고 신생아의 건강 유지를 그 목적으로 한다.

① 산전관리 : 건강력 조사, 진찰 및 검사, 영양관리, 일상생활에서의 주의 등

② 산전관리의 이상 : 자궁 외 임신, 임신중독증

③ WHO에서 규정한 산전관리 횟수(1969)

구분	임신 초~28주	임신 29~36주	임신 37주~	출산 후
주기	4주에 1회	2주에 1회	1주에 1회	출산후 4주 후

(2) 분만관리

분만이란 자궁 속 태아와 그 부속물이 만출력의 기전으로 산도를 통해 모체 밖으로 배출되는 현상이다.

① 임신기간에 따른 분만의 분류(WHO 기준)

구분	임신 32주 미만	임신 37주~42주 미만	임신 42주 이상
주기	조산아	정상기간 출생아	과숙 출생

② 출생 시 몸무게 기준의 분류

구분	2,500g 미만	2,500g ~4,500g 미만	4,000g 이상
주기	4주에 1회	정상기간 출생아	과숙아

③ **반드시 의료기관의 분만을 권장해야 하는 분만** : 초산부, 30세 이상의 고령 임산부, 4회 분만 이상의 경산부, 내과 혹은 산과적 합병증과 병발된 임산부, 사산이나 신생아 사망 경험 임산부, 임신 중 임신합병증이나 임신후유증 발병 가능한 임산부

(3) 산후 관리

산욕기는 분만 후 모체의 해부학적 · 기능적 변화가 임신 이전 상태로 회복될 때까지의 기간으로 분만 후 6주 정도이며, 이 시기의 관리를 산후관리라 한다. 산후관리 시에는 조기 보행과 외음부 관리, 방광과 장의 관리, 산후 우울증의 관리, 피임 등을 살펴야 한다.

(4) 수유관리

분만 2~3일 이후부터는 모유의 분비가 시작된다. 분만 후 일주일 정도 분비되는 모유를 초유(初乳)라고 하는데, 초유에는 면역항체와 영양물질이 다량 함유되어 있다. 모유수유는 아기에게 정서적 안정감을 주고 면역과 감염에 대한 예방을 높이며 산모의 자궁수축과 산후 비만관리에도 많은 도움을 준다.

6. 영유아 보건

신생아는 신체적 · 정신적 · 정서적으로 급격한 성장발달을 경험하게 된다. 정상아의 경우 6개월에 출생 시 몸무게의 2배, 돌 무렵에는 3배가 된다. 하지만 영유아기는 질병에 쉽게 노출되는데, 이는 후천적 면역을 획득하는 성인과 달리 영아는 선천적 면역만이 작용하기 때문이다. 따라서 영유아의 보건관리는 체계적이고 세심하게 진행되어야 한다.

(1) 영유아의 분류

① **초생아** : 출생 후 7일 미만

② **신생아** : 출생 후 28일 미만

③ 후기 신생아 : 1개월 이상 12개월 미만
④ 영아 : 출생 후 1년 미만
⑤ 유아 : 출생 후 6년 미만

(2) 영유아의 이상

① 선천성 이상

영유아의 선천성 이상에는 선천성 대사 이상과 기형이 대표적이다. 선천성 대사 이상은 주로 유전적 요인에 의해 발생하지만 비유전적 요인에 의해서도 나타날 수 있는데, 주로 임신 3개월 이전에 잘 나타나므로 임신 초기라도 보건학적 관리에 신경을 써야 한다. 선천성 기형은 임신 중 약물의 오용이나 풍진 감염 및 방사능의 과도한 조사 등 다양한 원인에 의해 나타날 수 있다.

② 발육 이상

발육 이상은 출생 당시의 임신기간이나 체중 부족으로 인하여 조산아 또는 미숙아라고 하는데 그 원인은 정확히 알 수 없다. 주로 산모의 임신중독증, 다태임신, 선천성 기형, 산모의 질병이나 과로, 성병 등 매우 다양하다.

(3) 영유아의 보건대책

영유아는 빠른 성장에 비해 면역력이 약한 것이 특징이므로 발달 시기에 따른 적극적인 보건대책이 필수적이다.

① 신생아기 : 영양관리, 체온유지, 질병감염 방지
② 영아기 : 예방접종, 감염예방, 이유식관리, 질식사 방지, 청결
③ 유아기 : 불의의 사고에 대한 대비, 기관지염이나 폐렴 등 호흡기계 질환 및 각종 소화기계 질병에 대비한 예방

※ 영유아의 예방접종 : 123쪽 '예방접종표' 참조

7. 가족계획

(1) 가족계획의 필요성

가족계획은 모자보건의 향상 및 자녀의 양육능력 조절과 여성행복의 입장에서 또한, 생활양식의 개선, 경제적 능력 조절, 인구 조절 등의 측면에서 필요하다.

(2) 가족계획의 개념

WHO는 "가족계획이란 근본적으로 산아제한을 의미하는 것으로 출산의 시기 및 간격을 조절하여 출생 자녀수도 제한하고 불임증 환자의 진단 및 치료를 하는 것이다."라고 정의하고 있지만, 각 나라의 인구 상황, 경제 · 사회적 여건 등에 따라 조금씩 다르게 정의되고 있다. 일반적으로, 알맞은 수의 자녀를 알맞은 터울로 낳아 잘 양육함으로써 가족 모두가 건강하고 명랑한 환경 속에서 행복한 가정생활을 영위하며 궁극적으로 가정생활의 복지향상을 꾀한다는 목적은 일치한다.

(3) 가족계획의 고려

가족계획은 가정 또는 국민경제와 교육 및 주택문제 등을 고려하여 세워야 하며 모성보건의 측면에서 다음의 사항을 염두에 두어야 한다.

① 연령을 고려한 초산 시기
② 출산 횟수
③ 임신 간격(터울) 조정
④ 단산 연령

(4) 가족계획 사업

① **정의** : 삭제 〈2017. 12. 12〉
② **피임** : 원하지 않는 임신은 도덕적 · 보건학적으로 많은 문제를 일으키므로 사전에 임신이 되지 않도록 철저한 피임법이 강구되어야 한다. 이상적인 피임법은 피임효과가 정확하고 사용이 간편하며, 비용이 경제적이어야 하고 올바른 성생활을 영위하는 데 불편함이 없어야 하며 신체와 정신에 해가 없어야 한다. 피임법은 크게 일시적 피임법과 영구적 피임법으로 나뉜다.

① **영구적 피임법** : 정관절제술(남성), 난관결찰술(여성)
② **일시적 피임법** : 경구피임법(가장 대중적, 효과적), 콘돔(성병예방에 가장 효과적), 월경주기법, 자궁내 장치(루프) 등

Section 5. 노인보건

1. 노인보건이란?

노인(老人)이란 신체적 · 정신적으로 기능의 쇠퇴와 심리적인 변화가 일어나 자기유지 기능과 사회적 역할 기능이 약화되고 있는 사람을 말하며, 우리나라에서 노인복지법의 노인 기준 연령은 만 65세이다. 현대사회에서는 상대적으로 전체인구 가운데 노인인구의 구성비가 증가하고 있지만 생활방식이나 가족문제의 변화에 따른 노인의 부양문제, 소득문제, 보건의료문제, 사회복지문제는 이제 사회 구성원 전체가 해결해야 하는 공동의 문제로 대두되고 있다.

check point

노령화지수와 고령화

노령화지수 = {노년인구/(소년인구+영아인구)} × 100

고령화사회 : 노령화지수가 7% 이상

고령사회 : 노령화지수가 14% 이상

초고령사회(후기 고령사회) : 노령화지수가 20% 이상

2. 노인보건의 목적

노인보건은 가능한 한 노화의 진행을 억제하며 노인들의 건강을 유지함과 동시에 질병을 감소시켜 수명을 연장시키는 것은 물론, 노인이 지역사회에서 의미 있는 삶을 영위할 수 있도록 하는 데 그 목적이 있다.

3. 노인기의 신체적 변화

① **피부 변화** : 주름과 피부 처짐이 발생하며 피부층이 얇아지고 건조해진다. 모발 내 멜라닌세포의 기능저하로 백색화가 진행되며, 손 · 발톱은 두꺼워진다.

② **근골격계 변화** : 근육의 탄력성이 감소하고 골다공증이 나타나며 근육의 위축이 나타난다. 근력이 떨어져 운동성이 저하되고 쉽게 골절이 발생한다.

③ **감각 변화** : 시력의 저하로 명암이나 색의 구별능력이 떨어지고 청각장애가 발생한다.

④ **심혈관계의 변화** : 혈압이 증가되며 체열생산의 저하로 체온이 낮아지고 신진대사가 저하되며 동맥경화가 나타난다.

⑤ **호흡기계 및 소화기계 변화** : 폐의 기능저하로 인한 호흡기계 장애가 발생하며 객담의 반사능력이 약화된다. 폐포수의 감소가 나타나며 기관지의 신축성이 적어진다.

4. 노인문제

① 소득의 감소에 따른 경제문제

② 고독과 소외문제

③ 건강문제(의료비 부담)

④ 사회적 프로그램의 부재에 의한 여가문제

5. 노인 의료의 특징

① 장기간의 관리가 시행되어야 하므로 만성적이고 복잡하다.

② 의료비 부담능력은 낮고 필요는 커져서 의료 이용에 제한이 오고 부담된다.

③ 인생종말에 대비한 노인과 가족 전체에 대한 관리가 고려되어야 한다.

④ 젊은 층에 비해 현저한 수발과 돌봄이 필요하다.

6. 노년기 건강관리

① 생리기능과 생활리듬을 적절히 조화시키는 생활습관을 유지한다.

② 적절한 영양관리와 균형있고 규칙적인 식사를 한다.

③ 피로하지 않을 정도의 개인에 맞는 적당한 운동을 실시한다.

④ 충분한 수면을 취한다.

⑤ 냉 · 난방이 잘 되는 주거환경을 고려한다.

⑥ 규칙적인 배설습관을 들인다.

⑦ 정기적인 건강검진과 건강교육을 받는다.

Section 6. 의료보장

1. 건강보험제도

(1) 건강보험의 의의

건강보험은 일상에서의 우연한 부상이나 질병으로 인해 고객의 돈이 일시에 소비되어 가계가 망가지는 것을 막기 위해 만들어졌다. 이를 위해 국민들은 평소에 보험료를 냈다가 사고 발생 시 보험급여를 받는다. 즉, 건강보험은 국민 모두가 서로 위험을 분담하고 의료서비스를 제공받는 사회보장제도이다.

〈2010 보건복지백서〉에서는 국민건강보험제도를 "생활상의 질병 · 부상에 대한 예방 · 진단 · 치료 · 재활과 출산 · 사망 및 건강증진에 대하여 보험급여를 실시함으로써 국민보건 향상과 사회보장을 증진하는 보험의 원리를 이용하여 의료비의 지출부담을 국민건강보험 가입자 모두에게 분산시켜 국민생활의 안정을 도모하기 위한 사회보험"이라고 정의했다.

(2) 건강보험제도의 특성

표 5-10 사보험과 사회보험의 특성

구분	사보험	사회보험
가입 방법	임의 가입	강제 가입
보험료	위험의 정도, 급여수준에 따른 부과	소득수준에 따른 차등 부과
보험 급여	보험료 부담수준에 따른 차등급여	보험재정 조달규모를 감안한 필요에 따른 균등급여
보험료 징수	사적계약에 의한 징수	법률에 의한 강제징수

(3) 건강보험제도의 연혁

표 5-11 건강보험제도의 연혁

1963. 12. 16.	의료보험법 제정(300인 이상 사업장 조합 임의설립)
1976. 12. 22.	의료보험법 전문개정
제4차 경제개발 5개년계획으로 의료보장제도 실시	1977. 1. 생활보호대상자 등에 대하여 의료보호 실시 국민부담능력 등을 고려하여 실시 가능한 임금소득계층부터 점진적으로 의료보험 적용 확대
	1977. 7. 500인 이상 사업장 근로자 의료보험 실시(최초 강제적용)
	1979. 1. 공무원 및 사립학교 교직원 의료보험 실시 1979. 7. 300인 이상 사업장까지 의료보험 확대
1980년 이후 전국민의료보험 · 확대 실시를 위한 기반조성	1981. 7. 지역의료보험 1차 시범사업 실시(홍천, 옥구, 군위) 1982. 7. 지역의료보험 2차 시범사업 실시(강화, 보은, 목포) 1988. 7. 5인 이상 사업장까지 의료보험 당연적용 확대
한방의료보험 실시	1984. 12. 의료보험 시범사업(청주, 청원) 1987. 2. 한방의료보험 전국 실시
지역의료보험 실시	1988. 1. 농 · 어촌지역 의료보험 실시 1989. 7. 도시지역 의료보험 실시 (제도도입 후 12년 만에 전국민 의료보험 실시)
1989. 10.	약국의료보험 실시(1982. 8.~1984. 12. 의약분업 시범운영, 목포시)
의료보험조직 통합	1998. 10. 1차 조직통합(공무원 · 사립학교교직원의료보험 및 227개 지역의료보험조합 통합) ⇒ 국민의료보험관리공단 업무개시
	2000. 7. 의료보험조직 완전통합(국민의료보험관리공단 및 139개 직장조합 통합) ⇒ 국민건강보험공단 및 건강보험심사평가원 업무개시
2000. 3.	보험자 직영병원 개원
2002. 1.	「국민건강보험재정건전화특별법」제정 · 시행(건강보험정책심의위원회설치, 보험재정에 대한 정부지원율 명시)
2003. 7.	직장 · 지역 가입자 재정통합 운영
2007. 1.	「국민건강보험재정건전화특별법」만료(2006.12.31)에 따른 해당법령 근거 국민건강보험법 삽입 시행
2008. 7.	노인장기요양보험 실시
2011. 1.	사회보험징수통합 실시

(4) 국민건강보험 관리운영체계

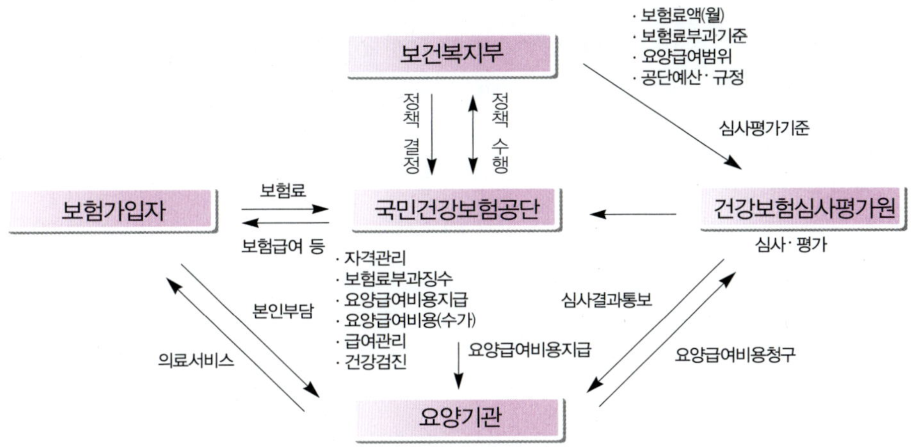

그림 5-6 국민건강보험 관리운영체계 (보건복지부)

(5) 건강보험 대상자 현황

표 5-12 건강보험 대상자 현황 (단위 : 만 명, %)

연 도	지 역				직 장			
	계	가입자	세대원	부양률	계	가입자	세대원	부양률
2004	2,139	862	1,277	(1.5)	2,598	928	1,670	(1.8)
2005	2,016	838	1,178	(1.4)	2,723	974	1,749	(1.8)
2006	1,896	811	1,086	(1.3)	2,845	1,041	1,803	(1.7)
2007	1,840	814	1,026	(1.3)	2,942	1,117	1,825	(1.6)
2008	1,774	806	968	(1.2)	3,042	1,162	1,880	(1.6)
2009	1,720	811	909	(1.1)	3,141	1,214	1,927	(1.6)
2010	1,652	794	858	(1.1)	3,239	1,277	1,962	(1.5)

(보건복지부)

(6) 직장보험 평균 보험률

표 5-13 수가 인상률

구 분	2002년	2003년	2004년	2005년	2006년	2007년	2008년	2009년	2010년
평균 수가 인상률	42.9%	2.97%	2.65%	2.99%	3.50%	2.30%	1.94%	2.20%	2.05%

(보건복지부)

표 5-14 보험료율 인상률

구 분	2002년	2003년	2004년	2005년	2006년	2007년	2008년	2009년	2010년
평균 수가 인상률	6.7%	8.5%	6.75%	2.38%	3.9%	6.5%	6.4%	0.0%	4.9%
〈지역가입자〉 부과점수당 금액	106.7원	115.8원	123.6원	126.5원	131.4원	139.9원	148.9원	148.9원	156.2원
〈지역가입자〉 부과점수당 금액	3.63%	3.94%	4.21%	4.31%	4.48%	4.77%	5.08%	5.08%	5.33%

(보건복지부)

표 5-15 직장가입자의 보험료 부과체계

구 분	내 용
보험료 부과기준	보수월액 - 보수총액 기준(근로소득 · 사업소득 등)
보험료율	보수월액 × 5.33% 통합이전 : 조합에 따라 3~6%
보험료 부담방법	가입자 : 50%, 사용자 : 50%
평균보험료	73,399원(사용자 포함 146,798원)
부담주체	근로자 : 보험료 부담(피부양자 : 보험료 부담없음)

※ 2011년 1월부터 직장가입자의 보험료는 보수월액 2012년은 5.80% 부과 (보건복지부)

(7) 지역가입자 보험료 부과

표 5-16 지역가입자 보험료 부과체계(2010. 12. 31 기준)

구 분	내 용
보험료 부과기준	보험료 부과점수(§62⑤) - 소득(종합소득, 농업소득), 재산(부동산, 자동차 등), 경제활동능력(성 · 연령)
보험료율	보험료 부과점수를 나타내는 점수에 보험료 환산금액(156.2원)을 곱하여 부과
보험료 부담방법	가입자 전액 부담 ※ 2010년 정부지원 : 당해연도 보험료 예상수입액의 20% - 청부지원(14%), 담배부담금(6%)
평균보험료	67,168원(연간평균 세대당 월보험료)
부담주체	세대주 · 세대원 모두 보험료 부담

※ 2011년 1월부터 보험료부과점수에 165.4원을, 2012년은 170.0원 곱하여 부과 (보건복지부)

2. 산업재해보상보험제도

(1) 산재보험제도의 의의

인류가 생존하기 위해서는 경제활동이 필수적으로 수반되어야 한다. 이 과정에서 필연적으로 여러 가지 재해가 발생하는데, 산업혁명 이후 근로자의 급속한 증가와 작업의 기계화로 인해 산업재해의 발생 또한 급격히 증가하여 사회문제로 대두되었다.

산업재해보상보험은 1884년 독일의 비스마르크(Bismarck, 1815~1898)에 의하여 산재보험법이 제정된 것이 시초로 오늘날 대부분의 국가들이 산재보험을 도입하였다.

우리나라의 산업재해보상보험법은 고용노동부가 관장하고 있다. 1963년에 산업재해보상보험 사업이 시작되었으며 다음과 같이 근로자 보호에 이바지하는 것을 목적으로 시행되고 있다. ① 근로자의 업무상의 재해를 신속하고 공정하게 보상한다. ② 재해근로자의 재활 및 사회복귀를 촉진하기 위한 보험시설을 설치·운영한다. ③ 재해예방사업을 시행한다. ④ 근로자의 복지증진사업을 시행한다. 여기서 '업무상의 재해'란(법 제5조제1호) 업무상의 사유에 따른 근로자의 부상, 질병, 장해 또는 사망을 의미한다.

표 5-17 재원조달체계(2020. 7. 21 기준)

구 분		직장근로자	지역가입자
재원조달	보험료	• 보수월액×보험료율(6.67%) • 사용자, 근로자가 각 50%씩 부담 • 사용자가 원천징수하여 공단에 납부 • 정부가 각 50%, 30%, 20%씩 부담	• 소득 · 재산(자동차 포함) 생활점수 등의 등급별 적용 • 점수를 합산한 보험료부과점수에 점수당 단가를 곱한 금액(195.8원) • 세대주가 납부
	정부지원	당해연도 보험료 예상수입액의 14%	
	건강증진기금	당해연도 보험료 예상수입액의 6% (단, 담배부담금 예상수입액의 65% 상한)	

(보건복지부)

(2) 산재보험의 적용

우리나라의 산재보험 적용사업장은 근로자를 사용하는 모든 사업 또는 사업장이 그 대상이 된다. 다만 위험률, 규모 및 장소 등을 고려하여 대통령령으로 정하는 다음의 사업에 대해서는 적용하지 않고 있다(산업재해보상보험법 시행령 제2조제1항). 〈개정 2020. 6. 9〉

① 「공무원연금법」,「군인연금법」에 따라 재해보상이 되는 사업
② 「선원법」, 「어선원및어선재해보상보험법」 또는 「사립학교교직원연금법」에 따라 재해보상이 되는 사업
③ 삭제 〈2017. 12. 16〉
④ 가구 내 고용활동
⑤ 삭제 〈2017. 12. 16〉
⑥ 농업, 임업(벌목업 제외), 어업, 수렵업 중 법인이 아닌 자의 사업으로서 상시근로자 수가 5명 미만인 사업

(3) 보험급여 내용

산재보험은 재해근로자에게 의료서비스를 제공하는 요양급여, 휴업으로 인한 경제적 손실을 보상하는 휴업급여, 장해로 인한 노동력 상실에 대한 보상인 장해급여, 재활을 위한 재활서비스 및 근로자의 사망으로 인한 유가족 생계지원을 위한 유족급여 등이 있다.

현재 우리나라의 산재보험 급여는 요양급여, 휴업급여, 장해급여, 간병급여, 유족급여, 상병보상연금, 장의비(葬儀費) 및 직업재활급여 등 8종류와 2종류의 특별급여(유족특별급여, 장해특별급여)가 있으며 급여의 범위는 다음과 같다.

① **요양급여** : 근로자가 업무상의 사유로 부상을 당하거나 질병에 걸린 경우 지급하되, 3일 이내의 요양으로 치유되는 부상 · 질병일 경우에는 요양급여를 지급하지 않으며 급여의 범위는 다음과 같다.
- 진찰 및 검사
- 약제 또는 진료재료와 의지(義肢) 그 밖의 보조기의 지급
- 처치, 수술, 그 밖의 치료
- 재활치료
- 입원
- 간호 및 간병
- 이송
- 그 밖에 고용노동부령으로 정하는 사항

② **휴업급여** : 업무상 사유로 부상을 당하거나 질병에 걸린 근로자에게 요양으로 취업하지 못한 기간에 대하여 지급하되, 1일당 지급액은 평균임금의 100분의 70에 해당하는 금액으로 함(다만, 취업하지 못한 기간이 3일 이내이면 지급하지 아니함)

③ **장해급여** : 근로자가 업무상의 사유로 부상을 당하거나 질병에 걸려 치유된 후 신체 등에 장해가 있는 경우에 그 근로자에게 장해등급에 따라 지급

④ **간병급여** : 요양급여를 받은 자 중 치유 후 의학적으로 상시 또는 수시로 간병이 필요하여 실제로 간병을 받는 자에게 지급

⑤ **유족급여** : 근로자가 업무상의 사유로 사망한 경우에 유족에게 지급(수급요건에 따라 상이한 급여를 연금이나 일시금 형태로 지급)

⑥ **상병보상연금** : 요양급여를 받은 근로자가 요양을 시작한 지 2년이 지난 날 이후에 다음 각 호의 요건 모두에 해당하는 상태가 계속되면 휴업급여 대신 그 근로자에게 지급

1. 그 부상이나 질병이 치유되지 아니한 상태일 것
2. 그 부상이나 질병에 따른 중증요양상태의 정도가 대통령령으로 정하는 중증요양상태등급 기준에 해당할 것
3. 요양으로 인하여 취업하지 못하였을 것

⑦ **장의비** : 근로자가 업무상의 사유로 사망한 경우에 지급하되, 평균임금의 120일 분에 상당하는 금액을 그 장제(葬祭)를 지낸 유족에게 지급. 다만 장제를 지낼 유족이 없거나 그 밖에 부득이한 사유로 유족이 아닌 자가 장제를 지낸 경우에는 평균임금의 120일분에 상당하는 금액의 범위에서 실제 드는 비용을 그 장제를 지낸 자에게 지급

⑧ **직업재활급여** : 장해급여자 중 취업을 위하여 직업훈련이 필요한 자(훈련대상자)에게 실시하는 직업훈련에 드는 비용 및 직업훈련수당, 업무상의 재해가 발생할 당시의 사업에 복귀한 장해급여자에게 사업주가 고용을 유지하거나 직장적응훈련 또는 재활운동을 실시하는 경우에 각각 지급하는 직장복귀 지원금, 직장적응 훈련비 및 재활운동비

⑨ **특별급여**

보험가입자의 고의 또는 과실로 발생한 업무상의 재해로 장해를 입은 수급권자가 보험가입자와 합의 하에 손해배상을 대신하여 특별급여를 청구할 수 있으며, 다른 보상급여 외에 신청한 유족특별급여나 장해특별급여를 받을 수 있다.

Section 7. 정신보건

1. 정신보건의 개념

(1) 정신보건의 정의

정신보건은 개인의 정신적인 안정 및 국민 전체의 정신적 · 사회적 안정을 포함하는 개념이다. 정신보건학에서 말하는 정신건강은 대체로 다음의 개념으로 나타낼 수 있다.

"정신보건이란 단지 정신적 질병에 걸리지 않은 상태만이 아니라 만족스러운 인간관계와 그것을 유지할 수 있는 능력을 말한다. 이것은 모든 종류의 개인적 · 사회적 적응을 포함하여 어떠한 환경에도 대처해 나갈 수 있는 건전하고, 균형있고, 통일된 성격의 발달을 의미한다."(미국정신위생위원회, National committee for mental hygiene)

"정신보건이란 인간이 본능적 욕구를 충족시킴으로써 얻는 질적으로 양호한 마음의 상태를 말한다."(마가렛, E. Margaret)

즉, 건강한 정신이란 정신질환이 없고 자신의 행동에 대한 심각한 정신적 갈등이 없으며 자신이 만족할 만한 근로능력이 있고, 존경심과 사랑 등 도덕적으로 건전한 사고를 가진 상태라고 할 수 있다.

물질문명이 발달한 현대사회는 산업화로 인한 인간소외, 비인간화를 부추겨 사회적 · 환경적 요인으로 인한 정신적인 스트레스가 증대되고 있다. 최근 우울증이나 피해망상으로 인한 자살, 살인범죄 등이 증가하여, 정신적 질환이 개인적인 문제뿐만 아니라 사회문제로 확대되고 있다. 따라서 개인의 건강은 물론 사회집단 전체의 안녕과 질서유지를 위해서 정신보건이 반드시 필요하며 세계보건기구를 비롯한 유네스코나 국제 적십자사 등도 정신보건을 중요한 문제로 인정하고 있다.

(2) 정신보건의 목적

정신보건학은 국민의 정신건강에 필요한 지식과 기술을 탐구하고 정신적 효율을 증진하여 건강한 사회를 이룩하고자 하는 공중보건학의 한 분야이며 그 목적은 다음과 같다.

① 개인의 정신적 장애를 예방한다.
② 개인과 사회의 건전한 정신기능을 유지하고 증진시킨다.
③ 정신적 장애를 적절하게 치료한다.
④ 정신적 장애 치료 후에 정상적인 사회생활로 복귀시킨다.

2. 정신질환의 원인

정신질환이란 것은 정신기능에 장애가 온 상태를 말하며, 정확한 원인은 밝혀지지 않고 있다. 정신장애는 한 가지의 원인으로 일어나는 경우는 드물며, 유전이거나 선천적인 또는 기질적인 등의 요소들이 복잡하게 얽힌 환경적 · 심리적 요소들의 상호작용에 의하여 생기며, 그 주요 원인은 다음과 같이 분류할 수 있다.

(1) 유전

쌍생아의 경우에 일란성의 한 쪽이 분열증이나 조울증이 발병했을 때 남은 한 쪽 역시 같은 정신질환이 발병하는 빈도가 이란성보다 월등히 높은 것은 유전적인 요소가 정신질환의 원인임을 나타낸다. 정신지체, 간질, 정신분열증, 알코올중독, 양극성 장애, 공황장애 등이 유전적 경향이 있다고 알려져 있다. 하지만 이들이 유전적 요인 하나로만 발생하는 것은 아니다.

(2) 신체적 요인

① **나이** : 정신장애는 영 · 유아 어린이는 잘 발병하지 않고 청소년기부터 급격히 늘어나기 시작하며 나이에 비례하여 일정한 정도로 늘어나는 경향을 보인다.
② **체형** : 체형과 정신질환과의 연구는 오래 전부터 진행되어 왔는데 개인의 인격기능의 기본인 행동방식을 결정하는 데는 신체적인 특성이 중요한 역할을 한다는 관점이다. 크레치머(Kretschmer)는 체형을 비만형 · 투사형 · 세장형 · 부전형으로 나누었는데, 정신질환의 면에 있어서 비만형에는 조울증이, 다른 세 가지 체형에서는 정신분열증이 발병하는 경향이 있다고 주장하였다.
③ **성** : 성별에 따라서 정신장애의 빈도에 차이를 보인다. 일반적으로 남자는 알코올성 정신장애, 외상성 정신장애, 진행마비, 동맥경화증, 간질과 관련된 정신장애가 많은 편이다.

그리고 여자에게는 망상성 장애, 우울증 그리고 신체질환과 관련된 정신장애가 많은 편이다.

(3) 기질적 원인

① 성장기부터 영양 · 수분 · 산소 · 지각적 자극 등의 기본적인 신체적 욕구의 결핍이 극심하거나 장기간 동안 충족되지 못했을 경우, 심인성 장애나 기질적 정신장애를 유발할 수 있다.
② 청각이나 시각의 선천적 기형이나 장애로 인해 부모에게는 수치심 · 우울증 · 분노 · 당황 · 죄책감 등을 일으키고, 당사자에게는 열등감이나 공격적 성향 또는 부정적인 방어기제를 유발할 수 있다.
③ 다양한 물리적 · 생리적 원인 등의 신체적 이상에 의한 것으로 뇌막염 · 뇌염 · 뇌외상 · 뇌종양 등의 뇌기능의 장애들이 이에 속한다.
④ 만성적인 음주로 인해 정신장애가 일어나며 비타민 결핍증을 포함하여 간 · 뇌 · 심장 등에 생물학적 변화를 가져오고 사고력 감퇴 · 죄의식 · 도덕적 황폐화 · 공격적 언행 · 자기부정과 자기혐오 등을 유발한다.

(4) 심리적 원인

사회문화적 요구와 생물학적인 본능적 충동과의 갈등, 자존심의 상실, 의존의 상실, 사랑의 상실, 죽음, 이별 등이 여러 가지의 정신장애를 일으킬 수 있다.

① **부모와의 갈등** : 엄한 부모의 지나친 간섭이 자녀를 갈등상태로 만들 수 있다.
② **열등감과 우월감** : 지나친 열등감이 폭력으로 나타날 수 있으며 대상적 행위로 욕구불만을 해소하려는 경향이 있다. 지나친 우월감은 사회생활에서 소외되어 이상한 성격장애를 일으킬 수 있다.
③ **몽상** : 가상적이며 현실도피를 위한 과도한 몽상은 정신장애를 가져올 수 있다.
④ **번민** : 이미 저지른 과오나 해결이 어려운 문제로 인해 지나친 번민에 빠져 헤어나지 못하고 번민상태가 지속되면 정신장애의 원인이 될 수 있다.

(5) 사회문화적 원인

① **가족적 요인** : 가족은 대인관계의 시초이자 기본적 단위이며 가족관계의 갈등, 지나치게 엄격한 부모 등은 정신장애의 요인이 될 수 있다. 특히 어린 시절의 어머니 · 아버지와의 관계는 정신건강에 가장 큰 영향을 주며, 개인

의 본능적 충동과 그와 관련된 감정이 정신장애의 원인이 된다.

과잉보호나 거절은 의존적이고 미숙한 인격을 형성한다. 정신적 · 신체적 질병, 가족의 임신, 기형아나 질병이 있는 자녀의 출생, 가족의 사망, 이사나 이민과 같은 생활의 변화, 이혼이나 별거 등의 가족 위기 중에 구성원들의 정신장애가 증가한다.

② **사회적 요인** : 직업 및 작업량, 사회적 지위와 경제적 조건, 사회적 불안정과 도시화 등은 정신장애의 발현과 관계가 있다. 대체로 사회계층이 낮을수록 히스테리, 정신질환, 정신분열증이 많고, 사회계층이 높을수록 성격장애, 공포불안장애, 신경증, 강박장애가 많은 편이다.

③ **문화적 요인** : 신경증적 장애 등의 심인성 정신장애는 각 민족의 풍습이나 나라에 따라 여러 가지로 표현된다. 상대적 도덕관념은 개인이 속한 사회에서 조소 · 죄책감 · 수치를 어떻게 인식하는지와 밀접한 관계가 있다.

3. 정신질환의 종류

정신질환은 증상이나 상태에 따라 여러 종류가 있다. 정신질환의 증세는 매우 다양하지만 일반적인 것으로는 아래와 같이 정신분열증, 조울증, 간질, 정신박약(지적장애), 신경증, 인격장애 등이 있다.

(1) 정신분열증(schizophrenia)

정신병 환자 중 가장 큰 비율을 차지하며, 일반적으로 청소년기에 발생하여 만성적으로 진행된다. 현재까지 그 원인이 확실하게 밝혀지지는 않았으나, 그 원인으로서 주로 연구되고 있는 분야는 신경전달 물질 시스템의 이상이나 변연계의 이상 등이 있다.

정신분열의 대표적인 증상은 사고장애로서 망상과 사고의 두절 및 사고연상의 장애 등이 나타나고, 정동장애로 비현실적인 감정, 불합리한 감정표현, 기괴한 감정반응, 무감동 등을 나타낸다. 환각이나 환청, 환시 등을 경험하고 현실과의 접촉과 대인관계를 피하고 판단능력을 상실한다.

양친 중의 한쪽에 정신분열증이 있을 경우, 자녀의 9~10%에 같은 질환이 발생하고, 30~40%가 이 증상과 비슷한 병적 인격자로 발현된다는 보고가 있다.

(2) 조울증(cyclothyme)

조울증은 기분장애의 대표적 질환으로서, 조증(흥분상태)와 울증(우울증)이 교대로 나타나든가 또는 한 가지 증상이 반복적으로 나타난다. 조증기에는 기분이 들뜨고 과대망상을 하며 쉬지 않고 많은 활동을 하지만 생산적 활동은 하지 못하며 자신이나 사회에 손해를 입히는 결과가 많다. 우울기에는 반대로 우울한 기분과 무력감, 절망감, 자기비하에 빠지며 의욕을 잃고 자살을 시도하기도 한다.

발생원인은 복합적이며 양친 한쪽이 조울병자의 경우는 자녀의 30% 전후에서 발병되고, 양친 모두 조울병자의 경우는 60% 정도 발병하여 유전적인 원인도 있는 것으로 보고되고 있다.

(3) 간질(epilepsy)

간질의 원인은 정확하게 알려지지 않았다. 크게는 유전적 원인으로 보는 진정 간질과 뇌병변에 수반되는 증후성 간질로 나누지만 둘을 정확히 구분하기는 힘들다. 주로 의식상실과 강직, 발작성 경련이 생긴다. 발작 중에는 옷을 느슨하게 하여 호흡이 편하도록 해 주고, 조용히 눕히며 주위에 있는 위험한 물건들을 치우는 것이 좋다. 간질의 발병에는 알코올 중독, 중추신경 감염 등에 의한 외적 요인도 작용하는 것으로 알려져 있다.

(4) 지적장애(mental retardation)

2007년 전까지는 정신박약이나 지체장애라는 명칭을 사용하였으나, 2007년에 장애인복지법의 개정으로 지적장애로 명칭이 바뀌었다. 예전에는 지적장애를 지능지수(IQ)에 따라 백치, 치우, 노둔 등으로 나누었으나, 지금은 똑같이 IQ에 따라 나누더라도, 50~70이면 경증, 35~49이면 중등, 20~34이면 심도 지적장애인으로 나눈다. 지적장애는 유전적 요인 및 후천적 요인 때문에 발생하는 것으로 알려져 있다.

(5) 신경증(neurosis)

신경증은 불안장애 증후군으로 분류되기도 하며 심리적 요인에 의해 발생하는 것으로서, 이에는 히스테리, 강박신경증, 불안신경증, 우울신경증 등이 속한다. 신경증은 심한 현실감 손상을 가져오는 것은 아니지만 공포증, 강박증, 건강염려증으로 일상생활, 대인관계 등에 문제를 가져올 수 있다.

(6) 인격장애(personality disorders)

이것은 성격장애라고도 하며, 타인에 대한 의심이 강하고, 책임전가를 잘하며, 타인에 대해 무관심하고, 사회적 관계의 형성 능력에 결함이 있다. 폭력적이고 유아독존적이며, 우월감이나 이기심이 지나치게 강하지만 자신의 의무에는 충실하지 못하다. 외부에 대한 반사회적 행동을 보이는 경우에는 가정과 사회에 큰 불편과 물의를 일으키기도 한다.

4. 정신보건의 관리

신변을 비관한 한 무모한 사람의 행동으로 시민들이 희생되었던 대구 지하철 화재참사나 버지니아 공대 총기 난사사건에서 볼 수 있듯이 한 사람의 정신건강의 문제는 단순히 한 사람의 문제로 끝나는 것이 아니라 사회적 문제로 떠오른다. 산업화 · 도시화 등으로 인한 급격한 사회 · 경제적 환경의 변화로 인한 복잡한 대인관계를 가지는 현대사회에서는 점차 정신보건이 중요한 과제가 되고 있다. 이는 사회적 문제로서 국가차원의 정책적 개입이 필요하다.

(1) 정신보건 사업

산업화, 도시화, 핵가족화 등 사회 · 경제적 · 여건의 변화가 정신건강에 문제를 일으킬 수 있다. 그래서 정신의학 영역을 다루는 보건사업을 정신보건사업이라고 한다.

2006년 보건복지부가 실시한 '정신질환상태 역학조사'의 결과에 의하면 정신질환 1년 유병률은 18세 이상 64세 이하 인구의 12.9%를 차지하고 있으며 매년 유병률이 8.3%(약 264만 명) 늘어가는 양상을 보이고 있기 때문에 정신보건사업의 중요성이 강조되고 있다.

정신보건사업계획의 수립(정신건강복지법 제7조)

① 보건복지부장관은 관계 행정기관의 장과 협의하여 5년마다 정신건강증진 및 정신질환자 복지서비스 지원에 관한 국가의 기본계획을 수립하여야 한다.

② 특별시장 · 광역시장 · 특별자치시장 · 도지사 · 특별자치도지사는 국가계획에 따라 각각 특별시 · 광역시 · 특별자치시 · 도 · 특별자치도 단위의 정신건강증진 및 정신질환자 복지서비스 지원에 관한 계획을 수립하여야 한다.

이 경우 해당 지역계획은 「지역보건법」 제7조에 따른 지역보건의료계획과 연계되도록 하여야 한다.

③ 국가계획 또는 지역계획에는 다음 각 호의 사항이 포함되어야 한다.

1. 정신질환의 예방, 상담, 조기발견, 치료 및 재활을 위한 활동과 각 활동 상호간 연계
2. 영 · 유아, 아동, 청소년, 중 · 장년, 노인 등 생애주기 및 성별에 따른 정신건강증진사업
3. 정신질환자의 조기퇴원 및 사회적응
4. 적정한 정신건강증진시설의 확보 및 운영
5. 정신질환에 대한 인식개선을 위한 교육 · 홍보, 정신질환자의 법적 권리보장 및 인권보호 방안
6. 전문인력의 양성 및 관리
7. 정신건강증진을 위한 교육, 주거, 근로환경 등의 개선 및 이와 관련된 부처 또는 기관과의 협력 방안
8. 정신건강 관련 정보체계 구축 및 활용
9. 정신질환자와 그 가족의 지원
10. 정신질환자의 건강, 취업, 교육 및 주거 등 지역사회 재활과 사회참여
11. 정신질환자에 대한 복지서비스의 연구 · 개발 및 평가에 관한 사항
12. 정신질환자에 대한 복지서비스 제공에 필요한 재원의 조달 및 운용에 관한 사항
13. 그 밖에 보건복지부장관 또는 시 · 도지사가 정신건강증진을 위하여 필요하다고 인정하는 사항

표 5-18 정신장애 1년 유병률 및 추정환자 수(성과 연령별 보정)

(2010년 보건복지백서)

위반사항	남자		여자		전체	
	유병률 (%)	추정 환자수(명)	유병률 (%)	추정 환자수(명)	유병률 (%)	추정 환자수(명)
알코올사용장애	8.7	1,392,826	2.5	402,571	5.6	1,795,397
정신병적 장애	0.4	68,938	0.2	31,645	0.3	100,583
기분장애	2.1	340,596	3.9	611,584	3.0	952,180
불안장애	3.2	511,808	6.9	1,085,321	5.0	1,597,129
모든 정신장애* 니코틴사용장애 제외	13.0	2,085,508	12.9	2,035,576	12.9	4,121,084

① 정신보건관리 목표

정신보건사업은 정신장애의 예방, 건전한 정신기능의 유지 및 증진, 정신병 조기발견을 통하여 모든 국민들의 정신질환을 예방하고 건전한 정신기능을 유지 · 증진하는 데에 그 목표를 둔다.

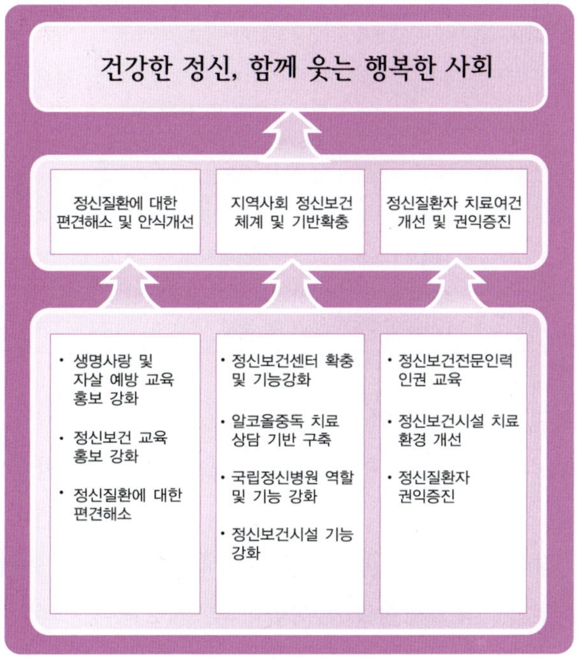
건강한 정신, 함께 웃는 행복한 사회
정신질환에 대한 편견해소 및 안식개선
지역사회 정신보건 체계 및 기반확충
정신질환자 치료여건 개선 및 권익증진
· 생명사랑 및 자살 예방 교육 홍보 강화
· 정신보건 교육 홍보 강화
· 정신질환에 대한 편견해소
· 정신보건센터 확충 및 기능강화
· 알코올중독 치료 상담 기반 구축
· 국립정신병원 역할 및 기능 강화
· 정신보건시설 기능 강화
· 정신보건전문인력 인권 교육
· 정신보건시설 치료 환경 개선
· 정신질환자 권익증진

그림 5-7 보건복지부 정신보건 정책사업의 기본방향

② 정신보건관리 활동

• 정신보건센터 확충 및 운영지원

지역사회에서 정신보건 관리는 정신장애자 조기발견, 조기치료, 정신장애의 특수예방, 폐질환 방지 및 보호, 정신질환 치료 후 사회복귀, 재가환자의 치료와 지도 등의 활동을 할 수 있도록 지원을 확대해 왔다.

• 사회복귀시설 확충 및 운영지원

정신질환자의 재활 및 사회복귀를 돕는 다양한 프로그램을 운영하기 위하여 사회복귀시설이 설치되어 일상생활 적응훈련 · 직업훈련 등을 실시하고 주거공간을 제공하고 있다.

표 5-19 정신보건관련시설현황(2010. 12. 31 기준)

(단위:개소, 병상, 명)

구분		기관수	인원수 (병상수)	주요기능
정신 의료 기관	소계	1,261	76,018	
	국·공립	18	8,127	정신질환자 진료 및 지역정신보건사업 지원
	민간	1,243	67,891	정신질환자 진료
정신보건센터		160	46,962(등록)	지역사회내 정신질환 예방, 정신질환자 발견·상담·사회복귀훈련 및 사례관리 정신보건시설간 연계체계 구축 등 지역사회 정신보건사업 기획·조정
알코올상담센터		41	4,965(관리)	알코올중독 관리·상담사업, 음주폐해예방 및 교육 사업 등
정신요양시설		59	11,613(입소)	만성정신질환자 요양·보호 및 작업치료, 사회복귀 훈련 등
사회복귀시설		232	4,554(이용) 1,686(입소)	정신질환자의 지역사회 복귀를 위한 사회적응훈련·작업훈련 등 제공

• 아동 · 청소년 정신보건사업

정신적 격동기라 할 수 있는 이 시기는 기성세대에 대한 반항의식이 고조되고 가치기준의 교환 등 정신장애가 일반적으로 많이 발생하는 연령이므로 지속적으로 아동청소년 정신건강관리에 대한 요구가 제기되어 왔다. 이에 따라 지역사회내 유관기관간 연계·협력체계를 활성화하고, 예방교육, 조기검진 및 상담, 치료연계 등 통합서비스 제공체계를 확충해 나가고 있다.

Section 8. 응급처치

1. 우리나라 응급의료정책

만성질환 증가 등으로 심장, 뇌혈관 응급환자가 늘고 있으며 응급(應急) 질환은 누구에게나 예측 불가능하게 발생해 장애나 사망의 원인이 되는 등 국민의 건강안전을 위협하고 있다.

우리나라는 응급의료기관이 없는 군이 43개나 되며, 30분 이상 응급환자 이송시간이 필요한 시군이 66개나 되는 등 취약지역이 있다. 적시 치료를 위한 지역간 응급의료기관의 균형배치가 필요한 시점이다.

응급의료 정책은 응급의료 자원의 지역적 불균형 해소와 응급의료 서비스의 질적 수준 향상에 최우선 정책목표를 두고 예방 가능한 외상사망률(한국 33%, 선진국 15~20%) 및 심근경색환자의 응급치료율(한국 18.6%, OECD 평균 10.2%) 등 응급의료 수준 지표를 세계적 수준으로 향상시키려 노력하고 있다.

표 5-20 예방가능한 응급환자 사망률 문제요인 분석결과 (단위 : %)

연 도	예방 가능한 사망률	병원 도착 전 요인	병원 단계 내 진료 요인
1997~1998	50.4	9.9	40.5
2003~2004	39.6	13.9	25.7
2006~2007	32.6	8.3	24.3

2. 응급의료 중점 추진시책

(1) 응급의료취약지역에 대한 인프라 확충

2006년부터 응급의료기관이 없는 군 지역 의료기관에 최소의 장비비 및 24시간 운영에 필수적인 당직 인건비를 지원하고 있다. 상급 응급의료기관인 지역응급의료센터가 부족한 곳도 전국을 50개 진료권(보건산업진흥원, 2004년)으로 나눴을 때 6개나 있어 중증환자의 응급처치에 곤란을 겪고 있다. 이러한 문제를 해결하기 위하여 2008년부터 취약지역 내 지역응급의료기관 확충(5.2억/개소, 국고 70% 보조)에 6개소 지원을 계획하여 4개소를 선정해 지원하고 있다.

표 5-21 응급의료기관구성체계(2010. 12. 31 기준)

종 별	수	지정권자	주요 역할
중앙응급의료센터	1	보건복지부 장관	응급의료체계 관리총괄
권역응급의료센터	16	보건복지부 장관 (시 · 도지사와 협의)	권역내 최종 응급진료기관
전문응급의료센터	4	보건복지부 장관 (시 · 도지사와 협의)	전문응급진료기관
지역응급의료센터	117	시 · 도 지사	중증응급환자 진료
지역응급의료기관	329	시장 · 군수 · 구청장	경증 응급환자 및 야간 · 휴일의 일반환자 진료

(2) 중한 응급질환에 대한 전문 진료체계 구축

2007년 3개 중한 응급질환(중증외상, 응급심장질환, 응급뇌질환)에 대한 전문 진료 조사결과에 따르면, 24시간 수술가능 등 상시 응급처치가 가능한 응급 의료센터가 중증외상 24%, 심장질환 32%, 뇌질환 18%에 불과한 편이다.

이를 개선하기 위해 2008년 수도권 이외의 지역응급의료센터 이상의 응급 의료기관에 전문의 인건비를 지원하는 특성화 후보센터를 선정하여 지원하였다. 이에 따라 중증외상, 심장, 뇌질환 각각 25개소(2.1억/개소/년), 28개소 (0.7억/개소/년), 28개소(1.4억/개소/년)의 특성화 후보센터가 운영되기 시작하였다.

(3) 응급의료 생활화를 위한 사회 환경 조성

「응급의료에 관한 법률」 개정(2007. 12)에 따라 심폐소생을 위한 응급장비인 자동제세동기(AED, Automatic External Defibrillator)를 설치하도록 공공의료기관 · 다중 이용시설 책임자에 법적 설치의무를 부과하고, 재정 지원의 근거를 마련함으로써 전국에 1,240대가 설치되었다.

(4) 응급의료기금의 확충

2003년부터 「도로교통법」에 따른 교통범칙금과 교통과태료(카메라 단속 등)의 일부를 추가 편성함으로써 응급의료기금이 1,600~1,700억원 규모로 2010년부터 한시적으로 3년 동안 확대될 예정이다.

3. 우리나라 응급의료체계의 과제

우리나라 응급의료체계의 문제점은 효율성이 낮다는 것이며 응급의료인력, 진료체계, 재정의 3개 분야별 문제점들은 다음과 같다.

(1) 응급의료 전문인력 부족

응급의학전문의는 1995년부터 양성된 짧은 역사로 인해 2010년 현재 841명에 불과한 실정이다. 따라서 현재 전체 응급의료기관이 456개(2010년 12월 기준)임을 고려하면 전문의 수가 절대적으로 부족함을 알 수 있다.

2010년 실시한 응급의료기관에 대한 평가 결과, 전반적으로 의료인력(의사, 간호사 등) 확보에 큰 어려움을 겪고 있는 것으로 나타났다.

인력충족률을 살펴보면, 권역응급의료센터 79.2%, 전문응급의료센터 65%, 지역응급의료센터 85.3%, 지역응급의료기관 73.2%로 평가되었다.

구급차량에 탑승하는 응급구조사는 2008년 현재 총 1만 3천여 명이 배출되었으나 이들의 활용은 저조하고, 119 구급차량 1,273대에 1급 응급구조사 1,473명을 보유하고 있다.

표 5-22 응급의료인력 현황(2010. 12. 31 기준)

구 분	현 원	비 고
응급의학전문의	841명	1996년부터 전문과목 신설됨
응급구조사	16,293명	1995년부터 자격증 신설됨

(2) 진료권별 응급의료기관의 불균형 배치 및 질적 수준의 미흡

응급의료기관은 24시간 비상진료체계를 가동하여 응급환자에 대한 전문 진료를 실시하는 대신, 별도 응급수가의 가산이 부여된다.

응급의료기관이 2010년 12월 기준으로 총 456개소가 지정되어 그동안 양적 확대의 성과는 이루었으나, 실질적인 중증 응급환자 진료의 질적 수준 개선은 미흡한 실정이다.

특히, 지역응급의료센터의 수는 2010년 12월 기준 117개소로, 16개소의 권역응급의료센터와 함께 인구 44만명당 1개소가 분포되어 있어 인구 100~150만 명당 상급 응급의료센터를 보유한 선진국에 비해 응급의료기관의 수는 너무 지나치게 많으며 대도시 중심의 중복 배치가 심한 편이다.

표 5-23 응급의료 인력현황

구분	응급의료기관 개소 수	내원환자 수	응급의학 전문의 수	간호사 수	응급의료기관 1개소당 응급의학 전문의 수	응급의료기관 1개소당 간호사 수
계	463	11,81 2,833	631	5,416	1.4	11.7

1) 응급의료기관 개소 수는 2010 응급의료평가 대상기관을 기준으로 함(평가기간 : 2009.8.1~2010.7.31)

(3) 응급환자 이송체계의 비효율성

응급환자 이송체계는 초기의 부족한 장비나 차량에 비해서는 획기적인 발전을 하여, 한국보건산업진흥원의 2010년도 응급의료체계 운영평가보고서에 의하면 119 구급차량의 현장 도착 시간은 평균 6분으로 비교적 양호하나 응급환자 발생 현장에서 병원으로의 이송은 평균 19분으로 현장 도착 시간의 3배가 소요된다.

(4) 응급의료정보센터의 기능 미약

응급의료체계의 두뇌 역할을 하는 것은 바로 정보체계이다. 미국의 911이나 영국의 999, 프랑스의 SAMU 등이 효율적인 응급의료체계로 작동되는 이유는 효율적인 정보체계가 가동되고 있기 때문이다.

응급의료정보센터는 2000년 8월 응급의료정보체계의 구축과 전문적인 상담기능을 보강하기 위해 12개 응급의료정보센터를 대한적십자사로부터 권역응급의료센터로 이전하여 운영하고 있으나 아직까지 체계적인 기능수행이 미흡한 실정이다. 2007년 하반기부터 제공하는 정보의 질적 수준을 높이고자 당번약국 안내시스템 및 응급의료정보시스템(NEDIS) DB를 도입하여 활용하기 시작하였다.

이와 함께, 관할지역내 소방, 경찰, 응급의료기관을 동시에 연결할 수 있는 무선통신망을 2006년부터 2008년까지 중앙센터, 12개 정보센터, 19개 응급의료기관 및 99개 이송업체에 총 255식을 구축하여 운영하고 있다.

(5) 응급의료 관련 통계 · 자료 수집체계의 미흡

현행 응급의료체계에 대한 주요통계지표는 1996~1997년 사이에 측정된 것이며 핵심지표인 예방 가능한 응급환자 사망률은 1999년과 2004년 2차례에 걸쳐 측정하였다. 응급의료체계는 세계적으로 비교 가능한 객관화된 지표가 풍부하므로 체계화된 통계정보망은 서비스의 질적 관리와 향상을 위해 필수적이라고 할 수 있다.

이에 따라 2003년부터 응급환자진료정보망(NEDIS)을 구축하여 응급실로 내원하는 환자들의 정보를 수집하여 분석 · 활용하고 있으며, 2007년에는 서울, 부산 등 7개 응급의료정보센터를 대상으로 지역의 의료자원정보(인력, 시설, 장비)의 DB 구축을 시작, 2008년에 진체 12개 응급의료정보센터에 DB 구축을 완료하였다.

4. 응급처치

(1) 응급환자와 응급처치

응급의료에 관한 법률 제2조에 의하면 "응급환자라 함은 질병, 분만, 각종 사고 및 재해로 인한 부상이나 그 밖의 위급한 상태로 하여 즉시 필요한 응급처치를 받지 아니하면 생명을 보존할 수 없거나 심신의 중대한 위해가 발생할 가능성이 있는 환자 또는 이에 준하는 사람으로서 보건복지부령으로 정하는 사람을 말한다."라고 정의되어 있다.

응급처치에 대해서는 "응급처치라 함은 응급의료행위의 하나로서 응급환자의 기도의 확보, 심장박동의 회복, 그 밖에 생명의 위험이나 증상의 현저한 악화를 방지하기 위하여 긴급히 필요로 하는 처치를 말한다."라고 정의하고 있다.

응급처치는 응급치료라고도 하는데 예기치 않은 시간이나 장소에서 일어난 병이나 외상에 대해서 그 자리에서 행해지는 치료조치를 말한다. 응급처치는 치료가 목표가 아니라 악화나 치료에 지장을 초래하지 않는 최소한의 사전조치를 뜻한다. 응급처치는 응급처치에 관한 정확한 지식과 정보, 기술습득이 기본이 되어야 하며, 처치로 인해 악화되거나 치료에 지장을 주어서는 안 된다.

또한, 응급치료 후 즉시 전문의의 진료를 받게 하는 것이 중요하다.

(2) 응급처치의 일반적인 순서

사고가 발생하였을 때 일반적인 응급처치의 원칙은 다음과 같다.

① 긴급한 상황이라도 구조자 자신의 안전에 주의를 기울인다.

② 신속하고 침착하고 질서있게 대처하도록 한다.

③ 응급환자의 상태를 확인한다(맥박, 출혈, 호흡, 의식유무, 손상부위와 정도 등).

④ 후송조치(일반병원, 응급실, 구급차 요청 등)에 대해 결정한다.

⑤ 후송조치 전에 응급처치를 해야 할 사항이 있는 경우는 적절한 응급처치를 한다.

⑥ 환자의 운반은 어떤 방법을 잘 판단하여 환자에게 무리가 되지 않도록 조치하여야 한다.

⑦ 환자가 가장 편하다고 하는 자세를 취하도록 도와주고, 의식이 없을 때는 손상부위 등을 고려하여 적절한 조치를 하여야 한다.
⑧ 안색이 창백하면 머리를 낮게 다리는 높게 하고, 안색이 홍색이면 머리를 높게 하고, 안색이 자색이면 인공호흡을 급히 실시하도록 한다.

(3) 심폐소생술

심폐소생술은 심정지로 인해 호흡 · 순환 · 뇌기능이 정지된 상태인 임시 사망에서 회복 불가능한 영구적 사망으로 진행되는 것을 방지하고 순환을 회복시키기 위해 응급으로 가해지는 응급처치 수기를 말한다.

급성심정지란, 갑자기 유효한 심박동이 소실됨으로써 심장의 혈액 방출량이 없어지거나 아주 부족해지는 것을 말한다. 심장의 규칙적인 율동이 소실되고 심장은 불규칙적인 심실세동 상태에 빠지는데 우리는 이것을 흔히 급성심장마비 또는 급성심정지라고 표현한다.

이 때에는 심폐소생술이 필요하며 이는 흉골하반부의 압박과 이완으로 흉곽내 압력변화 효과와 심장의 직접압박 효과로 인공적으로 혈액순환을 일으켜 다시 폐와 심장에서 신체 각 부위로 혈액이 흘러가고 새로운 산소를 공급받기 위해서 폐와 심장으로 다시 돌아오게 한다. 흉부압박을 가하면 경동맥의 흐름이 정상흐름의 1/4 내지 1/3 정도가 된다. 심폐소생술의 심폐정지에 따른 비가역성 뇌무산소증을 방지하여 정상 심박동이 돌아올 때까지 가능한 한 뇌신경조직과 다른 장기들의 기능을 정상적으로 유지시키는 데 목적이 있다.

① 흉부압박법

흉부압박법에는 성인과 아동을 위한 방법이 각각 따로 있다. 여기서는 성인 환자에게 시행하는 흉부압박법만 설명한다. 먼저 환자의 상체 옆에 무릎을 꿇고 앉아 두 손을 위 · 아래로 겹쳐 깍지낀다. 환자의 양쪽 유두를 잇는 선의 가운데 지점에 손바닥을 댄다. 그 뒤 양쪽 팔을 곧게 편 상태에서 수직 방향으로 3.5~5cm 깊이로, 1분에 100회 정도 속도로 빠르게 누른다. 이때 팔꿈치를 구부리지 않는 것이 매우 중요하다. 그래야만 심장을 자극할 만큼의 충분한 힘을 낼 수 있기 때문이다.

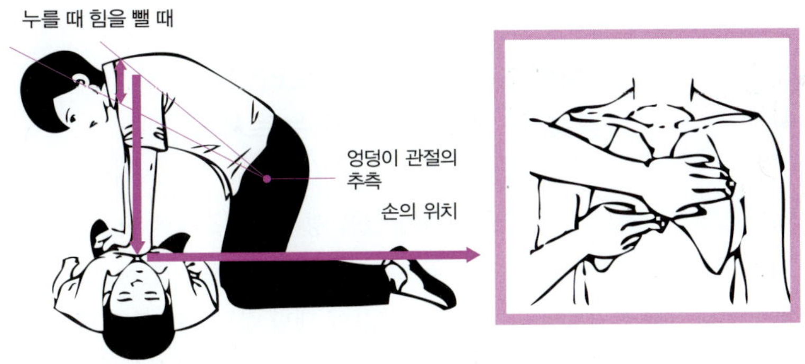

그림 5-7 흉부압박

② 인공호흡법

환자의 이마 부분을 한 손으로 가만히 누르고 다른 손으로 환자의 턱을 잡아 기도를 유지한다. 환자의 입을 벌린 후 공기가 새지 않도록 환자의 코를 잡고 구조자의 입을 환자의 입에 밀착시킨다. 환자의 가슴이 올라오는지 곁눈질로 잘 살피며 1~2초에 걸쳐 공기를 불어넣는다. 이 때 너무 빨리 공기를 불어넣으면 위장에 공기가 들어가 환자가 토할 수도 있으니 주의한다. 그 뒤 코를 잡은 손을 놓아 공기가 외부로 나올 수 있도록 한다. 지금까지는 흉부압박법과 인공호흡법을 30:1의 비율로 시행하였다.

③ 오늘날의 심폐소생술

2010년 10월 18일 국제심폐소생술협회(International Liaison Committee on Resuscitation, ILCOR)와 미국심장협회(American Heart Association, AHA)는 심장마비 등을 목격한 주위 사람은 환자의 가슴을 1분에 100회 정도 압박해서 혈액과 산소가 뇌에 계속 공급되도록 해야 한다는 새 가이드라인을 발표했다.

심폐소생술의 새 가이드라인은 지난 50여년 동안 심장이 멈추고 호흡이 없는 환자에게 실시되는 가장 바람직한 응급처치법으로 여겼던 인공호흡과 흉부압박 병행 방식 대신 흉부압박이 더 유용하다는 것을 나타낸다.

워싱턴대학의 피터 나겔리 교수가 주도하는 연구진은 3,700명의 심장마비 환자들을 상대로 연구한 결과, 흉부압박 방식만 사용한 심폐소생술이 인공호흡과 흉부압박을 병행한 경우보다 22% 더 많은 환자를 소생시켰으므로 효과적이라는 주장을 의학전문지 란셋(Lancet)에 게재했다.

이에 따라 앞으로의 심폐소생술은 인공호흡과 가슴압박을 병행하지 않고 흉부압박법만 시행하면 된다.

심폐소생술 새 가이드라인, '입맞춤' 빼고 가슴만 누르세요

의식을 잃고 쓰러져 호흡이 멈춘 환자가 있을 경우 심폐소생에 나서야 하는데, 이때 많은 이들이 멈칫하는 이유가 인공호흡이다. 생판 모르는 환자 입에 자신의 입을 맞추어 공기를 불어넣어야 하는 인공호흡에 대한 부담감이 크기 때문이다.

하지만 이제 인공호흡에 대한 부담을 가질 필요가 없다. 국제심폐소생술위원회와 미국 · 유럽 심장협회 등은 한국 시각으로 19일 새로운 심폐소생술 가이드라인을 일제히 발표했다.

핵심은 의료인이 아닌 일반인은 흉부압박만 하라는 것이다. 대중친화적인 심폐소생술을 널리 알려서 집과 길거리의 응급 환자를 최대한 살려보겠다는 의도다. 흉부압박만 해도 인공호흡을 병행할 때와 소생 효과가 유사하다는 최근의 학술 연구에 근거한 것이기도 하다.

일반인 목격자가 구급대가 오기 전까지 최소한 흉부압박만 해도 꺼져 가는 생명을 살릴 수 있다는 의미다. 기존에는 인공호흡과 흉부압박을 병행하는 것을 원칙으로 삼았다.

성인환자 흉부압박 요령은 이렇다. 먼저 두 손을 위 · 아래로 겹쳐 깍지낀다. 환자의 양쪽 젖꼭지를 잇는 선과 중앙의 가슴뼈가 만나는 지점에 손바닥을 댄다. 이후 양쪽 팔꿈치를 쭉 편 상태에서 수직 방향으로 최소 5cm 이상 깊이로 누른다. 1분에 100회 속도로 빠르게 해야 한다.

조선일보, 김철중 의학전문기자 제공

(4) 지혈 및 상처부위 보호

정상 성인의 경우 혈액은 체중의 약 7%를 차지하여, 혈액의 10% 이상이 소실되면 위험에 빠지고 2/5 이상 급격히 손실되면 사망하므로 출혈이 있을 때는 지혈이 필수적이다. 외부출혈의 경우 상처가 적을 때에는 멸균 탈지면이나 거즈로 압박하고 상처가 클 경우 과다 출혈에 의한 쇼크가 올 수 있으므로 부위에 따른 적절한 지혈법이 필수적이다. 외부출혈의 지혈법으로 국소압박법, 선택적 동맥압박법, 공기부목, 지형대 등을 사용할 수 있다.

출혈부위가 팔, 다리인 경우 지혈대나 압박붕대로 감은 후 심장보다 높게 위치하도록 한다. 지혈대는 피부괴사가 일어날 수도 있으므로 장시간 쓰지 않도록 주의한다.

코피가 날 때는 머리를 뒤로 젖히고 코에 얼음찜질을 하는 것이 혈관수축에 도움을 주며, 탈지면으로 코 속을 막는 것도 효과적이다.

내부출혈은 외견상 출혈이 보이지 않으나 쇼크 징후(혈압저하, 모세혈관재충혈지연, 빈맥, 피부저체온) 등이 나타나면 내부출혈의 가능성을 염두에 두어야 한다. 또 토혈, 혈뇨, 혈변, 질출혈 등이 발생하면 내부출혈의 가능성을 염두에 두고 신속하게 병원으로 이송하여야 한다.

(6) 쇼크(Shock)

불안감과 두려움으로 인해 맥박이 빠르고 약해지며, 불규칙적인 호흡을 한다. 피부가 창백해지며 산소부족일 경우 청색증이 나타나고 오심과 구토가 나타나고 혈압이 떨어져 의식을 잃는다.

쇼크의 응급처치로는 음식이나 음료를 주지 않아야 하며 갈증을 호소하면 생리식염수로 적신 거즈를 입에 대준다. 편한 상태를 유지시키며 환자의 체온 유지를 위해 담요를 덮고 구토 시에 머리를 옆으로 돌려서 기도를 유지한다.

(7) 주요 구급약품

표 5-24 주요 구급약품

약품명	용도	기타
옥시풀	상처소독	2.5~3.5%의 과산화수소
소독알코올	살균작용	기구소독
암모니아수	벌이나 개미에게 물린 데	암모니아 9.5~10.5%
붕산연고	화상이나 습진의 화농 예방	붕산 분말을 글리세린이나 피마자유에 혼합
붕산수	입이나 눈 세정	붕산을 물에 희석

Chapter 6

보건과 영양

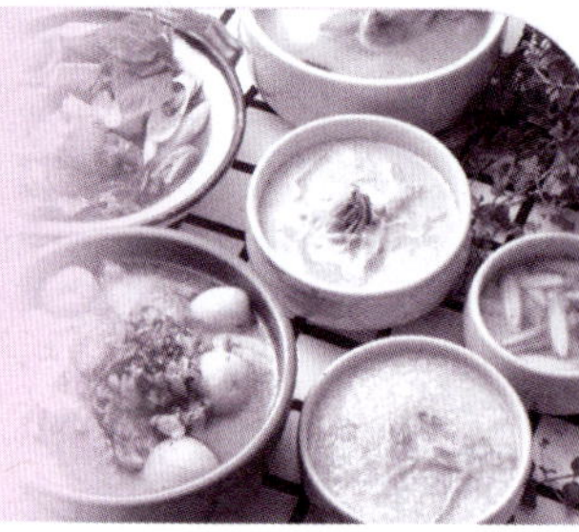

Section 1. 보건영양의 개념

21세기에 들어서면서 경제수준이 보다 향상돼 국민소득도 3만 불 시대를 맞이하게 되었다. 그에 걸맞게 사람들은 건강한 삶을 오랫동안 누리기를 희망하기 시작했다. 또한, 통신과 대중매체의 발달은 생활의 질적 향상으로 이어졌다.

현대인은 건강한 삶과 외모의 아름다움을 유지하는 데 많은 시간 및 비용을 투자하고 있다. 그러기 위해서는 외모를 가꾸는 노력도 중요하지만 근본적으로는 충분한 영양섭취와 적합한 식생활을 영위하는 것이 필요하다. 세계보건기구(WHO)도 건강의 조건에 신체적 · 정신적 · 사회적 안녕을 언급하였고, 단순히 질병이 없거나 허약하지 않은 것뿐만 아니라 더 나아가 건강증진을 위한 질병 예방, 질병의 회복, 재활 단계까지를 건강의 범위로 포함시키고 있다.

건강을 유지하는 방법에는 세 가지가 있다. ① 질병이나 어떤 증세가 나타났을 때 의사에게 진단받고 치료하는 소극적인 방법 ② 건강상 문제를 일으킬 만한 위험요인을 찾아 예방하는 방법 ③ 생활방식과 행동을 통해 삶의 질을 높여 나가는 방법을 들 수 있다.

건강증진을 위한 가장 적극적인 생활방식은 규칙적인 생활습관, 적절한 운동, 균형잡힌 식생활이 바탕이 되어야 한다. 가장 핵심적인 것은 신체의 대사기능이 정상적으로 이루어져야 한다는 점이다. 신체의 모든 기능이 정상적으로 작동될 때 건강하다고 할 수 있으며, 이것은 곧 올바른 사고와 행동의 바탕이 된다.

보건영양은 지역사회 주민을 대상으로 집단의 영양문제를 다루는 분야로 공중보건의 목표인 지역사회 주민의 건강향상을 위하여 음식물과 인간과의 관계를 연구하는 학문이다.

세계보건기구(WHO)는 영양을 '생물의 생명 유지 · 성장, 장기와 조직의 정상적 기능 유지 및 에너지 생산 등을 위하여 음식물을 이용하는 과정' 이라고 정의하였다. 지역사회의 영양 문제는 개인적인 기호, 경제상황, 자연조건, 문화, 관습 등 여러 요소들이 복합적으로 작용한다. 따라서 영양 상태를 향상시켜 주민들의 건강을 증진하기 위해서는 영양문제를 사회현상에 반응하는 인간집단의 행위로 이해하여야 한다.

보건영양 또는 지역사회 영양의 역할은 궁극적으로 지역주민의 건강증진을 위해 식생활을 개선하고 영양부족이나 결핍이 없도록 하는 것이다.

Section 2. 영양소의 종류와 작용

1. 건강한 식생활

건강한 식생활을 영위하기 위해서는 필요한 영양소를 균형있게 섭취하는 것이 중요하다. 즉 식사의 다양성, 적절한 양과 균형은 건강을 위한 식사원칙이다.

신체 대사가 정상적으로 이루어지려면 균형잡힌 식생활이 중요하다. 이것은 신체가 요구하는 모든 영양소가 골고루 잘 배합된 적당량의 식사를 의미하며, 균형잡힌 식생활을 유지하기 위해서는 다음과 같은 세 가지 실천이 필요하다.

① 식품 사이에 균형이 이루어져야 한다.

균형식이란 에너지와 영양소들간의 비율이 적당한 식사를 뜻한다. 모든 영양소를 완전하게 포함하는 식품은 존재하지 않으므로 어느 한 식품군에 편중하지 말고 곡류 및 전분류, 채소, 고기, 생선, 달걀, 우유 및 유제품, 유지 및 당류 등 5대 기초식품군을 골고루 섭취해야 한다.

② 다양한 식품을 선택한다.

다양한 식품을 섭취해야 하는 이유는 완전한 식품이 없기 때문이다. 사람들은 대부분 매일 섭취하는 식품만 선택하기 때문에 균형있는 영양소의 섭취가 힘들다. 과일 역시 종류에 따라 영양소의 함유가 다르다. 예를 들어 딸기의 경우에는 비타민 C가 많이 들어 있는 반면에 복숭아는 비타민 A가 많이 들어 있다.

따라서 과일을 먹을 경우에도 한 종류의 과일만 계속 먹기보다는 여러 과일을 다양하게 먹는 것이 영양소의 균형있는 섭취를 위해 바람직하다. 과일 · 야채류의 섭취가 부족할 때 우리는 흔히 비타민과 무기질 영양보충제를 통해 보충받기도 하지만 자연식품에 들어 있는 생리활성 물질의 섭취는 불가능하다.

③ 적당한 양의 식품을 섭취한다.

적절한 양을 섭취한다는 것은 5대 기초식품군을 필요한 양만큼 섭취하여 영양소를 조절하는 것을 말한다. 한 가지 식품을 과도하게 섭취하면 상대적으로 다른 영양소의 섭취량이 적어지므로 각 식품군의 양을 골고루 조절하여 섭취하는 것이 중요하다.

2. 영양소의 3대 작용

(1) 신체의 조직 구성

인체는 유기물인 단백질(약 16%), 지방질(약 14%), 탄수화물(소량)과 무기물인 무기질(약 5%), 수분으로 구성되어 있다. 그 중 물은 조직 구성요소 중 가장 비중이 높아 성인 체중의 약 65%를 차지한다. 인체를 구성하는 원소는 산소, 탄소, 수소, 질소, 칼슘 등 20여 종이다.

(2) 신체의 열량 공급

영양소는 신체가 활동할 수 있는 원동력이 되는 에너지, 즉 열량을 공급한다. 열량의 단위는 칼로리를 사용하는데 탄수화물 및 단백질은 1g당 약 4kcal, 지방질은 약 9kcal 의 열량을 발생한다.

(3) 신체의 생리기능 조절

체내에서 여러 가지 생리기능의 조절작용과 보조역할을 한다. 필요한 영양소로는 비타민, 무기질, 물이 있다.

3. 우리 몸에 필요한 5대 영양소

(1) 탄수화물(carbohydrate)

탄수화물은 단순당질과 복합당질로 나뉜다. 단순당질에는 포도당 · 과당과 같은 단당류와 설탕 · 맥아당 · 유당과 같은 이당류가 포함되며, 복합당질에는 전분과 식이섬유질 중 비전분 다당류가 포함된다.

탄수화물은 주된 에너지원(4kcal/g)으로서 정상적인 에너지대사에 필수적이지만 탄수화물 자체의 최소 필요량이나 적정 섭취량에 대한 관심보다는 탄수화물과 지방 섭취량의 상대적인 변화가 인체에 미치는 기능 측면에서 관심을 받아왔다. 지방질만으로 열량을 공급하면 산성의 중간산물이 생겨 산혈증(acidosis)을 초래하므로 전 열량의 10% 이상은 탄수화물로 공급하여야 한다.

탄수화물은 총 열량의 60~70%로 하고 이에 해당하는 대부분을 복합당질에서 취하며, 만성 퇴행성 질환의 예방적 차원에서 총 식이섬유질은 1일 20~25g 섭취를 권장하고 있다.

(2) 단백질

물 다음으로 우리 몸에 많이 들어 있는 영양소로서 에너지원으로 이용된다. 뼈 · 근육 · 머리카락 등의 몸 구성성분으로 중요하며, 몸 안에서의 대사에 관여하는 효소, 조절에 관여하는 호르몬 형태로 생리기능 유지 역할을 한다. 1g당 4kcal 의 에너지를 내며 여러 종류의 아미노산으로 구성되어 있다.

단백질은 근육, 결합조직 등 신체조직을 구성할 뿐만 아니라 효소, 호르몬, 체내 필수 물질의 운반과 저장, 항체, 체액과 산 · 염기 평형 등 중요한 기능을 한다.

단백질이 결핍되면 성장저해가 오고 질병에 대한 저항력도 약해진다. 단백질 섭취가 오랜 기간 부족하면 성장이 저해되고 질병에 대한 민감도가 증가하며 부종과 빈혈이 나타난다. 단백질의 결핍은 성인보다 어린이에게 더 많이 발생하는데, 영 · 유아의 단백질 부족으로 인한 질병은 콰시오커(kwashiorkor)라고 하며 특히 이유기 이후에 영양이 부족할 때 나타난다. 단백질뿐만 아니라 에너지까지 부족하게 되면 마라스무스(marasmus)라는 결핍증도 발생할 수 있다.

반대로 단백질을 과잉섭취하면 당질이나 지질로 전환되어 체내에 축적되어 비만을 유발한다. 또한 체내대사를 항진시켜 체온을 상승시키고 이로 인하여 혈압도 높아지며 쉽게 피로를 느낀다.

과잉의 단백질 섭취는 알칼리성 장액의 분비를 증가시켜 대변이 알칼리성이 되어 변비가 생기고 피부에 악영향을 미친다. 권장량의 2배 이상을 장기적으로 섭취하면 신장에 부담을 주고, 수분과 칼슘이 손실되어 여성의 골다공증 위험을 증가시킨다.

우리나라 성인의 단백질 권장량은 총 열량의 20%이며, 1일 1.0g/kg으로 남자 성인은 1일 70g, 여자성인은 1일 55g이다. 임신 중에는 15g, 수유기간에는 20g을 추가하여 권장하고 있으며, 노인의 단백질 필요량은 성인과 같다.

(3) 지질(lipid)

지방은 1g당 약 9kcal의 열량을 내는 영양소로, 역시 중요한 에너지원이다. 우리나라는 최근 20년 사이 식생활이 급격히 변해 지방 섭취량이 증가하고 있다. 지방은 농축된 에너지 급원(9kcal/g)으로 지용성 비타민의 소화를 돕고 식품의 향미를 높여 맛을 좋게 한다.

비만환자에게 나타나는 여러 가지 합병증으로 인하여 지방에 대해 부정적인 편견을 가진 사람이 많으나 식이지방은 총 섭취량뿐만 아니라 지방을 구성하고 있는 지방산의 형태와 구조에 따라 체내에서 작용기전이 다른 것으로 보고되고 있다. 지방 섭취량은 총 열량의 15~25%의 범위 안에서 권장하고 있으며, 에너지 요구도가 높은 성장기나 임신 · 수유기에는 지방 섭취량을 높이고 만성질환의 이환율이 높은 노년기에는 지방 섭취량을 낮추는 것이 바람직하다. 콜레스테롤 섭취량은 1일 300mg을 초과하지 않도록 권장하고 있다.

지방은 피부 아래층에 쌓여 체온을 유지하고, 충격을 완화하는 역할을 하기도 한다. 지방은 적은 양으로도 많은 에너지를 낼 수 있기 때문에 소모되는 양은 적고, 그 대신 피하에 쌓이는 양은 많다. 요즘 아동 · 청소년 비만이 사회적 문제로 떠오르고 있지만, 일부 젊은 여성들이 지방 섭취를 과도하게 기피하는 것도 문제가 되고 있다.

(4) 비타민(vitamin)

비타민은 극미량으로 생리기능을 조절하는 유기화합물로서 인체 내에서는 합성되지 않으며 용해도에 따라 지용성과 수용성으로 분류된다.

1) 지용성 비타민

비타민 A는 시각, 성장, 생식, 그리고 면역체계의 보존에 중요한 역할을 하는 영양소이다. 우리나라의 경우는 결핍증세가 흔하지 않지만 국민영양조사 결과에 의하면 권장량보다 섭취율이 낮은 편이다.

비타민 D는 칼슘과 인의 대사에 영향을 미치는 호르몬 기능을 지니고 있으며, 동시에 칼슘과 인의 장내 흡수를 촉진하고 칼슘을 뼈에 침착시키는 역할도 한다. 비타민 D가 결핍되면 뼈가 약해짐으로써 변형을 초래하며 골격의 석회화가 이루어지지 않아 어린이의 경우는 구루병, 성인의 경우에 골연화증이 나타난다. 성인은 일광에 노출되는 시간이 길기 때문에 1일 5μg의 비타민 D를 권장하고 있으며 20~49세 성인 이외의 모든 연령층에 10μg을 권장하고 있다.

비타민 E는 항산화제로 잘 알려져 있는데, 우리나라 성인 남녀의 비타민 E 권장량은 10mg α~TE이며 임신 후반기에 2mg, 수유기에 3mg을 더 섭취하도록 권장하고 있다.

비타민 K는 혈액응고를 위해 필요한 영양소로서 장내 미생물에 의해 합성되므로 결핍증은 쉽게 발생하지 않는다.

2) 수용성 비타민

비타민 C는 신경전달물질의 합성, 철의 흡수, 면역기능, 상처회복과 그 밖에 엽산, 아미노산, 포도당 등의 대사에도 관여한다. 비타민 C가 결핍되면 모세혈관이 쉽게 파열되고 피부, 점막, 내장기관, 근육에서 출혈이 생기며, 체중 감소, 면역기능 감소, 빈혈 등이 나타난다. 또한 상처회복이 느려져 세균감염에 대한 저항력도 감소된다. 우리나라 성인의 비타민 C 권장량은 남녀 구별없이 70mg이며, 임신기에 15mg, 수유기에 35mg의 추가 섭취를 권장하고 있다.

비타민 B_1은 탄수화물대사를 비롯한 에너지대사에 참여하며 과다한 육체노동, 발열, 임신, 수유 시에 필요량이 늘어나 결핍이 되기 쉽다. 비타민 B_1이 결핍되면 각기증세, 경련성 운동실조, 신경증상, 식욕부진, 피로 등의 증상이 나타난다. 성인의 비타민 B_1 섭취는 1,000kcal당 0.5mg으로 하되, 2,000kcal 미만을 섭취하는 경우에도 1일 1.0mg 이하가 되지 않도록 한다. 탄수화물, 지방, 아미노산대사에 필수적인 비타민 B_2의 성인 권장량은 0.6mg/1,000kcal로 하루에 2,000kcal 이상을 섭취하지 못하는 사람도 최저 1.2mg 섭취를 권장하며, 노인도 성인과 같은 수준으로 권장하고 있다.

비타민 B_3는 체내에서 탄수화물대사, 지방산대사, 세포호흡, 스테로이드 합성 등에 관여한다. 성인의 권장량은 6.6 mgNE/1,000kcal로 하되, 2,000kcal 미만으로 섭취하는 경우도 1일 섭취량은 13mgNE 이하가 되지 않도록 권장한다. 니아신(niacin)이 결핍되면 피부, 소화기관, 중추신경계에 영향을 미친다.

대표적인 니아신 결핍증세인 펠라그라(pellagra)는 마치 화상을 입은 것 같은 피부염(dermatitis)이 대표적인 증상으로 나타나며, 심해지면 설사(diarrhea), 기억력 감소(dementia)를 거쳐 사망(death)에 이른다. 그 때문에 펠라그라를 4D 질병이라고도 한다. 피리독신이라고 부르는 비타민 B_6 요구량은 단백질 섭취량이 증가할수록 늘어나므로 단백질 소비량을 기준으로 정해진다. 성인의 경우에 단백질 1g당 0.02mg을 노인은 단백질 섭취량이 70g 미만인 경우에도 하루 1.4mg 을 권장한다.

적혈구 생성에 필요한 핵산 합성에 관여하는 엽산은 아미노산과 핵산 합성에 필수적인 영양소이며 세포분열과 성장에 특히 중요하다. 엽산 부족 시에 거대적아구성 빈혈이 나타난다.

엽산 결핍은 임신부, 수유부, 조산아, 사춘기 아동, 노인 등에 발생하며, 특히 임신부나 수유부의 엽산 결핍은 전세계적인 영양문제로 인식되고 있다. 성인과 노인의 권장량은 남녀 모두 250㎍이며, 임신기에 250㎍, 수유기에 100㎍을 추가로 권장하고 있다.

표 6-1 수용성 비타민과 지용성 비타민의 일반적 특성

수용성 비타민	지용성 비타민
• 물에 용해된다. • 체내 저장되지 않는다. • 소변으로 쉽게 배설된다. • 결핍증세가 빨리 나타난다. • 필요량을 매일 공급해야 한다. • 일반적으로 전구체가 없다.	• 기름과 유기용매에 용해된다. • 체내 저장된다. • 체외로 배출되기 어렵다. • 결핍증세가 서서히 나타난다. • 필요량을 매일 공급할 필요는 없다. • 전구체가 있다.

(5) 무기질(minerals)

무기질은 화학적 에너지는 없으나 신체의 조절 기능에 중요한 역할을 한다.

신체 내 함유량이 체중의 0.01%보다 많거나 1일 섭취량이 100mg 이상이면 다량 무기질이라고 하며, Ca, P, Na, K, Cl, Mg 및 S 등이 이에 속한다. 신체 내 함유량이 체중의 0.01% 미만이거나 1일 섭취량이 100mg 미만인 것은 미량 무기질이라고 하며 Fe, Zn, F, I, Se 등이 이에 속한다.

무기질의 기능은 신체 골격 형성, 생리기능, 기타 체액의 구성, 산과 염기의 평형조절 등이다.

1) 다량 무기질

칼슘은 인체에 가장 많이 들어 있는 무기질로서 뼈를 구성하며, 혈장의 칼슘은 신경의 흥분, 혈액응고, 근육수축 등 신체의 기본적인 활동을 조절한다. 칼슘은 우리나라 식생활에 있어서 가장 결핍되기 쉬운 영양소 중 하나이다. 특히 권장량의 75% 미만을 섭취하는 가구 수가 전 가구 수의 50%를 차지한다. 한국 성인의 일일 칼슘 권장량은 700mg이고 임신부는 300mg이며 수유부는 400mg을 추가로 권장하고 있다.

인은 체내에서 칼슘의 기능과 대사적으로 밀접한 관계를 맺고 있어서 칼슘과 비슷한 수준으로 섭취하도록 권장한다. 현재 우리나라 식생활에서 인의 섭취량은 충분하며 오히려 인스턴트 식품의 섭취 증가에 따른 과잉섭취가 우려되고 있다. 인은 체중의 약 1%를 차지하며 거의 모든 식품에 골고루 함유되어 있어서 정상적인 식사를 하는 사람에게는 결핍증이 거의 나타나지 않는다.

마그네슘은 체내 함유량의 50% 이상이 뼈에, 나머지는 근육조직 등에 존재한다. 뼈와 치아의 석회화, 단백질 합성과 뇌 조직에 중요한 역할을 하며, 그 외 나트륨, 칼륨, 염소는 체액의 정상 유지와 관련이 있다. 마그네슘 결핍증은 테타니(tetany)로, 근육 경련으로 인한 발작증세가 대표적이다.

2) 미량 무기질

철분은 산소의 운반과 세포호흡의 생리과정에서 꼭 필요한 무기질이다. 철 결핍의 위험이 높은 시기는 급격한 신체 성장이 이루어지는 영·유아기, 사춘기, 월경혈의 손실이 있는 가임기, 철의 필요가 증가하는 임신기이다. 철분의 권장량은 성인 남자가 하루 12mg, 여자 16mg이며, 임신 전기에 4mg, 임신 후기에 8mg, 수유기에 2mg을 추가 권장한다.

아연은 모든 동물세포의 구성성분으로 체내에서 여러 효소작용과 구조에 관여하고, 여러 호르몬의 활성과 면역기능 강화 등에 중요한 기능을 한다. 아연은 식품에 널리 존재하기 때문에 극심한 아연 결핍은 드물지만 경미한 상태의 아연 결핍은 세계적으로 만연해 있는 실정이다. 아연 섭취권장량(10~75mg 이상)은 남자 12mg, 여자 10mg이다. 임신기에 3mg, 수유기에 6mg을 추가로 권장하고 있다.

그 밖에 철분의 흡수를 촉진하는 구리, 갑상선 호르몬에 관여하는 요오드, 칼슘의 보유를 증가시키는 불소가 있다.

표 6-2 영양소의 과 · 부족증

단백질	과잉섭취	• 단백질 섭취량이 높으면 지방 섭취량도 높아짐으로써 지방의 과잉섭취 유발 • 어린이의 경우 체성분 변화 • 신장 및 간의 비대 • 아연, 칼슘 등 무기질 배출
	섭취부족	• 단백질-에너지 영양부족(protein-energy malnutrition;PEM) : 세계에 만연한 형태의 영양부족으로 세계 5억 명 이상의 어린이가 영향을 받음 • 단백질 부족(콰시오커, kwashiokor) : 발육 지연, 피부와 모발의 색소 변화, 부종 등을 유발 • 성장지연, 면역력 부족, 학습능력 부족
탄수화물	과잉섭취	• 혈당은 호르몬의 조절을 받으므로 단순하게 설탕류나 전분의 섭취가 많다고 혈당이 높아지는 것은 아님, 혈당상승에는 지방 섭취, 스트레스, 유전인자 등 다른 요인들이 함께 작용함 • 최근에는 정제(도정)된 탄수화물의 섭취비율이 높아진 것이 비만, 당뇨병, 심장순환계 질병과 관련이 있는 것으로 보고되고 있음
	섭취부족	• 혈액 내 포도당 수준이 내려가 저혈당 증세가 나타남. 일반적인 증상으로는 어지럼, 두통, 근육무기력 등이 있으며, 대부분의 경우에는 적당한 음식섭취로 증상이 사라짐 • 특히 식사간격이 길어서 체내 탄수화물 저장이 고갈된 상태인 아침에 식사를 하지 않고 직장에 나가거나 심한 운동을 하는 경우는 저혈당 증세가 나타날 수 있으므로 활동하기 전에 적절한 음식섭취가 바람직함
지방	과잉섭취	• 살이 찌고, 간장에 축적되면 지방간이 생김 • 혈중 콜레스테롤이 증가하여 동맥경화, 고혈압이 생김
	섭취부족	• 성장발육이 늦어지며, 피부염을 일으킴 • 피로하기 쉽고, 추위를 많이 느낌
무기질	칼슘(Ca)	• 성장정지, 골격이 약해짐, 치아의 기형, 구루병
	인(P)	• 허약, 식욕감퇴, 골격의 통증
	마그네슘(Mg)	• 신경장애
	나트륨(Na)	• 식욕감퇴, 근육경련
	칼륨(K)	• 근육쇠약
	염소(Cl)	• 식욕감퇴, 성장정지, 근육경련
비타민	비타민 A	• 각막 건조증, 각막 연화증
	비타민 D	• 구루병(유아와 어린이)
	비타민 E	• 신생아 출혈
	비타민 C	• 괴혈병
	비타민 B_1	• 각기병(습성 또는 건성)
	비타민 B_2	• 구각염, 구순염, 설염, 음부염증
	비타민 B_{12}	• 악성빈혈

http://healthguide.kihasa.re.kr/kor/health/mutrition.html

Section 3. 건강증진

1. 기초대사

신체는 기초대사량, 활동대사량, 특이동적 작용에 쓰이는 에너지를 필요로 한다. 기초대사량은 생명현상을 유지하기 위해 무의식적으로 일어나는 불수의적 활동의 대사에 필요한 열량을 뜻한다. 측정법은 소비한 산소량과 배출한 이산화탄소의 양으로 호흡상을 구하여 대사열량을 얻을 수 있다. 기초대사량은 신체의 크기, 신체 구성성분, 성별, 연령, 기후, 내분비, 체온, 영양상태, 수면 등의 영향을 받는다. 기초대사량은 체표면에 비례하므로 종래에는 기초대사량을 1시간의 체표면적 1m당 kcal(kcal/m/hr)로 표시하였다.

기초대사량은 식품의 섭취에 따른 대사량 증가를 피하기 위하여 식후 12~18시간이 경과한 이른 아침 18~20℃의 실내에서, 정신적으로 안정된 상태로 조용히 누워 있을 때 측정한다. 기초대사 이외에도 일상생활에는 여러 가지 활동을 위한 에너지가 필요한데, 이것을 격외대사(extra energy)라고 한다.

2. 활동대사

활동대사는 근육활동에 필요한 열량으로 체중이나 활동 정도에 따라 달라진다. 어떤 종류의 활동이건 사람이 활동을 하려면 근육이 수축되어야 하고, 근육수축이 일어나려면 에너지가 필요하다. 육체적 활동, 즉 근육 수축이 일어나는 과정을 활동대사라 하고, 이에 필요한 에너지를 활동대사량이라고 한다.

(1) 1일 소모 에너지량

사람의 에너지 소비량은 각 개인의 생활 상태, 환경조건에 의해 달라지기 때문에 성별, 연령, 체격, 신체활동을 고려해서 결정해야 한다. 따라서 활동에 필요한 에너지는 기초대사량과 총 활동대사량 및 특이동적 작용에 의해 소모되는 양에 의해 결정된다. 특이동적 작용의 에너지 소모량을 보통 10%로 계산한다.

하루 동안 쓰이는 에너지량(A)은 기초대사량(B)과 생활 활동에 소요되는 에너지량(BX) 및 식품 섭취에 의한 에너지 소비량 등을 합한 것을 말하며, 다음 식에 의해 구한다.

A = B + BX = A/10

A : 1일 에너지 소요량(kcal)

B : 1일 기초대사량(kcal)

X : 생활활동지수(index of living activity)

BX : 1일 생활활동에 소요되는 에너지량

A/10 : 1일 특이동적 작용에 소요되는 에너지량

일상생활 활동에 소요되는 에너지량(BX)은 이것이 기초대사량의 몇 배에 해당하는가를 나타내는 것으로 생활활동지수(X)를 이용해 계산한다. 이 X는 생활시간 조사와 에너지대사율(relative metabolic rate)의 실측치로부터 각 연령별로 나눌 수 있으나 여기서는 표 6-3과 같이 근로강도에 따라 구분하였다.

표 6-3 활동별 에너지대사율과 생활활동지수

근로강도	주활동의 RMR	생활활동지수(X)
경작업	0.0~0.9	0.38
중등작업	1.0~1.9	0.54
강작업	2.0~6.9	0.82
중노동	4.0~3.9	1.08

(2) 노동할 때의 에너지 소비량

기초대사량은 가만히 누운 상태에서 측정한 값으로, 실제 활동대사에 필요한 에너지량은 기초대사량을 초과한 값을 이용하기보다는 식후 안정 시 대사량을 초과한 값을 이용하는 것이 편리하다.

노동할 때 소비대사량이 기초대사량의 몇 배인가를 나타내는 값을 에너지대사량(Relative Metabolic Rate, REM)이라고 한다. 노동강도를 나타낼 때는 에너지대사율을 사용하며 다음과 같이 계산한다.

$$\text{RMR} = \frac{\text{활동 시 열량소요} + \text{안정 시 열량소요}}{\text{기초대사량}} = \frac{\text{활동대사량}}{\text{기초대사량}}$$

일반적으로 수면 시 RMR은 기초대사량의 0.9, 보행 시에는 1.5, 달리기할 때는 4.0~7.0, 경작업 시는 1.0, 중등노동 시 1.0~2.0, 중노동 시는 4.0~7.0이다. 다음 표 6-4는 기초대사량을 100으로 보았을 때 활동에 따른 대사량을 나타낸 표이다.

표 6-4 기초대사량과 활동에 따른 대사량의 비교

활동	대사량	활동	대사량
안정(기초대사량)	100	보행	272
앉은 생활	119	달리기	456
기립생활	144	급히 달리기	636

3. 특이동적 작용

식품의 특이동적 작용은 섭취한 음식이 소화 · 흡수 및 대사에 에너지를 내주는 과정 자체에 필요한 대사량으로 기초대사량과 활동대사량의 약 10%를 차지한다.

영양상태의 판단은 객관적인 판단과 주관적인 판단으로 나누어 볼 수 있다. 객관적 판단으로는 신체의 형태면에서 보는 방법과 기능면에서 보는 방법이 있다. 주관적인 판단 요인은 식욕, 통편(通便), 수면, 피로도, 내구력(耐久力), 저항력, 권태감, 정신상태 등을 들 수 있다.

Section 4. 영양상태의 판정 및 영양장애

1. 객관적 판단

(1) 형태면에서 보는 방법

신체의 형태와 구조가 실제의 체력과 일치하며 또한 잠재 체력을 갖고 있을 때 평가가 가능하다. 신장, 체중, 흉위, 앉은키 등의 신체계측치를 기준치와 비교해 판정하거나 이들 조합에 의한 계측 방법이 쓰이고 있다.

영 · 유아에게는 '카우프(Kaup) 지수' 가 사용되는데 22 이상은 비만아, 15 이하는 마른 아이로 판정한다. 초등학교 입학 전 소아에게는 '뢰러(Rohrer) 지수' 가 사용되며 160 이상은 비만으로 판정한다. 성인의 비만증 판정에는 '브로카(Broca) 지수' 를 이용하거나 피하지방층의 두께를 측정하는 방법이 있다.

영양상태 조사는 흔히 신체계측치를 이용하는데 주로 이용되는 지수에는 다음과 같은 종류가 있다.

$$비만도(obesity\ index) = \frac{실측체중+표준체중}{표준체중} \times 100$$

$$뢰러(Rohrer)\ 지수 = \frac{체중}{신장^2} \times 10$$

$$비체중(relative\ weight) = \frac{체중(kg)}{신장(cm)} \times 10^2$$

$$브로카(Broca)\ 지수 = \frac{체중(kg)}{신장(cm)-100} \times 100$$

$$카우프(Kaup)\ 지수 = \frac{체중}{신장^2} \times 10^4$$

(2) 기능면에서 보는 방법

최근에는 영양 상태나 질병의 판정을 위해서 생화학적 검사 방법을 많이 이용하는데, 혈액검사나 소변검사 등 미량 정량검사와 간이 정량법이 발전함에 따라 임상검사나 집단검사에 응용되고 있다.

2. 주관적 판단

임상증상에 의한 판단으로 의사의 진찰과 많은 경험에 의해 신체에 나타나는 상태를 판정한다. 그러나 영양결핍으로 인한 임상증상은 영양결핍이 심각하게 오랜 기간 동안 계속되어야 나타나므로 많은 장애요소가 있다.

3. 영양장애

영양장애란 영양소의 과다섭취나 부족으로 발생하는 결핍증 · 비만증 등의 건강장애나 질병상태를 의미한다. 영양장애의 증상은 아래와 같다.

① **결핍증** : 필요영양소의 결핍으로 발생하는 병적상태를 의미한다.

② **저영양** : 열량섭취의 부족상태를 의미한다.

③ **영양실조증** : 영양소의 공급이 질적 · 양적으로 부족하여 나타나는 건강하지 못한 상태

④ **기아상태** : 저영양과 영양실조증이 함께 발생한 상태

(1) 영양장애의 판정기준

1) 열량단백질 결핍증(실조증)

개발도상국이나 후진국 어린이에게 주로 발생한다. 출생 직후부터 영유아기에 모유나 분유의 공급이 부족하거나 비위생적인 상태에서 수유했을 때 설사가 계속되어 발생하는 마라스무스(Marasmus)증, 단백질 결핍현상으로 주로 이유기 이후 어린이에게 잘 발생하며 체중이 평균보다 낮고 감염병 감염이 잘 되는 콰시오커(Kwashiorkor)증이 이에 속한다.

2) 비만증

영양 과다섭취로 인한 영양장애로, 운동선수의 근육발달로 인한 체중과다는 비만이라고 하지 않는다. 열량 영양소를 과량섭취할 경우에 당질이 지방질로 변환돼 축적되어 당질로 다시 환원되지 않는데, 평균 체중의 20% 를 초과하는 경우로 체지방이 체중의 25%에 이르면 비만이라고 한다.

비만증은 유전적 요인, 과다열량 섭취, 운동부족, 내분비계 장애 및 심리적 요인의 작용이 원인이며, 진단은 외모, 피하지방층 두께, 신장과 체중의 비교, 체성분 등에 의해서 판단한다. 우리는 흔히 비만의 악영향으로 5D를 말하는데, 그것은 용모손상(disfigurement), 불편(discomfort), 활동불편(disability), 질병(disease), 사망(death)을 말한다.

Section 5. 영양개선

1. 영양개선의 목표

전 국민의 질병을 예방하고, 건강을 증진시키며, 국민 복지와 번영에 기여하기 위해서는 영양개선이 이루어져야 한다. 영양개선을 이루기 위한 사항은 다음과 같다.

① 국민에게 영양에 관한 지식을 보급하며, 영양수준의 향상 · 발전을 도모한다.
② 영양을 개선하여 질병을 예방하며, 건강검진을 권장한다.
③ 체력 향상과 경제 안정을 통해 생활과 문화의 향상 · 발전을 도모한다.
④ 국민 복지와 번영에 기여하는 것을 목표로 한다.

2. 국민 영양개선의 중요성

① 국민들의 균형잡힌 영양공급은 건강한 신체와 왕성한 창조력 · 노동력을 증진시켜 높은 생산성을 보장하는 기초가 된다.
② 정부는 영양정책의 목표를 개인의 건강증진을 바탕으로 국가와 사회의 발전은 물론이고 국민 전체의 복지증진에 두고 있다. 우리나라도 경제의 급속한 발전에 따른 국민의 건강에 대한 욕구 증대에 알맞게 영양개선 정책을 전환해야 할 시점에 와 있다.
③ 국민영양 개선은 전통적인 식습관 자체의 변화가 있어야 하므로 국민들의 편식이나 조식(朝食)을 예방하기 위해서는 외식에 대한 영양평가를 실시, 소비자의 기호와 영양을 고루 충족시키는 방안을 강구하여야 한다.

우리나라 국민 영양문제는 다음과 같은 문제점을 안고 있다.

- 지역간 · 계층간의 영양상태 불균형
- 국민 영양개선 지도를 위한 행정체계와 각종 기초자료의 미비
- 일반 국민들의 영양에 관한 인식 부족
- 장래 국민 자질 향상을 위한 조기 영양관리 및 지도기준의 미약 등

3. 건강한 식생활의 요령

활력있는 생활과 건강을 위해서는 균형있는 영양섭취가 필수적이다. 다음과 같은 몇 가지 유의사항을 지켜 충분한 영양을 섭취하도록 함이 바람직하다.

2002년 보건복지부에서는 생애주기별 성인을 위한 새로운 식생활지침을 발표하였다. 이와 같은 식생활 목표와 지침은 '2010 국민건강증진종합계획' 에 따라 국민건강목표를 수명 연장과 주요 질병관리로 하며, 특히 영양만족 달성의 목적을 지닌다. 2016년 현재, 국민건강증진법 제4조에 따라 수립된 「제4차 국민건강증진종합계획(Health plan 2016~2020)」이 발표되었다.

(1) 성인을 위한 식생활 목표

① 열량과 단백질은 권장량에 알맞게 섭취한다.
② 칼슘, 철분, 비타민 A, 리보플라빈의 섭취를 늘린다.
③ 지질섭취는 총 열량의 20% 를 넘지 않도록 한다.

④ 소금은 하루에 10g 이하로 섭취하도록 한다.

⑤ 알코올 섭취를 줄인다.

⑥ 건강체중(BMI 18.5~25)을 유지한다.

⑦ 바른 식습관을 유지한다.

⑧ 전통 식생활을 발전시킨다.

⑨ 식품을 위생적으로 관리한다.

⑩ 음식의 낭비를 줄인다.

(2) 성인을 위한 식생활 실천 지침

① 채소, 과일, 우유 제품 매일 먹기
- 여러 가지 채소를 매일 먹는다.
- 다양한 제철 과일을 먹는다.
- 우유, 요구르트, 치즈 등 우유 제품을 간식으로 먹는다.

② 지방이 많은 고기와 튀긴 음식 적게 먹기
- 고기는 기름을 떼어내고 먹는다.
- 튀기거나 볶은 음식을 적게 먹는다.
- 등푸른 생선을 자주 먹는다.

③ 짠 음식을 피하고, 싱겁게 먹기
- 장아찌, 젓갈 같은 짠 음식을 적게 먹는다.
- 음식을 만들거나 먹을 때 소금이나 간장을 적게 사용한다.
- 국과 찌개의 국물을 적게 먹는다.

④ 활동량을 늘리고 알맞게 섭취하기
- 운동은 1회 30분 이상, 1주 3~4회 이상 실천한다.
- 생활 속에서의 신체 활동을 늘린다.
- 단 음식과 단 음료를 제한한다.
- 건강 체중을 유지한다.

⑤ 술을 마실 때는 그 양을 제한하기
- 되도록 음주를 피한다.
- 남자는 하루 2잔, 여자는 1잔 이내로 제한한다.
  (2잔은 소주 3잔, 맥주 2캔, 양주 2잔에 해당한다.)
- 임신부나 청소년은 절대 술을 마시지 않는다.

⑥ 세 끼 식사를 규칙적으로 즐겁게 하기
- 아침을 거르지 않는다.
- 저녁 식사는 가족과 함께 즐겁게 한다.

⑦ 음식은 먹을 만큼 준비하고, 위생적으로 관리하기
- 음식은 먹을 만큼 만들거나 주문한다.
- 남은 음식은 바로 냉장 보관하고, 오래 두지 않는다.

⑧ 밥을 주식으로 하는 생활 즐기기
- 밥과 다양한 반찬을 갖춘 식단으로 영양 균형을 유지한다.

4. 한국인의 영양권장량 및 영양소 섭취기준

전 국민 개개인의 건강을 유지하고 생활활동을 원활하게 하는 데 필요하며, 충분한 영양섭취량의 이론적 표준을 수치로 나타낸 것을 영양권장량이라고 한다. 영양권장량은 영양조사로 얻은 지역주민의 영양섭취 상태를 평가하고 식량 생산이나 수입정책 등의 계획을 세우는 데 기초 자료로 이용된다.

영양권장량은 건강한 사람들을 위한 에너지 및 영양소 권장량이며 하루에 꼭 필요한 요구량이 아닌 충분한 영양에 대한 권장량을 의미한다. 이러한 영양권장량은 사회생활의 변동과 새로운 영양학 관련정보를 통해 항상 재조정되어야 하므로 각 나라에서는 거의 5년마다 개정되고 있다. 전 국민 영양상태의 추세와 식품섭취 수준 및 현재의 생활상태를 평가하여 일정기간 간격을 두고 계속 검토하고 재조정해야 한다.

우리나라에서는 1962년에 처음으로 영양권장량을 FAO 한국협회 사업으로 책정하였다. 그 후 1967년에 국민체위 및 영양지식의 변화에 따라 개정하였으며, 1975년에 2차 개정, 1980년 3차, 2000년까지 7차례 개정되었다. 이후 2005년 영양학회는 '한국인 영양소 섭취기준을 제정하였고, 2010년에 개정하였다. 그리고 2010년에 국민영양관리법이 제정됨으로써 보건복지부는 그 동안 한국인 영양소 섭취기준을 제정해 왔던 한국영양학회에 '2015 한국인 영양소 섭취기준' 제정사업을 위탁하였으며, 이에 따라 한국영양학회는 2015년 12월 말에 이를 국가치원에서 처음으로 발표하였다.

표 6-5는 '2015 한국인 영양소 섭취기준' 중 비타민에 관한 요약표이다.

표 6-5 한국인 1일 영양권장량(2015 한국인 영양소 섭취기준)

연령	체중 kg	신장 cm	에너지 kcal	단백질 g/일	비타민 A μg RE/일	비타민 E mg α-TE	비타민 C mg	비타민 B_1 (티아민) mg	비타민 B_2 (리보플라빈) mg	니아신 mg NE	비타민 B_6 mg	엽산 μg	칼슘 mg	인 mg	철분 mg	아연 mg
영아(개월)																
0~5	6.2	60.3	550			3	35*	0.2*	0.3*	2*	0.1*	65*	210*	100*	0.3*	2*
6~11	8.9	72.2	700	15		4	45*	0.3*	0.4*	3*	0.3*	80*	300*	300*	6	3
유아(세)																
1~2	12.2	86.1	1000	15	300	5	35	0.5	0.5	6	0.6	150	500	450	6	3
3~5	17.2	107.0	1400	20	350	6	40	0.5	0.6	7	0.7	180	600	550	7	4
남자(세)																
6~8	25	122.2	1700	30	450	7	55	0.7	0.9	9	0.9	220	700	600	8	6
9~11	35.7	139.6	2100	40	600	9	70	0.9	1.2	12	1.1	300	800	1200	11	8
12~14	50.5	158.8	2500	55	750	10	90	1.1	1.5	15	1.5	360	1000	1200	14	8
15~18	62.1	171.4	2700	65	850	11	105	1.3	1.7	17	1.5	400	900	1200	15	10
19~29	65.8	173	2600	65	800	12	100	1.2	1.5	16	1.5	400	800	700	10	10
30~49	63.6	170	2400	60	750	12	100	1.2	1.5	16	1.5	400	800	700	10	10
50~64	60.6	166	2200	60	750	12	100	1.2	1.5	16	1.5	400	750	700	9	9
65~74	59.2	164	2000	55	700	12	100	1.2	1.5	16	1.5	400	700	700	9	9
75 이상	59.2	164	2000	55	700	12	100	1.2	1.5	16	1.5	400	700	700	9	9
여자(세)																
6~8	24.9	121.0	1500	25	400	7	60	0.7	0.8	9	0.9	220	700	550	8	5
9~11	34.8	140	1800	40	550	9	80	0.9	1.0	12	1.1	300	800	1200	10	8
12~14	47.5	155.9	2000	50	650	10	100	1.1	1.2	15	1.4	360	900	1200	13	8
15~18	53.4	160	2000	50	600	11	95	1.2	1.2	14	1.4	400	800	1200	17	9
19~29	56.3	160	2100	55	650	12	100	1.1	1.2	14	1.4	400	700	700	14	8
30~49	54.2	157	1900	50	650	12	100	1.1	1.2	14	1.4	400	700	700	14	8
50~64	52.2	154	1800	50	600	12	100	1.1	1.2	14	1.4	400	800	700	8	7
65~74	50.2	151	1600	45	550	12	100	1.1	1.2	14	1.4	400	800	700	8	7
75 이상	50.2	151	1600	45	550	12	100	1.1	1.2	14	1.4	400	800	700	8	7
임신/수유기																
임신			+0/ +340/ +450	+15 +30	+70	+0	+10	+0.4	+0.4	+4	+0.8	+220	+0	+0	+10	+2.5
수유			+320	+25	+490	+3	+40	+0.4	+0.5	+3	+0.8	+150	+0	+0	+0	+5.0

*모유 영유아 기준권장량 (인공 영유아 권장량)

Chapter 7

공중위생관리법

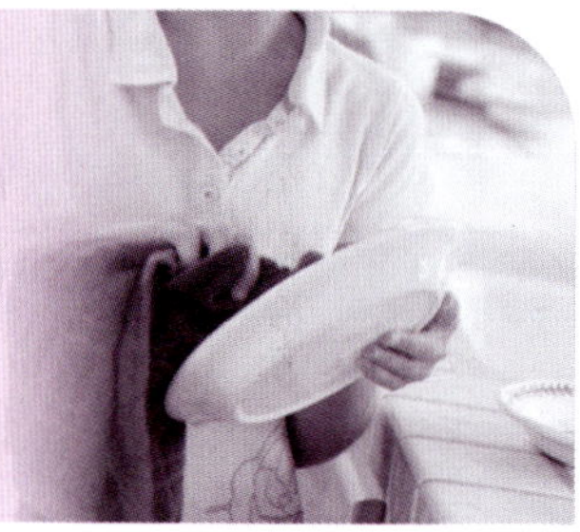

공중위생관리법은 공중위생법을 폐지하고 새로 제정한 법률로서, 다수인을 대상으로 위생관리 서비스를 제공하는 숙박업 · 목욕장업 · 이용업 · 미용업 · 세탁업 · 위생관리용역업 등의 위생수준을 향상시켜 국민의 건강증진 기여를 목적으로 하는 관련법을 말한다.

공중이 이용하는 위생 접객업 기타 위생관련업의 시설 및 운영 등의 사항과 공중이용시설, 음용수, 위생용품의 위생관리에 관한 사항을 규정함으로써 국민위생용품의 생산 · 관리, 영업자에 대한 지도 · 감독, 공중위생관리, 공중위생관련 단체, 보칙, 벌칙 등 8장으로 나뉜 전문 46조와 부칙으로 되어 있다. 1998년 10월, 숙박을 제외한 이용실 · 미용실과 목욕탕 등의 설치기준에 대한 자율화 등 완화된 조항이 많으며(1986. 5. 10. 법률 3822호), 하위법령에 공중위생관리법 시행령과 시행규칙이 있다.

공중위생관리법/시행령/시행규칙 **묶음정리**

[개정 2020. 4. 7, 법률 제17195호, 시행령 2020. 6. 2, 대통령령 제30744호 / 시행규칙 2020. 8. 28]

제1조(목적) 이 법은 공중이 이용하는 영업의 위생관리 등에 관한 사항을 규정함으로써 위생수준을 향상시켜 국민의 건강증진에 기여함을 목적으로 한다. 〈개정 2016. 2. 3〉

영 **제1조(목적)** 이 영은 「공중위생관리법」에서 위임된 사항과 그 시행에 관하여 필요한 사항을 규정함을 목적으로 한다.

규칙 **제1조(목적)** 이 규칙은 「공중위생관리법」 및 같은 법 시행령에서 위임된 사항과 그 시행에 관하여 필요한 사항을 규정함을 목적으로 한다. 〈개정 2015. 1. 30〉

제2조(정의) ① 이 법에서 사용하는 용어의 정의는 다음과 같다. 〈개정 2019. 12. 3〉

1. "공중위생영업"이라 함은 다수인을 대상으로 위생관리서비스를 제공하는 영업으로서 숙박업 · 목욕장업 · 이용업 · 미용업 · 세탁업 · 건물위생관리업을 말한다.
2. "숙박업"이라 함은 손님이 잠을 자고 머물 수 있도록 시설 및 설비 등의 서비스를 제공하는 영업을 말한다. 다만, 농어촌에 소재하는 민박 등 대통령령이 정하는 경우를 제외한다.
3. "목욕장업"이라 함은 다음 각 목의 어느 하나에 해당하는 서비스를 손님에게 제공하는 영업을 말한다. 다만, 숙박업 영업소에 부설된 욕실 등 대통령령이 정하는 경우를 제외한다.
   가. 물로 목욕을 할 수 있는 시설 및 설비 등의 서비스
   나. 맥반석 · 황토 · 옥 등을 직접 또는 간접 가열하여 발생되는 열기 또는 원적외선 등을 이용하여 땀을 낼 수 있는 시설 및 설비 등의 서비스
4. "이용업"이라 함은 손님의 머리카락 또는 수염을 깎거나 다듬는 등의 방법으로 손님의 용모를 단정하게 하는 영업을 말한다.
5. "미용업"이라 함은 손님의 얼굴 · 머리 · 피부 등을 손질하여 손님의 외모를 아름답게 꾸미는 다음 각 목의 영업을 말한다.
   가. 일반미용업: 파마 · 머리카락자르기 · 머리카락모양내기 · 머리피부손질 · 머리카락염색 · 머리감기, 의료기기나 의약품을 사용하지 아니하는 눈썹손질을 하는 영업
   나. 피부미용업: 의료기기나 의약품을 사용하지 아니하는 피부상태분석 · 피부관리 · 제모(除毛) · 눈썹손질을 하는 영업
   다. 네일미용업: 손톱과 발톱을 손질 · 화장(化粧)하는 영업
   라. 화장 · 분장 미용업: 얼굴 등 신체의 화장, 분장 및 의료기기나 의약품을 사용하지 아니하는 눈썹손질을 하는 영업
   마. 그 밖에 대통령령으로 정하는 세부 영업
   바. 종합미용업 : 가목부터 마목까지의 업무를 모두 하는 영업
6. "세탁업"이라 함은 의류 기타 섬유제품이나 피혁제품 등을 세탁하는 영업을 말한다.
7. "건물위생관리업"이라 함은 공중이 이용하는 건축물 · 시설물 등의 청결유지와 실내 공기정화를 위한 청소 등을 대행하는 영업을 말한다.

8. 삭제 〈2015. 12. 22〉

② 제1항제2호부터 제4호까지, 제6호 및 제7호의 영업은 대통령령이 정하는 바에 의하여 이를 세분할 수 있다. 〈개정 2019. 12. 3〉

영 **제2조(적용제외 대상)** ①「공중위생관리법」(이하 "법"이라 한다) 제2조제1항제2호 단서의 규정에 의하여 숙박업에서 제외되는 시설은 다음 각 호와 같다. 〈개정 2020. 4. 28〉

1.「농어촌정비법」에 따른 농어촌 민박사업용 시설
2.「산림문화 · 휴양에 관한 법률」에 따라 자연휴양림 안에 설치된 시설
3.「청소년활동진흥법」 제10조제1호에 의한 청소년 수련시설
4.「관광진흥법」 제4조에 따라 등록한 외국인관광 도시민박업용 시설 및 한복옥체험업용 시설

② 법 제2조제1항제3호 단서의 규정에 의하여 목욕장업에서 제외되는 시설은 다음 각 호와 같다. 〈개정 2019. 4. 9〉

1. 숙박업 영업소에 부설된 욕실
2.「체육시설의 설치 · 이용에 관한 법률」에 의한 종합체육시설업의 체온 관리실
3. 제1항 각 호의 어느 하나에 해당하는 시설에 부설된 욕실

제3조(공중이용시설) 삭제 〈2016. 8. 2〉

제4조(숙박업의 세분) 법 제2조제2항에 따라 숙박업을 다음과 같이 세분한다.

1. 숙박업(일반) : 손님이 잠을 자고 머물 수 있도록 시설(취사시설은 제외한다) 및 설비 등의 서비스를 제공하는 영업
2. 숙박업(생활) : 손님이 잠을 자고 머물 수 있도록 시설(취사시설을 포함한다) 및 설비 등의 서비스를 제공하는 영업

〈전문개정 2020. 6. 2〉

제5조 삭제 〈2003. 4. 4〉

제3조(공중위생영업의 신고 및 폐업신고) ① 공중위생영업을 하고자 하는 자는 공중위생영업의 종류별로 보건복지부령이 정하는 시설 및 설비를 갖추고 시장 · 군수 · 구청장(자치구의 구청장에 한한다. 이하 같다)에게 신고하여야 한다. 보건복지부령이 정하는 중요사항을 변경하고자 하는 때에도 또한 같다.

② 제1항의 규정에 의하여 공중위생영업의 신고를 한 자(이하 "공중위생영업자"라 한다)는 공중위생영업을 폐업한 날부터 20일 이내에 시장 · 군수 · 구청장에게 신고하여야 한다. 다만, 제11조에 따른 영업정지 등의 기간 중에는 폐업신고를 할 수 없다. 〈개정 2016. 2. 3〉

③ 시장 · 군수 · 구청장은 공중위생영업자가 「부가가치세법」 제8조에 따라 관할 세무서장에게 폐업신고를 하거나 관할 세무서장이 사업자등록을 말소한 경우에는 신고 사항을 직권으로 말소할 수 있다. [신설 2016. 2. 3]

④ 시장 · 군수 · 구청장은 제3항의 직권말소를 위하여 필요한 경우 관할 세무서장에게 공중위생영업자의 폐업여부에 대한 정보 제공을 요청할 수 있다. 이 경우 요청을 받은 관할 세무서장은 「전자정부법」 제36조제1항에 따라 공중위생영업자의 폐업여부에 대한 정보를 제공하여야 한다. [신설 2017. 12. 12]

⑤ 제1항 및 제2항의 규정에 의한 신고의 방법 및 절차 등에 관하여 필요한 사항은 보건복지부령으로 정한다. 〈개정 2017. 12. 12〉

규칙 **제2조(시설 및 설비기준)** 「공중위생관리법」(이하 "법"이라 한다) 제3조제1항에 따른 공중위생영업의 종류별 시설 및 설비기준은 별표 1과 같다.
〈개정 2015. 7. 2〉

제3조(공중위생영업의 신고) ① 법 제3조제1항에 따라 공중위생영업의 신고를 하려는 자는 제2조에 따른 공중위생영업의 종류별 시설 및 설비기준에 적합한 시설을 갖춘 후 별지 제1호 서식의 신고서(전자문서로 된 신고서를 포함한다)에 다음 각 호의 서류를 첨부하여 시장 · 군수 · 구청장(자치구의 구청장을 말한다. 이하 같다)에게 제출하여야 한다.
〈개정 2020. 8. 28〉

1. 영업시설 및 설비개요서

1의2. 영업시설 및 설비의 사용에 관한 권리를 확보하였음을 증명하는 서류, 「집합건물의 소유 및 관리에 관한 법률」 제3조에 따른 공용부분에서 사건 · 사고 등 발생 시 영업자의 배상책임을 담보하는 보험증서 또는 영업자의 배상책임 부담에 관한 공증서류[건물의 일부를 대상으로 숙박업 영업신고를 하는 경우(「집합건물의 소유 및 관리에 관한 법률」의 적용을 받는 경우를 말하며, 이하 같다)에만 해당한다]

2. 교육수료필증(법 제17조제2항에 따라 미리 교육을 받은 경우에만 해당한다)

3. 삭제 〈2012. 6. 29〉

4. 「국유재산법시행규칙」 제14조제3항에 따른 국유재산 사용허가서(국유철도 정거장 시설 또는 군사시설에서 영업하려고 하는 경우에만 해당한다)

5. 철도사업자(도시철도사업자를 포함한다)와 체결한 철도시설 사용계약에 관한 서류(국유철도 외의 철도 정거장 시설에서 영업하려고 하는 경우에만 해당한다)

6. 삭제 〈2020. 6. 4〉

② 제1항에 따라 신고서를 제출받은 시장 · 군수 · 구청장은 「전자정부법」 제36조제1항에 따른 행정정보의 공동이용을 통하여 다음 각 호의 서류를 확인하여야 한다. 다만, 제3호 · 제3호의2 및 제4호의 경우 신고인이 확인에 동의하지 아니하는 경우에는 그 서류를 첨부하도록 하여야 한다. 〈개정 2020. 8. 28〉

1. 건축물 대장

1의2. 토지 등기사항증명서 및 건물 등기사항증명서(건물의 일부를 대상으로 숙박업 영업신고를 하는 경우에만 해당한다)

2. 토지이용 계획 확인서

3. 전기 안전 점검 확인서(전기사업법 제66조의 제1항에 따른 전기안전 점검을 받아야 하는 경우에만 해당한다.)

3의2. 액화석유가스 사용시설 완성검사증명서(「액화석유가스의 안전관리 및 사업법」 제44조제2항에 따라 액화석유가스 사용시설의 완성검사를 받아야 하는 경우만 해당한다.)

3의3. 「다중이용업소의 안전관리에 관한 특별법」 제9조제5항에 따라 소방본부장 또는 소방서장이 발급하는 안전시설등 완비증명서(「다중이용업소의 안전관리에 관한 특별법 시행령」 제2조제4호에 따른 목욕장업을 하려는 경우에만 해당한다)

4. 면허증(이용업 · 미용업의 경우에만 해당한다.)

③ 제1항에 따른 신고를 받은 시장 · 군수 · 구청장은 즉시 별지 제2호 서식의 영업신고증을 교부하고, 별지 제3호 서식의 신고 관리대장(전자문서를 포함한다)을 작성 · 관리하여야 한다.

④ 제1항에 따른 신고를 받은 시장 · 군수 · 구청장은 해당 영업소의 시설 및 설비에 대한 확인이 필요한 경우에는 영업신고증을 교부한 후 30일 이내에 확인하여야 한다. 〈개정 2018. 10. 5〉

⑤ 법 제3조제1항에 따라 공중위생영업의 신고를 한 자가 제3항에 따라 교부받은 영업신고증을 잃어버렸거나 헐어 못 쓰게 되어 재교부 받으려는 경우에는 별지 제4호서식의 영업신고증 재교부신청서를 시장 · 군수 · 구청장에게 제출하여야 한다. 이 경우 영업신고증이 헐어 못쓰게 된 경우에는 못 쓰게 된 영업신고증을 첨부하여야 한다. 〈개정 2015. 7. 2〉

제3조의2(변경신고) ① 법 제3조제1항 후단에서 "보건복지부령이 정하는 중요사항"이란 다음 각 호의 사항을 말한다. 〈개정 2020. 8. 28〉

1. 영업소의 명칭 또는 상호
2. 영업소의 주소
3. 신고한 영업장 면적의 3분의 1 이상의 증감, 다만 건물의 일부를 대상으로 숙박업 영업신고를 하는 경우에만 해당한다)
4. 대표자의 성명 또는 생년월일
5. 공중위생관리법 시행령(이하 "영"이라 한다) 제4조제1호 각 목에 따른 숙박업 업종 간 변경
6. 제 2조제1항제5호 각 목에 따른 미용업 업종 간 변경

② 법 제3조제1항 후단에 따라 변경신고를 하려는 자는 별지 제5호 서식의 영업신고사항 변경신고서(전자문서로 된 신고서를 포함한다)에 다음 각 호의 서류를 첨부하여 시장 · 군수 · 구청장에게 제출하여야 한다.
〈개정 2012. 6. 29〉

1. 영업신고증(신고증을 분실하여 영업신고사항 변경신고서에 분실사유를 기재하는 경우에는 첨부하지 아니한다.)
2. 변경사항을 증명하는 서류

③ 제2항에 따라 변경신고서를 제출받은 시장 · 군수 · 구청장은 「전자정부법」 제36조제1항에 따른 행정정보의 공동이용을 통하여 다음 각 호의

서류를 확인하여야 한다. 다만, 제3호 · 제3호의2 · 제3호의3 및 제4호의 경우 신고인이 확인에 동의하지 아니하는 경우에는 그 서류를 첨부하도록 하여야 한다. 〈개정 2020. 8. 28〉

1. 건축물 대장건축물대장(제3조제1항제4호에 따른 국유재산 사용허가서를 제출한 경우에는 제외한다)

1의2. 토지 등기사항증명서 및 건물 등기사항증명서(건물의 일부를 대상으로 숙박업 영업신고를 하는 경우에만 해당한다)

2. 토지이용계획확인서

3. 전기안전점검확인서(전기사업법 제66조의2제1항에 따른 전기안전점검을 받아야 하는 경우에만 해당한다.

3의2. 액화석유가스 사용시설 완성검사증명서(「액화석유가스의 안전관리 및 사업법」 제44조제2항에 따라 액화석유가스 사용시설의 완성검사를 받아야 하는 경우만 해당한다.)

3의3. 「다중이용업소의 안전관리에 관한 특별법」 제9조제5항에 따라 소방본부장 또는 소방서장이 발급하는 안전시설등 완비증명서(「다중이용업소의 안전관리에 관한 특별법 시행령」 제2조제4호에 따른 목욕장업을 하려는 경우에만 해당한다)

4. 면허증(이용법 및 미용업의 경우에만 해당한다.)

④ 제2항에 따른 신고를 받은 시장 · 군수 · 구청장은 영업신고증을 고쳐 쓰거나 재교부하여야 한다. 다만 변경신고 사항이 제1항제2호, 제5호 또는 제6호에 해당하는 경우에는 변경신고한 영업소의 시설 및 설비 등을 변경신고를 받은 날부터 30일 이내에 확인하여야 한다. 〈개정 2019. 12. 31〉

제3조의3(공중위생영업의 폐업신고) ① 법 제3조제2항본문에 따라 폐업신고를 하려는 자는 별지 제5호의2 서식의 신고서(전자문서로 된 신고서를 포함한다)를 시장 · 군수 · 구청장에게 제출하여야 한다. 〈개정 2016. 8. 4〉

② 제1항에 따른 폐업신고를 하려는 자가 「부가가치세법」 제8조제6항에 따른 폐업신고를 같이 하려는 경우에는 제1항에 따른 폐업신고서에 「부가가치세법 시행규칙」 별지 제9호서식의 폐업신고서를 함께 제출하여야 한다. 이 경우 시장 · 군수 · 구청장은 함께 제출받은 폐업신고서를 지체 없이 관할 세무서장에게 송부(정보통신망을 이용한 송부를 포함한다. 이하 이 조에서 같다)하여야 한다. 〈개정 2020. 6. 4〉

③ 관할 세무서장이 「부가가치세법 시행령」 제13조제5항에 따라 같은 조 제1항에 따른 폐업신고를 받아 이를 해당 시장 · 군수 · 구청장에게 송부한 경우에는 제1항에 따른 폐업신고서가 제출된 것으로 본다.

제3조의2(공중위생영업의 승계) ① 공중위생영업자가 그 공중위생영업을 양도하거나 사망한 때 또는 법인의 합병이 있는 때에는 그 양수인 · 상속인 또는 합병 후 존속하는 법인이나 합병에 의하여 설립되는 법인은 그 공중위생영업자의 지위를 승계한다.

② 민사집행법에 의한 경매, 「채무자 회생 및 파산에 관한 법률」에 의한 환가나 국세징수법 · 관세법 또는 「지방세징수법」에 의한 압류재산의 매각 그 밖에 이에 준하는 절차에 따라 공중위생영업 관련시설 및 설비의 전부를 인수한 자는 이 법에 의한 그 공중위생영업자의 지위를 승계한다. 〈개정 2016. 12. 27〉

③ 제1항 또는 제2항의 규정에 불구하고 이용업 또는 미용업의 경우에는 제6조의 규정에 의한 면허를 소지한 자에 한하여 공중위생영업자의 지위를 승계할 수 있다.

④ 제1항 또는 제2항의 규정에 의하여 공중위생영업자의 지위를 승계한 자는 1월 이내에 보건복지부령이 정하는 바에 따라 시장 · 군수 또는 구청장에게 신고하여야 한다.

규칙 **제3조의4(영업자의 지위승계신고)** ① 법 제3조의2제4항에 따라 영업자의 지위승계신고를 하려는 자는 별지 제6호 서식의 영업자지위승계신고서에 다음 각 호의 구분에 따른 서류를 첨부하여 시장 · 군수 · 구청장에게 제출하여야 한다. 〈개정 2020. 6. 4〉

1. 영업양도의 경우 : 양도 · 양수를 증명할 수 있는 서류 사본
2. 상속의 경우 : 상속인임을 증명할 수 있는 서류(가족관계등록전산정보망으로 상속인임을 확인할 수 있는 경우는 제외한다)
3. 제1호 및 제2호 외의 경우 : 해당 사유별로 영업자의 지위를 승계하였음을 증명할 수 있는 서류

② 제1항에 따라 신고서(상속의 경우로 한정한다)를 제출받은 시장 · 군수 · 구청장은 「전자정부법」 제36조제1항에 따른 행정정보의 공동이용을 통하여 신고인의 가족관계등록전산정보를 확인해야 한다. 다만, 신고인이 확인에 동의하지 않는 경우에는 가족관계증명서를 첨부하도록 해야 한다. 〈신설 2020. 6. 4〉

③ 제1항에 따른 지위승계신고를 하려는 자가 「부가가치세법」 제8조제7항에 따른 폐업신고를 같이 하려는 때에는 제1항에 따른 지위승계신고서에 「부가가치세법 시행규칙」 별지 제9호서식의 폐업신고서를 함께 제출해야 한다. 이 경우 시장 · 군수 · 구청장은 함께 제출받은 폐업신고서를 지체 없이 관할 세무서장에게 송부(정보통신망을 이용한 송부를 포함한다)해야 한다. 〈신설 2020. 6. 4〉

제4조(공중위생영업자의 위생관리의무 등) ① 공중위생영업자는 그 이용자에게 건강상 위해요인이 발생하지 아니하도록 영업관련 시설 및 설비를 위생적이고 안전하게 관리하여야 한다.

② 목욕장업을 하는 자는 다음 각 호의 사항을 지켜야 한다. 이 경우 세부기준은 보건복지부령으로 정한다.

1. 제2조제1항제3호 가목의 서비스를 제공하는 경우 : 목욕장의 수질기준 및 수질검사방법 등 수질 관리에 관한 사항
2. 제2조제1항제3호 나목의 서비스를 제공하는 경우 : 위생기준 등에 관한 사항

③ 이용업을 하는 자는 다음 각 호의 사항을 지켜야 한다.

1. 이용기구는 소독을 한 기구와 소독을 하지 아니한 기구로 분리하여 보관하고, 면도기는 1회용 면도날만을 손님 1인에 한하여 사용할 것. 이 경우 이용기구의 소독기준 및 방법은 보건복지부령으로 정한다.
2. 이용사면허증을 영업소 안에 게시할 것
3. 이용업소표시 등을 영업소 외부에 설치할 것

④ 미용업을 하는 자는 다음 각 호의 사항을 지켜야 한다.

1. 의료기구와 의약품을 사용하지 아니하는 순수한 화장 또는 피부미용을 할 것
2. 미용기구는 소독을 한 기구와 소독을 하지 아니한 기구로 분리하여 보관하고, 면도기는 1회용 면도날만을 손님 1인에 한하여 사용할 것. 이 경우 미용기구의 소독기준 및 방법은 보건복지부령으로 정한다.
3. 미용사면허증을 영업소 안에 게시할 것

⑤ 세탁업을 하는 자는 세제를 사용함에 있어서 국민건강에 유해한 물질이 발생되지 아니하도록 기계 및 설비를 안전하게 관리하여야 한다. 이 경우 유해한 물질이 발생되는 세제의 종류와 기계 및 설비의 안전관리에 관하여 필요한 사항은 보건복지부령으로 정한다.

⑥ 건물위생관리업을 하는 자는 사용장비 또는 약제의 취급시 인체의 건강에 해를 끼치지 아니하도록 위생적이고 안전하게 관리하여야 한다. 〈개정 2016. 2. 3〉

⑦ 제1항 내지 제6항의 규정에 의하여 공중위생영업자가 준수하여야 할 위생관리기준 기타 위생관리서비스의 제공에 관하여 필요한 사항으로서 그 각 항에 규정된 사항 외의 사항 및 감염병환자 기타 함께 출입시켜서는 아니되는 자의 범위와 목욕장 내에 둘 수 있는 종사자의 범위 등 건전한 영업질서유지를 위하여 영업자가 준수하여야 할 사항은 보건복지부령으로 정한다.

규칙 **제4조(목욕장 목욕물의 수질기준 등)** ① 법 제4조제2항의 규정에 의한 목욕장 목욕물의 수질기준과 수질검사방법 등은 별표 2와 같다.〈개정 2019. 9. 27〉

제5조(이 · 미용기구의 소독기준 및 방법) 법 제4조제3항제1호 및 제4항제2호의 규정에 의한 이용기구 및 미용기구의 소독기준 및 방법은 별표 3과 같다.

제6조(세제의 종류 등) ① 법 제4조제5항에 따른 세제의 종류는 다음 각 호와 같다.

1. 퍼클로로에칠렌(Perchloroethylene)
2. 트리클로로에탄(Thrichloroethan)
3. 불소계 용제
4. 석유계 용제

② 세탁업자가 제1항에 따른 세제를 사용하는 경우 국민건강에 유해한 물질이 발생되지 아니하도록 세탁물의 건조 시 용제를 회수할 수 있는 세탁용 기계를 설치 · 사용하거나 세탁물의 건조 시 용제를 회수할 수 있는 기계 또는 설비를 세탁용 기계와 별도로 설치 · 사용하여야 한다. 다만, 세탁업자가 제1항제4호에 따른 석유계 용제를 사용하는 경우에는 처리용량의 합계가 30kg 이상의 세탁용 기계를 설치한 경우만 해당한다.

제7조(공중위생영업자가 준수하여야 하는 위생관리기준 등) 법 제4조제7항의 규정에 의하여 공중위생영업자가 건전한 영업질서 유지를 위하여 준수하여야 하는 위생관리기준 등은 별표 4와 같다.

제5조(공중위생영업자의 불법카메라 설치 금지) 공중위생영업자는 영업소에 「성폭력범죄의 처벌 등에 관한 특례법」 제14조제1항에 위반되는 행위에 이용되

는 카메라나 그 밖에 이와 유사한 기능을 갖춘 기계장치를 설치해서는 아니 된다. [본조신설 2018. 12. 11]

규칙 **제8조(공중이용시설의 위생관리기준) 삭제** 〈2016. 8. 4〉

제6조(이용사 및 미용사의 면허 등) ① 이용사 또는 미용사가 되고자 하는 자는 다음 각 호의 1에 해당하는 자로서 보건복지부령이 정하는 바에 의하여 시장 · 군수 · 구청장의 면허를 받아야 한다. 〈개정 2019. 12. 3〉

1. 전문대학 또는 이와 동등 이상의 학력이 있다고 교육부장관이 인정하는 학교에서 이용 또는 미용에 관한 학과를 졸업한 자

1의2.「학점인정 등에 관한 법률」 제8조에 따라 대학 또는 전문대학을 졸업한 자와 동등 이상의 학력이 있는 것으로 인정되어 같은 법 제9조에 따라 이용 또는 미용에 관한 학위를 취득한 자

2. 고등학교 또는 이와 동등의 학력이 있다고 교육부장관이 인정하는 학교에서 이용 또는 미용에 관한 학과를 졸업한 자
3. 초 · 중등교육법령에 따른 특성화고등학교, 고등기술학교나 고등학교 또는 고등기술학교에 준하는 각종학교에서 1년 이상 이용 또는 미용에 관한 소정의 과정을 이수한 자
4. 국가기술자격법에 의한 이용사 또는 미용사의 자격을 취득한 자

② 다음 각 호의 1에 해당하는 자는 이용사 또는 미용사의 면허를 받을 수 없다. 〈개정 2018. 12. 11〉

1. 피성년후견인
2. 「정신건강증진 및 정신질환자 복지서비스 지원에 관한 법률」 제3조제1호에 따른 정신질환자. 다만, 전문의가 이용사 또는 미용사로서 적합하다고 인정하는 사람은 그러하지 아니하다.
3. 공중의 위생에 영향을 미칠 수 있는 감염병환자로서 보건복지부령이 정하는 자
4. 마약 기타 대통령령으로 정하는 약물 중독자
5. 제7조제1항제2호, 제4호, 제6호 또는 제7호의 사유로 면허가 취소된 후 1년이 경과되지 아니한 자

제6조의2(위생사의 면허 등) ① 위생사가 되려는 사람은 다음 각 호의 어느 하나에 해당하는 사람으로서 위생사 국가시험에 합격한 후 보건복지부장관의 면허를 받아야 한다. 〈개정 2018. 12. 11〉

1. 전문대학이나 이와 같은 수준 이상에 해당된다고 교육부장관이 인정하는 학교(보건복지부장관이 인정하는 외국의 학교를 포함한다. 이하 같다)에서 보건 또는 위생에 관한 교육과정을 이수한 사람
2. 「학점인정 등에 관한 법률」 제8조에 따라 전문대학을 졸업한 사람과 같은 수준 이상의 학력이 있는 것으로 인정되어 같은 법 제9조에 따라 보건 또는 위생에 관한 학위를 취득한 사람
3. 보건복지부장관이 인정하는 외국의 위생사 면허 또는 자격을 가진 사람

② 제1항에 따른 위생사 국가시험은 매년 1회 이상 보건복지부장관이 실시하며, 시험과목 · 시험방법 · 합격기준과 그 밖에 시험에 필요한 사항은 대통령령으로 정한다.

③ 보건복지부장관은 위생사 국가시험의 실시에 관한 업무를 「한국보건의료인국가시험원법」에 따른 한국보건의료인국가시험원에 위탁할 수 있다.

④ 위생사 국가시험에서 대통령령으로 정하는 부정행위를 한 사람에 대하여는 그 시험을 정지시키거나 합격을 무효로 한다.

⑤ 제4항에 따라 시험이 정지되거나 합격이 무효가 된 사람은 해당 위생사 국가시험 후에 치러지는 위생사 국가시험에 2회 응시할 수 없다.

⑥ 보건복지부장관은 위생사 면허를 부여하는 경우에는 보건복지부령으로 정하는 바에 따라 면허대장에 등록하고 면허증을 발급하여야 한다. 다만, 면허 발급 신청일 기준으로 제7항에 따른 결격사유에 해당하는 사람에게는 면허 등록 및 면허증 발급을 하여서는 아니된다.

⑦ 다음 각 호의 어느 하나에 해당하는 사람은 위생사 면허를 받을 수 없다. 〈개정 2018. 12. 11〉

1. 「정신건강증진 및 정신질환자 복지서비스 지원에 관한 법률」 제3조제1호에 따른 정신질환자. 다만, 전문의가 위생사로서 적합하다고 인정하는 사람은 그러하지 아니하다.
2. 「마약류 관리에 관한 법률」에 따른 마약류 중독자
3. 이 법, 「감염병의 예방 및 관리에 관한 법률」, 「검역법」, 「식품위생법」, 「의료법」, 「약사법」, 「마약류 관리에 관한 법률」 또는 「보건범죄 단속에 관한 특별조치법」을 위반하여 금고 이상의 실형을 선고받고 그 집행이 끝나지 아니하거나 그 집행을 받지 아니하기로 확정되지 아니한 사람

⑧ 제6항에 따른 면허의 등록, 수수료 및 면허증에 필요한 사항은 보건복지부령으로 정한다.

⑨ 제6항에 따라 면허증을 발급받은 사람은 다른 사람에게 그 면허증을 빌려주어서는 아니 되고, 누구든지 그 면허증을 빌려서는 아니 된다. 〈신설 2020. 4. 7〉

⑩ 누구든지 제9항에 따라 금지된 행위를 알선하여서는 아니 된다. 〈신설 2020. 4. 7〉

[본조신설 2016. 2. 3]

영 **제6조(마약 외의 약물 중독자)** 법 제6조제2항제4호에서 "기타 대통령령으로 정하는 약물중독자"라 함은 대마 또는 향정신성의약품의 중독자를 말한다.

제6조의2(위생사 국가시험의 시험방법 등) ① 보건복지부장관은 법 제6조의2제1항에 따른 위생사 국가시험(이하 "위생사 국가시험"이라 한다)을 실시하려는 경우에는 시험일시, 시험장소 및 시험과목 등 위생사 국가시험 시행계획을 시험실시 90일 전까지 공고하여야 한다. 다만, 시험장소의 경우에는 시험실시 30일 전까지 공고할 수 있다.

② 위생사 국가시험은 다음 각 호의 구분에 따라 필기시험과 실기시험으로 실시한다.

1. 필기시험: 다음 각 목의 시험과목에 대한 검정(檢定)

가. 공중보건학

나. 환경위생학

다. 식품위생학

라. 위생곤충학

마. 위생 관계 법령(「공중위생관리법」, 「식품위생법」, 「감염병의 예방 및 관리에 관한 법률」, 「먹는물관리법」, 「폐기물관리법」 및 「하수도법」과 그 하위법령)

2. 실기시험: 위생사 업무 수행에 필요한 지식 및 기술 등의 실기 방법에 따른 검정

③ 위생사 국가시험의 합격자 결정기준은 다음 각 호의 구분에 따른다.

1. 필기시험: 각 과목 총점의 40퍼센트 이상, 전 과목 총점의 60퍼센트 이상 득점한 사람

2. 실기시험: 실기시험 총점의 60퍼센트 이상 득점한 사람

④ 보건복지부장관은 위생사 국가시험을 실시할 때마다 시험과목에 대한 전문지식 또는 위생사 업무에 대한 풍부한 경험을 갖춘 사람 중에서 시험위원을 임명하거나 위촉한다. 이 경우 해당 시험위원에 대해서는 예산의 범위에서 수당과 여비를 지급할 수 있다.

⑤ 보건복지부장관은 법 제6조의2제3항에 따라 위생사 국가시험의 실시에 관한 업무를 「한국보건의료인국가시험원법」에 따른 한국보건의료인국가시험원에 위탁한다.

⑥ 법 제6조의2제4항에서 "대통령령으로 정하는 부정행위"란 다음 각 호의 어느 하나에 해당하는 행위를 말한다.

1. 대리시험을 의뢰하거나 대리로 시험에 응시하는 행위
2. 다른 수험생의 답안지를 보거나 본인의 답안지를 보여 주는 행위
3. 정보통신기기나 그 밖의 신호 등을 이용하여 해당 시험내용에 관하여 다른 사람과 의사소통하는 행위
4. 부정한 자료를 가지고 있거나 이용하는 행위
5. 그 밖의 부정한 수단으로 본인 또는 다른 사람의 시험 결과에 영향을 미치는 행위로서 보건복지부령으로 정하는 행위

⑦ 제1항부터 제6항까지에서 규정한 사항 외에 위생사 국가시험의 실시절차, 실시방법, 실시비용 및 업무위탁 등에 필요한 사항은 보건복지부장관이 정하여 고시한다.

[본조신설 2016.8.2]

제6조의3(위생사의 업무) 법 제8조의2제6호에서 "대통령령으로 정하는 업무"란 다음 각 호의 업무를 말한다.

1. 소독업무
2. 보건관리업무

[본조신설 2016.8.2]

제7조 삭제 〈2003. 4. 4〉

규칙 **제9조(이용사 및 미용사의 면허)** ① 법 제6조제1항에 따라 이용사 또는 미용사의 면허를 받으려는 자는 별지 제7호 서식의 면허 신청서(전자문서로 된 신청서를 포함한다)에 다음 각 호의 서류를 첨부하여 시장 · 군수 · 구청장에게 제출하여야 한다. 〈개정 2020. 6. 4〉

1. 법 제6조제1항제1호 및 제2호에 해당하는 자 : 졸업증명서 또는 학위증명서 1부
2. 법 제6조제1항제3호에 해당하는 자 : 이수를 증명할 수 있는 서류 1부
3. 법 제6조제2항제2호 본문에 해당되지 아니함을 증명하는 최근 6개월 이내의 의사의 진단서 또는 같은 호 단서에 해당하는 경우에는 이를 증명할 수 있는 전문의의 진단서 1부
4. 법 제6조제2항제3호 및 제4호에 해당되지 아니함을 증명하는 최근 6개월 이내의 의사의 진단서 1부
5. 사진(신청 전 6개월 이내에 모자 등을 쓰지 않고 촬영한 천연색 상반신 정면사진으로 가로 3.5센티미터, 세로 4.5센티미터의 사진을 말한다. 이하 같다) 1장 또는 전자적 파일 형태의 사진

② 제1항에 따라 신청을 받은 시장 · 군수 · 구청장은 「전자정부법」 제36조제1항에 따른 행정정보의 공동이용을 통하여 다음 각 호의 서류를 확인하여야 한다. 다만, 신청인이 확인에 동의하지 아니하는 경우에는 해당 서류를 첨부하도록 하여야 한다. 〈개정 2012. 6. 29〉

1. 학점은행제 학위증명(신청인이 법제6조제1항제1호의 2에 해당하는 사람인 경우에만 해당한다.)
2. 국가기술자격 취득사항확인서(신청인이 법 제6조제1항제4호에 해당하는 사람인 경우에만 해당한다.)

③ 법 제6조제2항제3호에서 "보건복지부령이 정하는 자"란 「감염병의 예방 및 관리에 관한 법률」 제2조제3호가목에 따른 결핵(비감염성인 경우를 제외한다)환자를 말한다. 〈개정 2020. 6. 4〉

④ 시장 · 군수 · 구청장은 제1항에 따라 이용사 또는 미용사 면허증발급신청을 받은 경우에는 그 신청내용이 법 제6조에 따른 요건에 적합하다고 인정되는 경우에는 별지 제8호 서식의 면허증을 교부하고, 별지 제9호 서식의 면허등록관리대장(전자문서를 포함한다)을 작성 · 관리하여야 한다.

제10조(면허증의 재발급 등) ① 이용사 또는 미용사는 면허증의 기재사항에 변경이 있는 때, 면허증을 잃어버린 때 또는 면허증이 헐어 못 쓰게 된 때에는 면허증의 재발급을 신청할 수 있다. 〈개정 2019. 9. 27〉

② 제1항의 규정에 의한 면허증의 재발급신청을 하고자 하는 자는 별지 제10호 서식의 신청서(전자문서로 된 신청서를 포함한다)에 다음 각 호의 서류(전자문서를 포함한다)를 첨부하여 시장 · 군수 · 구청장에게 제출하여야 한다. 〈개정 2019. 12. 31〉

1. 면허증 원본(기재사항이 변경되거나 헐어 못쓰게 된 경우에 한한다)
2. 삭제 〈2007. 1. 26〉
3. 삭제 〈2003. 6. 7〉
4. 삭제 〈2003. 6. 7〉
5. 사진 1장 또는 전자적 파일 형태의 사진

③ 삭제 〈2019. 12. 31〉

제11조 (위생사 국가시험의 부정행위) 영 제6조의2제6항제5호에서 "보건복지부령으로 정하는 행위"란 다음 각 호의 어느 하나에 해당하는 행위를 말한다.

1. 시험 중 다른 수험자와 시험과 관련된 대화를 하는 행위
2. 답안지(실기작품을 포함한다)를 교환하는 행위
3. 시험 중 시험문제 내용과 관련된 물건을 휴대하여 사용하거나 이를 주고받는 행위
4. 시험장 내외의 자로부터 도움을 받고 답안지(실기작품을 포함한다)를 작성하는 행위
5. 미리 시험문제를 알고 시험을 치른 행위
6. 다른 수험자와 성명 또는 수험번호를 바꾸어 제출하는 행위

[본조신설 2016. 8. 4]

제11조의2 (위생사 면허증의 발급) 생략

제11조의3 (위생사 면허증의 재발급) 생략

제11조의4 (위생사 면허등에 관한 수수료) 생략

제7조(이용사 및 미용사의 면허취소 등) ① 시장 · 군수 · 구청장은 이용사 또는 미용사가 다음 각 호의 1에 해당하는 때에는 그 면허를 취소하거나 6월 이내의 기간을 정하여 그 면허의 정지를 명할 수 있다. 다만, 제1호, 제2호, 제4호, 제6호 또는 제7호에 해당하는 경우에는 그 면허를 취소하여야 한다.
〈개정 2018. 12. 11〉

1. 제6조제2항제1호
2. 제6조제2항제2호 내지 제4호에 해당하게 된 때
3. 면허증을 다른 사람에게 대여한 때
4. 「국가기술자격법」에 따라 자격이 취소된 때
5. 「국가기술자격법」에 따라 자격정지처분을 받은 때(「국가기술자격법」에 따른 자격정지처분기간에 한정한다)
6. 이중으로 면허를 취득한 때(나중에 발급받은 면허를 말한다)
7. 면허정지처분을 받고도 그 정지 기간 중에 업무를 한 때
8. 「성매매알선 등 행위의 처벌에 관한 법률」이나 「풍속영업의 규제에 관한 법률」을 위반하여 관계 행정기관의 장으로부터 그 사실을 통보받은 때

② 제1항의 규정에 의한 면허취소 · 정지처분의 세부적인 기준은 그 처분의 사유와 위반의 정도 등을 감안하여 보건복지부령으로 정한다.

제7조의2(위생사 면허의 취소 등) ① 보건복지부장관은 위생사가 다음 각 호의 어느 하나에 해당하는 경우에는 그 면허를 취소한다.

1. 제6조의2제7항 각 호의 어느 하나에 해당하게 된 경우
2. 면허증을 대여한 경우

② 위생사가 제1항제1호에 따라 면허가 취소된 후 그 처분의 원인이 된 사유가 소멸된 때에는 보건복지부장관은 그 사람에 대하여 다시 면허를 부여할 수 있다.

[본조신설 2016. 2. 3]

규칙 **제12조(면허증의 반납 등)** ① 법 제7조제1항의 규정에 의하여 면허가 취소되거나 면허의 정지명령을 받은 자는 지체없이 관할 시장 · 군수 · 구청장에게 면허증을 반납하여야 한다.

② 면허의 정지명령을 받은 자가 제1항의 규정에 의하여 반납한 면허증은 그 면허정지기간 동안 관할 시장 · 군수 · 구청장이 이를 보관하여야 한다.

제8조(이용사 및 미용사의 업무범위 등) ① 제6조제1항의 규정에 의한 이용사 또는 미용사의 면허를 받은 자가 아니면 이용업 또는 미용업을 개설하거나 그 업무에 종사할 수 없다. 다만, 이용사 또는 미용사의 감독을 받아 이용 또는 미용 업무의 보조를 행하는 경우에는 그러하지 아니하다.

② 이용 및 미용의 업무는 영업소 외의 장소에서 행할 수 없다. 다만, 보건복지부령이 정하는 특별한 사유가 있는 경우에는 그러하지 아니하다.

③ 제1항의 규정에 의한 이용사 및 미용사의 업무범위와 이용·미용의 업무보조 범위에 관하여 필요한 사항은 보건복지부령으로 정한다. 〈개정 2016. 2. 3〉

제8조의2(위생사의 업무범위) 위생사의 업무범위는 다음 각 호와 같다.

1. 공중위생영업소, 공중이용시설 및 위생용품의 위생관리
2. 음료수의 처리 및 위생관리
3. 쓰레기, 분뇨, 하수, 그 밖의 폐기물의 처리
4. 식품 · 식품첨가물과 이에 관련된 기구 · 용기 및 포장의 제조와 가공에 관한 위생관리
5. 유해 곤충 · 설치류 및 매개체 관리
6. 그 밖에 보건위생에 영향을 미치는 것으로서 대통령령으로 정하는 업무

[본조신설 2016. 2. 3]

규칙 **제13조(영업소 외에서의 이용 및 미용 업무)** 법 제8조제2항 단서에서 "보건복지부령이 정하는 특별한 사유"란 다음 각 호의 사유를 말한다.

〈개정 220. 8. 28〉

1. 질병이나 그 밖의 사유로 영업소에 나올 수 없는 자에 대하여 이용 또는 미용을 하는 경우
2. 혼례나 그 밖의 의식에 참여하는 자에 대하여 그 의식 직전에 이용 또는 미용을 하는 경우
3. 「사회복지사업법」 제2조제4호에 따른 사회복지시설에서 봉사활동으로 이용 또는 미용을 하는 경우
4. 방송 등의 촬영에 참여하는 사람에 대하여 그 촬영 직전에 이용 또는 미용을 하는 경우
5. 제1호부터 제4호까지의 경우 외에 특별한 사정이 있다고 시장 · 군수 · 구청장이 인정하는 경우

제14조(업무범위) ① 법 제8조제3항에 따른 이용사의 업무범위는 이발 · 아이론 · 면도 · 머리피부 손질 · 머리카락 염색 및 머리 감기로 한다.

② 법 제8조제3항에 따른 미용사의 업무범위는 다음 각 호와 같다.

〈개정 2016. 8. 4, 2020. 6. 4〉

1. 법 제6조제1항제1호부터 제3호까지에 해당하는 자와 2007년 12월 31일 이전에 같은 항 제4호에 따라 미용사자격을 취득한 자로서 미용사면허를 받은 자 : 법 제2조제1항제5호 각 목에 따른 영업에 해당하는 모든 업무
2. 2008년 1월 1일 이후부터 2015년 4월 16일까지 법 제6조제1항제4호에 따라 미용사(일반)자격을 취득한 자로서 미용사 면허를 받은 자 : 파마·머리카락자르기·머리카락모양내기·머리피부손질·머리카락염색·머리감기, 의료기기나 의료약품을 사용하지 아니하는 눈썹손질, 얼굴의 손질 및 화장, 손톱과 발톱의 손질 및 화장
3. 2015년 4월 17일부터 2015년 12월 31일까지 법 제6조제1항제4호에 따라 미용사(일반)자격을 취득한 자로서 미용사 면허를 받은 자 : 파마·머리카락자르기·머리카락모양내기·머리피부손질·머리카락염색·머리감기,의료기기나 의료약품을 사용하지 아니하는 눈썹손질, 얼굴의 손질 및 화장

3의2. 2016년 1월 1일 이후 법 제6조제1항제4호에 따라 미용사(일반)자격을 취득한 자로서 미용사 면허를 받은 자 : 파마·머리카락자르기·머리카락모양내기·머리피부손질·머리카락염색·머리감기,의료기기나 의료약품을 사용하지 아니하는 눈썹손질.

4. 법 제6조제1항제4호에 따라 미용사(피부)자격을 취득한 자로서 미용사 면허를 받은 자 : 의료기기나 의료약품을 사용하지 아니하는 피부상태 분석 · 제모 · 눈썹손질
5. 법 제6조제1항제4호에 따라 미용사(네일)자격을 취득한 자로서 미용사 면허를 받은 자 : 손톱과 발톱의 손질 및 화장
6. 법 제6조제1항제4호에 따라 미용사(메이크업)자격을 취득한 자로서 미용사 면허를 받은 자 : 얼굴 등 신체의 화장·분장 및 의료기기나 의약품을 사용하지 아니하는 눈썹손질

③ 법 제8조제3항에 따른 이용 · 미용의 업무보조 범위는 다음 각 호와 같다. 〈개정 2019. 9. 27〉

1. 이용 · 미용 업무를 위한 사전 준비에 관한 사항
2. 이용 · 미용 업무를 위한 기구 · 제품 등의 관리에 관한 사항
3. 영업소의 청결 유지 등 위생관리에 관한 사항
4. 그 밖에 머리감기 등 이용 · 미용 업무의 보조에 관한 사항

제9조(보고 및 출입 · 검사) ① 특별시장 · 광역시장 · 도지사(이하 "시 · 도지사"라 한다) 또는 시장 · 군수 · 구청장은 공중위생관리상 필요하다고 인정하는 때에는 공중위생영업자에 대하여 필요한 보고를 하게 하거나 소속공무원으로 하여금 영업소 · 사무소 등에 출입하여 공중위생영업자의 위생관리의무이행 등에 대하여 검사하게 하거나 필요에 따라 공중위생영업장부나 서류를 열람하게 할 수 있다.

② 시 · 도지사 또는 시장 · 군수 · 구청장은 공중위생영업자의 영업소에 제5조에 따라 설치가 금지되는 카메라나 기계장치가 설치되었는지를 검사할 수 있다. 이 경우 공중위생영업자는 특별한 사정이 없으면 검사에 따라야 한다. 〈신설 2018. 12. 11〉

③ 제2항의 경우에 시 · 도지사 또는 시장 · 군수 · 구청장은 관할 경찰관서의 장에게 협조를 요청할 수 있다. 〈신설 2018. 12. 11〉

④ 제2항의 경우에 시 · 도지사 또는 시장 · 군수 · 구청장은 영업소에 대하여 검사 결과에 대한 확인증을 발부할 수 있다. 〈신설 2018. 12. 11〉

⑤ 제1항 및 제2항의 경우에 관계공무원은 그 권한을 표시하는 증표를 지녀야 하며, 관계인에게 이를 내보여야 한다. 〈개정 2018. 12. 11〉

⑥ 제1항 및 제2항의 규정을 적용함에 있어서 관광진흥법 제4조제2항의 규정에 의하여 등록한 관광숙박업(이하 "관광숙박업"이라 한다)의 경우에는 해당 관광숙박업의 관할행정기관의 장과 사전에 협의하여야 한다. 다만, 보건위생관리상 위해요인을 방지하기 위하여 긴급한 사유가 있는 경우에는 그러하지 아니하다. 〈개정 2018. 12. 11, 2019. 12. 3〉

규칙 **제15조(검사의뢰)** 특별시장 · 광역시장 · 도지사(이하 "시 · 도지사"라 한다) 또는 시장 · 군수 · 구청장은 법 제9조제1항의 규정에 따라 소속 공무원이 공중위생영업소 위생관리실태를 검사하기 위하여 검사대상물을 수거한 경우에는 별지 제11호 서식의 수거증을 공중위생영업자에게 교부하고, 다음 각 호의 1의 기관에 검사를 의뢰하여야 한다. 〈개정 2016. 8. 4〉

1. 특별시 · 광역시 · 도의 보건환경연구원

1의2. 「국가표준기본법」 제23조의 규정에 의하여 인정을 받은 시험 · 검사기관

2. 시 · 도지사 또는 시장 · 군수 · 구청장이 검사능력이 있다고 인정하는 검사기관

제16조(공중위생영업소 출입 · 검사 등) ① 삭제 〈개정 2011. 2. 10〉

② 법 제9조제2항의 규정에 의한 관계공무원의 권한을 표시하는 증표는 별지 제13호 서식에 의한다.

제9조의2(영업의 제한) 시 · 도지사는 공익상 또는 선량한 풍속을 유지하기 위하여 필요하다고 인정하는 때에는 공중위생영업자 및 종사원에 대하여 영업시간 및 영업행위에 관한 필요한 제한을 할 수 있다.

제10조(위생지도 및 개선명령) 시 · 도지사 또는 시장 · 군수 · 구청장은 다음 각 호의 어느 하나에 해당하는 자에 대하여 보건복지부령으로 정하는 바에 따라 기간을 정하여 그 개선을 명할 수 있다. 〈개정 2016. 2. 3〉

1. 제3조제1항의 규정에 의한 공중위생영업의 종류별 시설 및 설비기준을 위반한 공중위생영업자
2. 제4조의 규정에 의한 위생관리의무 등을 위반한 공중위생영업자
3. 삭제 〈2015. 12. 22〉

규칙 **제17조(개선기간)** ① 법 제10조에 따라 시 · 도지사 또는 시장 · 군수 · 구청장은 공중위생영업자에게 법 제3조제1항 · 법 제4조 및 법 제5조의 위반사항에 대한 개선을 명하고자 하는 때에는 위반사항의 개선에 소요되는 기간 등을 고려하여 즉시 그 개선을 명하거나 6개월의 범위에서 기간을 정하여 개선을 명하여야 한다. 〈개정 2016. 8. 4〉

② 법 제10조에 따라 시 · 도지사 또는 시장 · 군수 · 구청장으로부터 개선명령을 받은 공중위생영업자는 천재 · 지변 기타 부득이한 사유로 인하여 제1항의 규정에 의한 개선기간 이내에 개선을 완료할 수 없는 경우에는 그 기간이 종료되기 전에 개선기간의 연장을 신청할 수 있다. 이 경우 시 · 도지사 또는 시장 · 군수 · 구청장은 6개월의 범위에서 개선기간을 연장할 수 있다. 〈개정 2016. 8. 4〉

제18조(개선명령 시의 명시사항) 삭제 〈2016. 8. 4〉

제11조(공중위생영업소의 폐쇄 등) ① 시장 · 군수 · 구청장은 공중위생영업자가 다음 각 호의 어느 하나에 해당하면 6월 이내의 기간을 정하여 영업의 정지 또는 일부 시설의 사용중지를 명하거나 영업소폐쇄 등을 명할 수 있다. 다만, 관광숙박업의 경우에는 당해 관광숙박업의 관할행정기관의 장과 미리 협의하여야 한다. 〈개정 2018. 12. 11, 2019. 12. 3〉

1. 제3조제1항 전단에 따른 영업신고를 하지 아니하거나 시설과 설비기준을 위반한 경우
2. 제3조제1항 후단에 따른 변경신고를 하지 아니한 경우
3. 제3조의2제4항에 따른 지위승계신고를 하지 아니한 경우
4. 제4조에 따른 공중위생영업자의 위생관리의무 등을 지키지 아니한 경우

4의2. 제5조를 위반하여 카메라나 기계장치를 설치한 경우

5. 제8조제2항을 위반하여 영업소 외의 장소에서 이용 또는 미용 업무를 한 경우
6. 제9조에 따른 보고를 하지 아니하거나 거짓으로 보고한 경우 또는 관계 공무원의 출입, 검사 또는 공중위생영업 장부 또는 서류의 열람을 거부 · 방해하거나 기피한 경우
7. 제10조에 따른 개선명령을 이행하지 아니한 경우
8. 「성매매알선 등 행위의 처벌에 관한 법률」, 「풍속영업의 규제에 관한 법률」, 「청소년 보호법」, 「아동 · 청소년의 성보호에 관한 법률」 또는 「의료법」 을 위반하여 관계 행정기관의 장으로부터 그 사실을 통보받은 경우

② 시장 · 군수 · 구청장은 제1항에 따른 영업정지처분을 받고도 그 영업정지 기간에 영업을 한 경우에는 영업소 폐쇄를 명할 수 있다. [신설 2016. 2. 3]

③ 시장 · 군수 · 구청장은 다음 각 호의 어느 하나에 해당하는 경우에는 영업소 폐쇄를 명할 수 있다. [신설 2016. 2. 3]

1. 공중위생영업자가 정당한 사유 없이 6개월 이상 계속 휴업하는 경우
2. 공중위생영업자가 「부가가치세법」 제8조에 따라 관할 세무서장에게 폐업신고를 하거나 관할 세무서장이 사업자 등록을 말소한 경우

④ 제1항에 따른 행정처분의 세부 기준은 그 위반행위의 유형과 위반 정도 등을 고려하여 보건복지부령으로 정한다. 〈개정 2016. 2. 3〉

⑤ 시장 · 군수 · 구청장은 공중위생영업자가 제1항의 규정에 의한 영업소폐쇄명령을 받고도 계속하여 영업을 하는 때에는 관계공무원으로 하여금 해당 영업소를 폐쇄하기 위하여 다음 각 호의 조치를 하게 할 수 있다. 제3조제1항 전단을 위반하여 신고를 하지 아니하고 공중위생영업을 하는 경우도 또한 같다. 〈개정 2019. 12. 3〉

1. 당해 영업소의 간판 기타 영업표지물의 제거
2. 당해 영업소가 위법한 영업소임을 알리는 게시물 등의 부착

3. 영업을 위하여 필수불가결한 기구 또는 시설물을 사용할 수 없게 하는 봉인

⑥ 시장 · 군수 · 구청장은 제5항제3호에 따른 봉인을 한 후 봉인을 계속할 필요가 없다고 인정되는 때와 영업자 등이나 그 대리인이 해당 영업소를 폐쇄할 것을 약속하는 때 및 정당한 사유를 들어 봉인의 해제를 요청하는 때에는 그 봉인을 해제할 수 있다. 제5항제2호의에 따른 게시물 등의 제거를 요청하는 경우에도 또한 같다. 〈개정 2019. 12. 3〉

규칙 **제19조(행정처분기준)** 법 제7조제1항 및 법 제11조제1항부터 제3항까지의 규정에 의한 행정처분의 기준은 별표 7과 같다. 〈개정 2017. 7. 28〉

제11조의2(과징금처분) ① 시장 · 군수 · 구청장은 제11조제1항의 규정에 의한 영업정지가 이용자에게 심한 불편을 주거나 그 밖에 공익을 해할 우려가 있는 경우에는 영업정지 처분에 갈음하여 1억 원 이하의 과징금을 부과할 수 있다. 다만, 제5조, 「성매매알선 등 행위의 처벌에 관한 법률」, 「아동 · 청소년의 성보호에 관한 법률」, 「풍속영업의규제에관한법률」 제3조 각 호의 1 또는 이에 상응하는 위반행위로 인하여 처분을 받게 되는 경우를 제외한다.

〈개정 2018. 12. 11, 2019. 1. 15〉

② 제1항의 규정에 의한 과징금을 부과하는 위반행위의 종별 · 정도 등에 따른 과징금의 금액 등에 관하여 필요한 사항은 대통령령으로 정한다.

③ 시장 · 군수 · 구청장은 제1항의 규정에 의한 과징금을 납부하여야 할 자가 납부기한까지 이를 납부하지 아니한 경우에는 대통령령으로 정하는 바에 따라 제1항에 따른 과징금 부과처분을 취소하고, 제11조제1항에 따른 영업정지 처분을 하거나 「지방행정제재 · 부과금의 징수 등에 관한 법률」에 따라 이를 징수한다. 〈개정 2020. 3. 24〉

④ 제1항 및 제3항의 규정에 의하여 시장 · 군수 · 구청장이 부과 · 징수한 과징금은 해당 시 · 군 · 구에 귀속된다. 〈개정 2019. 12. 3〉

⑤ 시장 · 군수 · 구청장은 과징금의 징수를 위하여 필요한 경우에는 다음 각 호의 사항을 기재한 문서로 관할 세무관서의 장에게 과세정보의 제공을 요청할 수 있다. [신설 2016. 2. 3]

1. 납세자의 인적사항
2. 사용목적
3. 과징금 부과기준이 되는 매출금액

영 **제7조의2(과징금을 부과할 위반행위의 종별과 과징금의 금액)** ① 법 제11조의2제2항의 규정에 따라 부과하는 과징금의 금액은 위반행위의 종별 · 정도 등을 감안하여 보건복지부령이 정하는 영업정지기간에 별표 1의 과징금 산정기준을 적용하여 산정한다.

② 시장 · 군수 · 구청장(자치구의 구청장을 말한다. 이하 같다)은 공중위생영업자의 사업규모 · 위반행위의 정도 및 횟수 등을 참작하여 제1항에 따른 과징금의 2분의 1의 범위안에서 과징금을 늘리거나 줄일 수 있다. 이 경우 과징금을 늘리는 때에도 그 총액은 1억 원을 초과할 수 없다.

〈개정 2019. 4. 9〉

제7조의3(과징금의 부과 및 납부) ① 시장 · 군수 · 구청장은 법 제11조의2의 규정에 따라 과징금을 부과하고자 할 때에는 그 위반행위의 종별과 해당 과징금의 금액 등을 명시하여 이를 납부할 것을 서면으로 통지하여야 한다.

② 제1항의 규정에 따라 통지를 받은 자는 통지를 받은 날부터 20일 이내에 과징금을 시장 · 군수 · 구청장이 정하는 수납기관에 납부하여야 한다. 다만, 천재 · 지변 그 밖에 부득이한 사유로 인하여 그 기간 내에 과징금을 납부할 수 없는 때에는 그 사유가 없어진 날부터 7일 이내에 납부하여야 한다.

③ 제2항의 규정에 따라 과징금의 납부를 받은 수납기관은 영수증을 납부자에게 교부하여야 한다.

④ 과징금의 수납기관은 제2항의 규정에 따라 과징금을 수납한 때에는 지체없이 그 사실을 시장 · 군수 · 구청장에게 통보하여야 한다.

⑤ 시장 · 군수 · 구청장은 법 제11조의2에 따라 과징금을 부과받은 자가 납부해야 할 과징금의 금액이 100만원 이상인 경우로서 다음 각 호의 어느 하나에 해당하는 사유로 과징금의 전액을 한꺼번에 납부하기 어렵다고 인정될 때에는 과징금납부의무자의 신청을 받아 12개월의 범위에서 분할 납부의 횟수를 3회 이내로 정하여 분할 납부하게 할 수 있다.

〈개정 2020. 6. 2〉

1. 재해 등으로 재산에 현저한 손실을 입은 경우
2. 사업 여건의 악화로 사업이 중대한 위기에 있는 경우
3. 과징금을 한꺼번에 납부하면 자금사정에 현저한 어려움이 예상되는 경우

4. 그 밖에 제1호부터 제3호까지의 규정에 준하는 사유가 있다고 인정되는 경우

⑥ 과징금납부의무자는 제5항에 따라 과징금을 분할 납부하려는 경우에는 그 납부기한의 10일 전까지 같은 항 각 호의 사유를 증명하는 서류를 첨부하여 시장 · 군수 · 구청장에게 과징금의 분할 납부를 신청해야 한다. 〈신설 2020. 6. 2〉

⑦ 시장 · 군수 · 구청장은 과징금납부의무자가 다음 각 호의 어느 하나에 해당하는 경우에는 분할 납부 결정을 취소하고 과징금을 한꺼번에 징수할 수 있다. 〈신설 2020. 6. 2〉

1. 분할 납부하기로 결정된 과징금을 납부기한까지 내지 않은 경우
2. 강제집행, 경매의 개시, 파산선고, 법인의 해산, 국세 또는 지방세의 체납처분을 받은 경우 등 과징금의 전부 또는 잔여분을 징수할 수 없다고 인정되는 경우

⑧ 과징금의 징수절차는 보건복지부령으로 정한다. 〈개정 2020. 6. 2〉

제7조의4(과징금 부과처분 취소 대상자) 법 제11조의2제3항에 따라 과징금 부과처분을 취소하고 영업정지 처분을 하거나 「지방쟁정제재 · 부과금의 징수 등에 관한 법률」에 따라 과징금을 징수하여야 하는 대상자는 과징금을 기한 내에 납부하지 아니한 자로서 1회의 독촉을 받고 그독촉을 받은 날부터 15일 이내에 과징금을 납부하지 아니한 자로 한다.
〈개정 2020. 3. 24〉

제7조의5(위반사실의 공표) ① 법 제11조의6에 따른 공표 사항은 다음 각 호와 같다.

1. 「공중위생관리법」 위반사실의 공표라는 내용의 표제
2. 공중위생영업의 종류
3. 영업소의 명칭 및 소재지와 대표자 성명
4. 위반 내용(위반행위의 구체적 내용과 근거 법령을 포함한다)
5. 행정처분의 내용, 처분일 및 처분기간
6. 그 밖에 보건복지부장관이 특히 공표할 필요가 있다고 인정하는 사항

② 시장 · 군수 · 구청장은 법 제11조의6에 따라 공표하는 경우에는 해당 시 · 군 · 구(자치구를 말한다)의 인터넷 홈페이지와 공중위생영업자의 인

터넷 홈페이지(인터넷 홈페이지가 있는 경우만 해당한다)에 각각 게시하여야 한다.

③ 제2항에 따른 공표의 절차 및 방법 등에 필요한 세부사항은 보건복지부장관이 정하여 고시한다.

[본조신설 2016.8.2]

규칙 **제24조(과징금의 징수절차)** 영 제7조의3에 따른 과징금의 징수절차에 관하여는 「국고금관리법 시행규칙」을 준용한다. 이 경우 납입고지서에는 이의신청의 방법 및 기간 등을 함께 적어야 한다.

제11조의3(행정제재처분효과의 승계) ① 공중위생영업자가 그 영업을 양도하거나 사망한 때 또는 법인의 합병이 있는 때에는 종전의 영업자에 대하여 제11조제1항의 위반을 사유로 행한 행정제재처분의 효과는 그 처분기간이 만료된 날부터 1년간 양수인·상속인 또는 합병 후 존속하는 법인에 승계된다.

② 공중위생영업자가 그 영업을 양도하거나 사망한 때 또는 법인의 합병이 있는 때에는 제11조제1항의 위반을 사유로 하여 종전의 영업자에 대하여 진행 중인 행정제재처분 절차를 양수인·상속인 또는 합병 후 존속하는 법인에 대하여 속행할 수 있다.

③ 제1항 및 제2항에도 불구하고 양수인이나 합병 후 존속하는 법인이 양수하거나 합병할 때에 그 처분 또는 위반사실을 알지 못한 경우에는 그러하지 아니하다. 〈신설 2019. 12. 3〉

제11조의4(같은 종류의 영업 금지) ①「성매매알선 등 행위의 처벌에 관한 법률」·「아동·청소년의 성보호에 관한 법률」·「풍속영업의 규제에 관한 법률」 또는 「청소년보호법」(이하 이 조에서 "「성매매알선 등 행위의 처벌에 관한 법률」 등"이라 한다)을 위반하여 제11조제1항의 폐쇄명령을 받은 자(법인인 경우에는 그 대표자를 포함한다. 이하 제2항에서 같다)는 그 폐쇄명령을 받은 후 2년이 경과하지 아니한 때에는 같은 종류의 영업을 할 수 없다.

〈개정 2017. 12. 12, 2018. 12. 11〉

② 「성매매알선 등 행위의 처벌에 관한 법률」 등 외의 법률을 위반하여 제11조제1항의 폐쇄명령을 받은 자는 그 폐쇄명령을 받은 후 1년이 경과하지 아니한 때에는 같은 종류의 영업을 할 수 없다.

③ 「성매매알선 등 행위의 처벌에 관한 법률」 등의 위반으로 제11조제1항에 따른 폐쇄명령이 있은 후 1년이 경과하지 아니한 때에는 누구든지 그 폐쇄명령이 이루어진 영업장소에서 같은 종류의 영업을 할 수 없다.

④ 「성매매알선 등 행위의 처벌에 관한 법률」 등 외의 법률의 위반으로 제11조제1항에 따른 폐쇄명령이 있은 후 6개월이 경과하지 아니한 때에는 누구든지 그 폐쇄명령이 이루어진 영업장소에서 같은 종류의 영업을 할 수 없다.

제11조의5(이용업소표시등의 사용제한) 누구든지 시 · 군 · 구에 이용업 신고를 하지 아니하고 이용업소표시등을 설치할 수 없다.

제11조의6(위반사실 공표) 시장 · 군수 · 구청장은 제7조, 제11조 또는 제11조의2에 따라 행정처분이 확정된 공중위생영업자에 대한 처분 내용, 해당 영업소의 명칭 등 처분과 관련한 영업정보를 대통령령으로 정하는 바에 따라 공표하여야 한다.

[본조신설 2016. 2. 3]

제12조(청문) ① 보건복지부장관 또는 시장 · 군수 · 구청장 다음 각 호의 어느 하나 해당하는 처분을 하려면 청문을 하여야 한다.

1. 제3조제3항에 따른 신고사항의 직권 말소
2. 제7조에 따른 이용사와 미용사의 면허취소 또는 면허정지
3. 제7조의2에 따른 위생사의 면허취소
4. 제11조에 따른 영업정지명령, 일부 시설의 사용중지명령 또는 영업소 폐쇄명령

[전문개정 2016. 2. 3]

제13조(위생서비스수준의 평가) ① 시 · 도지사는 공중위생영업소(관광숙박업의 경우를 제외한다. 이하 이 조에서 같다)의 위생관리수준을 향상시키기 위하여 위생서비스평가계획(이하 "평가계획"이라 한다)을 수립하여 시장 · 군수 · 구청장에게 통보하여야 한다.

② 시장 · 군수 · 구청장은 평가계획에 따라 관할지역별 세부평가계획을 수립한 후 공중위생영업소의 위생서비스수준을 평가(이하 "위생서비스평가"라 한다)하여야 한다.

③ 시장 · 군수 · 구청장은 위생서비스평가의 전문성을 높이기 위하여 필요하다고 인정하는 경우에는 관련 전문기관 및 단체로 하여금 위생서비스평가를 실시하게 할 수 있다.

④ 제1항 내지 제3항의 규정에 의한 위생서비스평가의 주기 · 방법, 위생관리등급의 기준 기타 평가에 관하여 필요한 사항은 보건복지부령으로 정한다.

규칙 **제20조(위생서비스수준의 평가)** 법 제13조제4항에 따른 공중위생영업소의 위생서비스수준 평가(이하 "위생서비스평가"라 한다. 이하 같다)는 2년마다 실시하되, 공중위생영업소의 보건 · 위생관리를 위하여 특히 필요한 경우에는 보건복지부장관이 정하여 고시하는 바에 따라 공중위생영업의 종류 또는 제21조에 따른 위생관리등급별로 평가주기를 달리할 수 있다. 다만, 공중위생영업자가 「부가가치세법」 제8조제7항에 따른 휴업신고를 한 경우 해당 공중위생영업소에 대해서는 위생서비스평가를 실시하지 않을 수 있다. 〈개정 2019. 12. 31〉

제21조(위생관리등급의 구분 등) ① 법 제13조제4항의 규정에 의한 위생관리등급의 구분은 다음 각 호와 같다.

1. 최우수업소 : 녹색등급
2. 우수업소 : 황색등급
3. 일반관리대상업소 : 백색등급

② 제1항의 규정에 의한 위생관리등급의 판정을 위한 세부항목, 등급결정절차와 기타 위생서비스평가에 필요한 구체적인 사항은 보건복지부장관이 정하여 고시한다.

제14조(위생관리등급 공표 등) ① 시장 · 군수 · 구청장은 보건복지부령이 정하는 바에 의하여 위생서비스평가의 결과에 따른 위생관리등급을 해당공중위생영업자에게 통보하고 이를 공표하여야 한다.

② 공중위생영업자는 제1항의 규정에 의하여 시장 · 군수 · 구청장으로부터 통보받은 위생관리등급의 표지를 영업소의 명칭과 함께 영업소의 출입구에 부착할 수 있다.

③ 시 · 도지사 또는 시장 · 군수 · 구청장은 위생서비스평가의 결과 위생서비스의 수준이 우수하다고 인정되는 영업소에 대하여 포상을 실시할 수 있다.

④ 시 · 도지사 또는 시장 · 군수 · 구청장은 위생서비스평가의 결과에 따른 위생관리등급별로 영업소에 대한 위생감시를 실시하여야 한다. 이 경우, 영업소에 대한 출입 · 검사와 위생감시의 실시주기 및 횟수 등 위생관리등급별 위생감시기준은 보건복지부령으로 정한다.

규칙 **제22조(위생관리등급의 통보 및 공표절차 등)** ① 삭제 〈2005. 11. 1〉

② 법 제14조제1항의 규정에 의하여 시장 · 군수 · 구청장은 별지 제14호서식의 위생관리등급표를 해당공중위생영업자에게 송부하여야 한다.

③ 법 제14조제1항의 규정에 의하여 시장 · 군수 · 구청장은 공중위생영업소별 위생관리등급을 당해 기관의 게시판에 게시하는 등의 방법으로 공표하여야 한다.

제15조(공중위생감시원) ① 제3조, 제3조의2, 제4조 또는 제8조 내지 제11조의 규정에 의한 관계공무원의 업무를 행하게 하기 위하여 특별시 · 광역시 · 도 및 시 · 군 · 구(자치구에 한한다)에 공중위생감시원을 둔다.

② 제1항의 규정에 의한 공중위생감시원의 자격 · 임명 · 업무범위 기타 필요한 사항은 대통령령으로 정한다.

영 **제8조(공중위생감시원의 자격 및 임명)** ① 법 제15조의 규정에 의하여 특별시장 · 광역시장 · 도지사(이하 "시 · 도지사"라 한다) 또는 시장 · 군수 · 구청장은 다음 각 호의 1에 해당하는 소속공무원 중에서 공중위생감시원을 임명한다. 〈개정 2018. 9. 28〉

1. 위생사 또는 환경기사 2급 이상의 자격증이 있는 사람
2. 「고등교육법」에 의한 대학에서 화학 · 화공학 · 환경공학 또는 위생학 분야를 전공하고 졸업한 사람 또는 이와 동등 이상의 학력이 있는 사람
3. 외국에서 위생사 또는 환경기사의 면허를 받은 사람
4. 1년 이상 공중위생 행정에 종사한 경력이 있는 사람

② 시 · 도지사 또는 시장 · 군수 · 구청장은 제1항 각 호의 어느 하나에 해당하는 사람만으로는 공중위생감시원의 인력확보가 곤란하다고 인정되는 때에는 공중위생 행정에 종사하는 사람 중 공중위생 감시에 관한 교육훈련을 2주 이상 받은 사람을 공중위생 행정에 종사하는 기간 동안 공중위생감시원으로 임명할 수 있다. 〈개정 2018. 9. 28〉

제9조(공중위생감시원의 업무범위) 법 제15조에 따른 공중위생감시원의 업무는 다음 각 호와 같다. 〈개정 2016. 8. 2〉

1. 법 제3조제1항의 규정에 의한 시설 및 설비의 확인
2. 법 제4조의 규정에 의한 공중위생영업 관련 시설 및 설비의 위생상태 확인 · 검사, 공중위생영업자의 위생관리의무 및 영업자준수사항 이행여부의 확인

3. 삭제 〈2016. 8. 2〉
4. 법 제10조의 규정에 의한 위생지도 및 개선명령 이행여부의 확인
5. 법 제11조의 규정에 의한 공중위생영업소의 영업의 정지, 일부 시설의 사용중지 또는 영업소 폐쇄명령 이행여부의 확인
6. 법 제17조의 규정에 의한 위생교육 이행여부의 확인

제15조의2(명예공중위생감시원) ① 시 · 도지사는 공중위생의 관리를 위한 지도 · 계몽 등을 행하게 하기 위하여 명예공중위생감시원을 둘 수 있다.
② 제1항의 규정에 의한 명예공중위생감시원의 자격 및 위촉방법, 업무범위 등에 관하여 필요한 사항은 대통령령으로 정한다.

영 **제9조의2(명예공중위생감시원의 자격 등)** ① 법 제15조의2제1항의 규정에 의한 명예공중위생감시원(이하 "명예감시원"이라 한다)은 시 · 도지사가 다음 각 호의 1에 해당하는 자 중에서 위촉한다.
1. 공중위생에 대한 지식과 관심이 있는 자
2. 소비자단체, 공중위생관련 협회 또는 단체의 소속직원 중에서 당해 단체 등의 장이 추천하는 자

② 명예감시원의 업무는 다음 각 호와 같다.
1. 공중위생감시원이 행하는 검사대상물의 수거 지원
2. 법령 위반행위에 대한 신고 및 자료 제공
3. 그 밖에 공중위생에 관한 홍보 · 계몽 등 공중위생관리업무와 관련하여 시 · 도지사가 따로 정하여 부여하는 업무

③ 시 · 도지사는 명예감시원의 활동지원을 위하여 예산의 범위 안에서 시 · 도지사가 정하는 바에 따라 수당 등을 지급할 수 있다.
④ 명예감시원의 운영에 관하여 필요한 사항은 시 · 도지사가 정한다.

제16조(공중위생영업자단체의 설립) 공중위생영업자는 공중위생과 국민보건의 향상을 기하고 그 영업의 건전한 발전을 도모하기 위하여 영업의 종류별로 전국적인 조직을 가지는 영업자단체를 설립할 수 있다.

영 **제10조(세탁물관리 사고로 인한 분쟁의 조정)** 법 제16조의 규정에 의하여 설립된 세탁업자단체는 그 정관이 정하는 바에 의하여 세탁업자와 소비자 간의 분쟁 조정을 위하여 노력하여야 한다.

제17조(위생교육) ① 공중위생영업자는 매년 위생교육을 받아야 한다.

② 제3조제1항 전단의 규정에 의하여 신고를 하고자 하는 자는 미리 위생교육을 받아야 한다. 다만, 보건복지부령으로 정하는 부득이한 사유로 미리 교육을 받을 수 없는 경우에는 영업개시 후 6개월 이내에 위생교육을 받을 수 있다. 〈개정 2016. 2. 3〉

③ 제1항 및 제2항의 규정에 따른 위생교육을 받아야 하는 자 중 영업에 직접 종사하지 아니하거나 2 이상의 장소에서 영업을 하는 자는 종업원 중 영업장별로 공중위생에 관한 책임자를 지정하고 그 책임자로 하여금 위생교육을 받게 하여야 한다.

④ 제1항부터 제3항까지의 규정에 따른 위생교육은 보건복지부장관이 허가한 단체 또는 제16조에 따른 단체가 실시할 수 있다.

⑤ 제1항부터 제4항까지의 규정에 따른 위생교육의 방법 · 절차 등에 관하여 필요한 사항은 보건복지부령으로 정한다.

규칙 **제23조(위생교육)** ① 법 제17조에 따른 위생교육은 3시간으로 한다.

② 위생교육의 내용은 「공중위생관리법」 및 관련 법규, 소양교육(친절 및 청결에 관한 사항을 포함한다), 기술교육, 그 밖에 공중위생에 관하여 필요한 내용으로 한다.

③ 동일한 공중위생영업자가 법 제2조제1항제5호 각 목 중 둘 이상의 미용업을 같은 장소에서 하는 경우에는 그 중 하나의 미용업에 대한 위생교육을 받으면 나머지 미용업에 대한 위생교육도 받은 것으로 본다. 〈신설 2020. 6. 4〉

④ 법 제17조제1항 및 제2항에 따른 위생교육 대상자 중 보건복지부장관이 고시하는 섬 · 벽지지역에서 영업을 하고 있거나 하려는 자에 대하여는 제7항에 따른 교육교재를 배부하여 이를 익히고 활용하도록 함으로써 교육에 갈음할 수 있다. 〈개정 2020. 6. 4〉

⑤ 법 제17조제1항 및 제2항에 따른 위생교육 대상자 중 「부가가치세법」 제8조제7항에 따른 휴업신고를 한 자에 대해서는 휴업신고를 한 다음 해부터 영업을 재개하기 전까지 위생교육을 유예할 수 있다. 〈개정 2020. 6. 4〉

⑥ 법 제17조제2항 단서에 따라 영업신고 전에 위생교육을 받아야 하는 자 중 다음 각 호의 어느 하나에 해당하는 자는 영업신고를 한 후 6개월 이내에 위생교육을 받을 수 있다. 〈개정 2020. 6. 4〉

1. 천재지변, 본인의 질병 · 사고, 업무상 국외출장 등의 사유로 교육을 받을 수 없는 경우
2. 교육을 실시하는 단체의 사정 등으로 미리 교육을 받기 불가능한 경우

⑦ 법 제17조제2항에 따른 위생교육을 받은 자가 위생교육을 받은 날부터 2년 이내에 위생교육을 받은 업종과 같은 업종의 영업을 하려는 경우에는 해당 영업에 대한 위생교육을 받은 것으로 본다. 〈개정 2020. 6. 4〉

⑧ 법 제17조제4항에 따른 위생교육을 실시하는 단체(이하 "위생교육 실시단체"라 한다)는 보건복지부장관이 고시한다. 〈개정 2020. 6. 4〉

⑨ 위생교육 실시단체는 교육교재를 편찬하여 교육대상자에게 제공하여야 한다. 〈개정 2020. 6. 4〉

⑩ 위생교육 실시단체의 장은 위생교육을 수료한 자에게 수료증을 교부하고, 교육실시 결과를 교육 후 1개월 이내에 시장 · 군수 · 구청장에게 통보하여야 하며, 수료증 교부대장 등 교육에 관한 기록을 2년 이상 보관 · 관리하여야 한다. 〈개정 2020. 6. 4〉

⑪ 제1항부터 제8항까지의 규정 외에 위생교육에 관하여 필요한 세부사항은 보건복지부장관이 정한다. 〈개정 2020. 6. 4〉

제23조의2(행정지원) ① 시장 · 군수 · 구청장은 위생교육 실시단체의 장의 요청이 있으면 공중위생영업의 신고 및 폐업신고 또는 영업자의 지위승계신고 수리에 따른 위생교육대상자의 명단(업종, 업소명, 대표자 성명, 업소 소재지 및 전화번호를 포함한다)을 통보하여야 한다. 〈개정 2015. 11. 3〉

② 시 · 도지사 또는 시장 · 군수 · 구청장은 위생교육 실시단체의 장의 지원요청이 있으면 교육대상자의 소집, 교육장소의 확보 등과 관련하여 협조하여야 한다.

제18조(위임 및 위탁) ① 보건복지부장관은 이 법에 의한 권한의 일부를 대통령령이 정하는 바에 의하여 시 · 도지사 또는 시장 · 군수 · 구청장에게 위임할 수 있다. 〈개정 2010. 1. 18〉

② 보건복지부장관은 대통령령이 정하는 바에 의하여 관계전문기관에 그 업무의 일부를 위탁할 수 있다. [신설 2010. 1. 18] 〈개정 2018. 12. 11〉

제19조(국고보조) 국가 또는 지방자치단체는 제13조제3항의 규정에 의하여 위생서비스평가를 실시하는 자에 대하여 예산의 범위 안에서 위생서비스평가에 소요되는 경비의 전부 또는 일부를 보조할 수 있다.

제19조의2(수수료) 제6조의 규정에 의하여 이용사 또는 미용사 면허를 받고자 하는 자는 대통령령이 정하는 바에 따라 수수료를 납부하여야 한다.

제19조의3(같은 명칭의 사용금지) 위생사가 아니면 위생사라는 명칭을 사용하지 못한다.

[본조신설 2016. 2. 3]

제19조의4(벌칙 적용에서 공무원 의제) 제18조제2항에 따라 위탁받은 업무에 종사하는 관계전문기관 임직원은 「형법」 제129조부터 제132조까지의 규정을 적용할 때에는 공무원으로 본다.

[본조신설 2018. 12. 12]

영 **제10조의2(수수료)** 법 제19조의2의 규정에 따른 수수료는 지방자치단체의 수입증지 또는 정보통신망을 이용한 전자화폐 · 전자결제 등의 방법으로 시장 · 군수 · 구청장에게 납부하여야 하며, 그 금액은 다음 각 호와 같다.

1. 이용사 또는 미용사 면허를 신규로 신청하는 경우 : 5천500원
2. 이용사 또는 미용사 면허증을 재교부 받고자 하는 경우 : 3천원

제10조의3(민감정보 및 고유식별정보의 처리) ① 보건복지부장관(법 제6조의2제3항에 따라 보건복지부장관의 업무를 위탁받은 자를 포함한다)은 다음 각 호의 사무를 수행하기 위하여 불가피한 경우 「개인정보보호법」 제23조에 따른 건강에 관한 정보, 같은 법 시행령 제19조제1호 또는 제4호에 따른 주민등록번호 또는 외국인등록번호가 포함된 자료를 처리할 수 있다.

〈신설 2016. 8. 2〉

1. 법 제6조의2에 따른 위생사 면허 및 위생사 국가시험에 관한 사무
2. 법 제7조의2에 따른 위생사 면허의 취소 및 면허 재부여에 관한 사무
3. 법 제12조제3호에 따른 청문에 관한 사무

② 시 · 도지사 또는 시장 · 군수 · 구청장(시 · 도지사는 제5호의 사무만 해당하며, 해당 권한이 위임 · 위탁된 경우에는 그 권한을 위임 · 위탁받은 자를 포함한다)은 다음 각 호의 사무를 수행하기 위하여 불가피한 경우 「개인정보 보호법」 제23조에 따른 건강에 관한 정보, 같은 법 시행령 제19조제1호 또는 제4호에 따른 주민등록번호 또는 외국인등록번호가 포함된 자료를 처리할 수 있다.〈개정 2016. 8. 2〉

1. 법 제3조에 따른 공중위생영업의 신고 · 변경신고 및 폐업신고에 관한 사무
2. 법 제3조의2에 따른 공중위생영업자의 지위승계 신고에 관한 사무
3. 법 제6조에 따른 이용사 및 미용사 면허신청 및 면허증 발급에 관한 사무
4. 법 제7조에 따른 이용사 및 미용사의 면허취소 등에 관한 사무
5. 법 제10조에 따른 위생지도 및 개선명령에 관한 사무
6. 법 제11조에 따른 공중위생업소의 폐쇄 등에 관한 사무
7. 법 제11조의2에 따른 과징금의 부과 · 징수에 관한 사무
8. 법 제12조제1호 · 제2호 및 제4호에 따른 청문에 관한 사무

[본조신설 2012. 1. 6]

영 **제10조의4(규제의 재검토)** 삭제 〈2018. 12. 24〉

규칙 **제25조(규제의 재검토)** ① 보건복지부장관은 다음 각 호의 사항에 대하여 다음 각 호의 기준일을 기준으로 3년마다(매 3년이 되는 해의 기준일과 같은 날 전까지를 말한다.) 그 타당성을 검토하여 개선 등의 조치를 하여야 한다. 〈개정 2019. 12. 20〉

1. 제2조 및 별표1에 따른 공중위생영업의 종류별 시설 및 설비기준 : 2014년 1월 1일
2. 제7조 및 별표4에 따른 공중위생영업자가 준수하여야 하는 위생관리기준 등 : 2014년 1월 1일
3. 제14조에 따른 업무범위 : 2016년 1월 1일
4. 제19조 및 별표 7에 따른 행정처분기준 : 2014년 1월 1일

② 보건복지부장관은 제23조에 따른 위생교육 시간 및 내용에 대하여 2019년 1월 1일을 기준으로 2년마다(매 2년이 되는 해의 1월 1일 전까지를 말한다) 그 타당성을 검토하여 개선 등의 조치를 해야 한다.
〈개정 2018. 12. 28〉

제20조(벌칙) ① 다음 각 호의 1에 해당하는 자는 1년 이하의 징역 또는 1천만 원 이하의 벌금에 처한다.

1. 제3조제1항 전단의 규정에 의한 신고를 하지 아니한 자
2. 제11조제1항의 규정에 의한 영업정지명령 또는 일부 시설의 사용중지명령을 받고도 그 기간 중에 영업을 하거나 그 시설을 사용한 자 또는 영업소 폐쇄명령을 받고도 계속하여 영업을 한 자

② 다음 각 호의 1에 해당하는 자는 6월 이하의 징역 또는 500만 원 이하의 벌금에 처한다.

1. 제3조제1항 후단의 규정에 의한 변경신고를 하지 아니한 자
2. 제3조의2제1항의 규정에 의하여 공중위생영업자의 지위를 승계한 자로서 동조제4항의 규정에 의한 신고를 하지 아니한 자
3. 제4조제7항의 규정에 위반하여 건전한 영업질서를 위하여 공중위생영업자가 준수하여야 할 사항을 준수하지 아니한 자

③ 다음 각 호의 어느 하나에 해당하는 자는 300만 원 이하의 벌금에 처한다. 〈개정 2020. 4. 7〉

1. 제6조제3항을 위반하여 다른 사람에게 이용사 또는 미용사의 면허증을 빌려주거나 빌린 사람
2. 제6조제4항을 위반하여 이용사 또는 미용사의 면허증을 빌려주거나 빌리는 것을 알선한 사람
3. 제6조의2제9항을 위반하여 다른 사람에게 위생사의 면허증을 빌려주거나 빌린 사람
4. 제6조의2제10항을 위반하여 위생사의 면허증을 빌려주거나 빌리는 것을 알선한 사람
5. 제7조제1항에 따른 면허의 취소 또는 정지 중에 이용업 또는 미용업을 한 사람
6. 제8조제1항을 위반하여 면허를 받지 아니하고 이용업 또는 미용업을 개설하거나 그 업무에 종사한 사람

제21조(양벌규정) 법인의 대표자나 법인 또는 개인의 대리인, 사용인 그 밖의 종업원이 그 법인 또는 개인의 업무에 관하여 제20조의 위반행위를 하면 그 행위자를 벌하는 외에 그 법인 또는 개인에게도 해당 조문의 벌금형을 과(科)한다. 다만, 법인 또는 개인이 그 위반행위를 방지하기 위하여 해당 업무에 관하여 상당한 주의와 감독을 게을리하지 아니한 경우에는 그러하지 아니하다.

제22조(과태료) ① 다음 각 호의 1에 해당하는 자는 300만 원 이하의 과태료에 처한다.

1. 삭제 〈2016. 2. 3〉

1의2. 제4조제2항의 규정을 위반하여 목욕장의 수질기준 또는 위생기준을 준수하지 아니한 자로서 제10조의 규정에 의한 개선명령에 따르지 아니한 자

2. 제4조제7항의 규정에 위반하여 숙박업소의 시설 및 설비를 위생적이고 안전하게 관리하지 아니한 자
3. 제4조제7항의 규정에 위반하여 목욕장업소의 시설 및 설비를 위생적이고 안전하게 관리하지 아니한 자
4. 제9조의 규정에 의한 보고를 하지 아니하거나 관계공무원의 출입 · 검사 기타 조치를 거부 · 방해 또는 기피한 자
5. 제10조의 규정에 의한 개선명령에 위반한 자
6. 제11조의5를 위반하여 이용업소표시 등을 설치한 자

② 다음 각 호의 1에 해당하는 자는 200만 원 이하의 과태료에 처한다.
〈개정 2016. 2. 3〉

1. 제4조제3항 각 호 및 제7항의 규정에 위반하여 이용업소의 위생관리 의무를 지키지 아니한 자
2. 제4조제4항 각 호 및 제7항의 규정에 위반하여 미용업소의 위생관리 의무를 지키지 아니한 자
3. 제4조제5항 및 제7항의 규정에 위반하여 세탁업소의 위생관리 의무를 지키지 아니한 자
4. 제4조제6항 및 제7항의 규정에 위반하여 건물위생관리업소의 위생관리 의무를 지키지 아니한 자
5. 제8조제2항의 규정에 위반하여 영업소 외의 장소에서 이용 또는 미용업무를 행한 자
6. 제17조제1항의 규정에 위반하여 위생교육을 받지 아니한 자

③ 제19조의3을 위반하여 위생사의 명칭을 사용한 자에게는 100만 원 이하의 과태료를 부과한다. [신설 2016. 2. 23]

④ 제1항부터 제3항까지의 규정에 따른 과태료는 대통령령으로 정하는 바에 따라 보건복지부장관 또는 시장 · 군수 · 구청장이 부과 · 징수한다.
[신설 2016. 2. 23]

영 **제11조(과태료의 부과)** 법 제22조에 따른 과태료의 부과기준은 별표 2와 같다.

제23조(과태료의 부과 · 징수절차) 삭제 〈2016. 2. 3〉

공중위생관리법

부 칙

〈법률 제13983호, 2016. 8. 2〉

제1조(시행일) 이 법은 공표 후 6개월이 경과한 날부터 시행한다.

제2조(다른 법률의 폐지) 위생사에 관한 법률은 폐지한다.

제3조(과징금 부과처분 취소 및 재영업정지 처분에 관한 적용례) 제11조의2제3항의 개정규정은 이 법 시행 후 최초로 과징금 부과처분을 받은 공중위생영업자부터 적용한다.

제4조(위반사실 공표에 관한 적용례) 제11조의6의 개정규정은 이 법 시행 후 최초로 행정처분이 확정된 경우부터 적용한다.

제5조(위생사 국가시험 응시자격에 관한 특례) 이 법 시행일부터 5년까지의 기간 내에 종전의 「위생사에 관한 법률」 제3조제1항제2호 또는 제3호에 해당하는 자는 제6조의2제1항의 개정규정에도 불구하고 위생사 국가시험에 응시할 수 있다.

제6조(위생관리용역업에 관한 경과조치) 이 법 시행 당시 종전의 규정에 따라 위생관리용역업의 신고를 한 자는 제2조제1항제7호의 개정규정에 따른 건물위생관리업의 신고를 한 것으로 본다.

제7조(위생사에 대한 경과조치) ① 이 법 시행 당시 종전의 「위생사에 관한 법률」에 따라 위생사 면허를 받은 사람은 이 법에 따라 면허를 받은 것으로 본다.

② 이 법 시행 당시 종전의 위생사 등에 관한 법률(법률 제5842호로 개정되기 전의 것을 말한다)에 따른 위생시험사로서 법률 제5842호 위생사 등에 관한 법률개정법률 부칙 제3항에 따라 교육과정을 이수한 사람은 이 법에 따른 위생사로 본다.

제8조(행정처분에 관한 경과조치) 이 법 시행 전의 위반행위에 대한 행정처분에 관하여는 종전의 규정에 따른다.

제9조(과태료에 관한 경과조치) 이 법 시행 전의 위반 행위에 대한 과태료를 적용할 때에는 종전의 규정에 따른다.

제10조(다른 법률의 개정) ① 식품위생법 일부를 다음과 같이 개정한다.

제41조제4항제3호 중 "「위생사에 관한 법률」 제3조"를 "「공중위생관리법」 제6조의2"로 한다.

② 조세특례제한법 일부를 다음과 같이 개정한다.

제106조제1항제4호의2 각 목 외의 부분 중 "위생관리용역업"을 "건물위생관리업"으로 한다.

제11조(다른 법령과의 관계) 이 법 시행 당시 다른 법령에서 「위생사에 관한 법률」 또는 그 규정을 인용하고 있는 경우 이 법 중 그에 해당하는 규정이 있으면 「위생사에 관한 법률」 또는 종전의 규정을 갈음하여 이 법 또는 이 법의 해당 규정을 인용한 것으로 본다.

부 칙

〈법률 제17195호, 2020. 4. 7〉

이 법은 공포 후 3개월이 경과한 날부터 시행한다.

공중위생관리법 시행령

부 칙

〈대통령령 제30744호, 2020. 6. 2〉

제1조(시행일) 이 영은 2020년 6월 4일부터 시행한다.

제2조(과징금 분할 납부에 관한 적용례) 제7조의3의 개정규정은 이 영 시행 전에 법 제11조의2에 따라 과징금을 부과한 경우에도 적용한다.

[별표 1] 〈개정 2019. 4. 9〉

과징금의 산정기준

(제7조의2제1항 관련)

Ⅰ. **일반기준**

1. 영업정지 1개월은 30일을 기준으로 한다.
2. 위반행위의 종별에 따른 과징금의 금액은 영업정지 기간에 다목에 따라 산정한 영업정지 1일당 과징금의 금액을 곱하여 얻은 금액으로 한다. 다만, 과징금 산정금액이 1억 원을 넘는 경우에는 1억 원으로 한다.
3. 1일당 과징금의 금액은 위반행위를 한 공중위생영업자의 연간 총매출액을 기준으로 산출한다.
4. 연간 총 매출액은 처분일이 속한 연도의 전년도의 1년간 총 매출액을 기준으로 한다. 다만, 신규사업 · 휴업 등에 따라 1년간 총 매출액을 산출할 수 없거나 1년간 매출액을 기준으로 하는 것이 현저히 불합리하다고 인정되는 경우에는 분기별 · 월별 또는 일별 매출액을 기준으로 연간 총 매출액을 환산하여 산출한다.

Ⅱ. 과징금기준

등급	연간 총매출액 (단위 : 백만원)	영업정지 1일당 과징금 금액 (단위 : 원)
1	100 이하	9,400
2	100 초과 ~ 200 이하	41,000
3	200 초과 ~ 310 이하	52,000
4	310 초과 ~ 430 이하	63,000
5	430 초과 ~ 560 이하	74,000
6	560 초과 ~ 700 이하	85,000
7	700 초과 ~ 860 이하	96,000
8	860초과 ~ 1,040 이하	105,000
9	1,040 초과 ~ 1,240 이하	114,000
10	1.240 초과 ~ 1,460 이하	123,000
11	1,460 초과 ~ 1,710 이하	132,000
12	1.710 초과 ~ 2,000 이하	141,000
13	2,000 초과 ~ 2,300 이하	153,000
14	2,300 초과 ~ 2,600 이하	174,000
15	2,600 초과 ~ 3,000 이하	200,000
16	3,000 초과 ~ 3,400 이하	228,000
17	3,400 초과 ~ 3,800 이하	256,000
18	3,800 초과 ~ 4,300 이하	288,000
19	4,300 초과 ~ 4,800 이하	324,000
20	4,800 초과 ~ 5,400 이하	363,000
21	5,400 초과 ~ 6,000 이하	406,000
22	6,000 초과 ~ 6,700 이하	452,000
23	6,700 초과 ~ 7,500 이하	505,000
24	7,500 초과 ~ 8,600 이하	573,000
25	8,600 초과 ~`10,000 이하	662,000
26	10,000 초과 ~ 12,000 이하	783,000
27	12,000 초과 ~ 15,000 이하	961,000
28	15,000 초과 ~ 20,000 이하	1,246,000
29	20,000 초과 ~ 25,000 이하	1,602,000
30	25,000 초과 ~ 30,000 이하	1,959,000
31	30,000 초과 ~ 35,000 이하	2,315,000
32	35,000 초과 ~ 40,000 이하	2,671,000
33	40,000 초과	2,849,000

[별표 2] 〈개정 2019. 10. 8〉

과태료의 부과기준

(제11조 관련)

Ⅰ. 일반기준

1. 보건복지부장관 또는 시장 · 군수 · 구청장은 다음의 어느 하나에 해당하는 경우에는 제2호의 개별기준에 따른 과태료 금액이 2분의 1범위에서 그 금액을 줄일 수 있다. 다만, 과태료를 체납하고 있는 위반행위자에 대해서는 그렇지 않다.
   가. 위반행위자가 「질서위반행위규제법 시행령」 제2의2제1항 각 호의 어느 하나에 해당하는 경우
   나. 위반행위가 사소한 부주의나 오류로 발생하는 것으로 인정되는 경우
   다. 위반의 내용 · 정도가 경미하다고 인정되는 경우
   라. 위반행위자가 법 위반상태를 시정하거나 해소하기 위해 노력한 것이 인정되는 경우
   마. 그 밖에 위반행위의 정도, 위반행위의 동기와 그 결과 등을 고려하여 과태료 금액을 줄일 필요가 있다고 인정되는경우
2. 보건복지부장관 또는 시장 · 군수 · 구청장은 다음의 어느 하나에 해당하는 경우에는 제2호의 개별기준에 따른 과태료 금액의 2분의 1범위에서 그 금액을 늘려 부과할 수 있다. 다만, 늘려 부과하는 겨우에도 법 제22조제1항부터 제3항까지에 따른 과태료 금액의 상한을 넘을 수 없다.
   가. 위반의 내용 및 정도가 중대하여 이로 인한 피해가 크다고 인정되는 경우
   나. 법 위반상태의 기간이 6개월 이상인 경우
   다. 그 밖에 위반행위의 정도, 위반행위의 동기와 그 결괴 등을 고려하여 가중할 필요가 있다고 인정되는 경우.

Ⅱ. 개별기준

위반행위	근거 법조문	과태료 금액 (단위 : 만원)
가. 법 제4조제2항을 위반하여 목욕장의 욕수 중 원수의 수질 기준 또는 위생기준을 준수하지 않은 자로서 법 제10조에 따른 개선명령에 따르지 않은 경우	법 제22조 제1항제1호의2	150
나. 법 제4조제2항을 위반하여 목욕장의 욕수 중 욕조수의 수질 기준 또는 위생기준을 준수하지 않은 자로서 법 제10조에 따른 개선명령에 따르지 않은 경우	법 제22조 제1항제1호의2	150
다. 법 제4조제3항 각 호 및 같은 조 제7항을 위반하여 이용업소의 위생관리 의무를 지키지 않은 경우	법 제22조 제2항제1호	80
라. 법 제4조제4항 각 호 및 같은 조 제7항을 위반하여 미용업소의 위생관리 의무를 지키지 않은 경우	법 제22조 제2항제2호	80
마. 법 제4조제5항 및 제7항을 위반하여 세탁업소의 위생관리 의무를 지키지 않은 경우	법 제22조 제2항제3호	60
바. 법 제4조제6항 및 7항을 위반하여 건물위생관리업소의 위생관리 의무를 지키지 않은 경우	법 제22조 제2항제4호	60
사. 법 제4조7항을 위반하여 숙박업소의 시설 및 설비를 위생적이고 안전하게 관리하지 않은 경우	법 제22조 제1항제2호	90
아. 법 제4조제7항을 위반하여 목욕장업소의 시설 및 설비를 위생적이고 안전하게 관리하지 않은 경우	법 제22조 제1항제3호	90
자. 법 제8조제2항을 위반하여 영업소 외의 장소에서 이용 또는 미용업무를 행한 경우	법 제22조 제2항제5호	80
차. 법 제9조에 따른 보고를 하지 않거나 관계공무원의 출입 · 검사 기타 조치를 거부 · 방해 또는 기피한 경우	법 제22조 제1항제4호	150
카. 법 제10조에 따른 개선명령에 위반한 경우	법 제22조 제1항제5호	150
타. 법 제11조의5를 위반하여 이용업소표지등을 설치한 경우	법 제22조 제1항제6호	90
파. 법 제17조의1항을 위반하여 위생교육을 받지 않은 경우	법 제22조 제2항제6호	60
하. 법 제19조의3을 위반하여 위생사의 명칭을 사용한 경우	법 제22조 제3항	50

공중위생관리법 시행규칙

부 칙

〈보건복지부령 제700호, 2019. 12. 31〉

제1조(시행일) 이 규칙은 공포한 날부터 시행한다. 다만, 별표4제2호라목(2) · (10)의 개정규정은 2021년 1월1일부터 시행한다.

제2조(공중위생영업의 신고 또는 변경신고에 관한 적용례) 제3조제2항 및 제2조의2제3항제4항의 개정규정은 이 규칙 시행 당시 공중위생영업의 신고 또는 변경신고 절차가 진행 중인 경우에도 적용한다.

부 칙

〈보건복지부령 제745호, 2020. 8. 28〉

제1조(시행일) 이 규칙은 공포한 날부터 시행한다.

제2조(공중위생영업의 신고 또는 변경신고에 관한 적용례) 제3조, 제3조의2, 별표 1 및 별지 제1호서식의 개정규정은 이 규칙 시행 당시 공중위생영업의 신고 또는 변경신고 절차가 진행 중인 경우에도 적용한다.

제3조(위생관리기준 등에 관한 경과조치) 이 규칙 시행 당시 개별 난방설비를 설치하여 숙박업을 하고 있는 자는 2021년 12월 31일까지 별표 4 제1호라목(3)의 개정규정에 따른 일산화탄소 경보기를 설치해야 한다.

제4조(행정처분 기준에 관한 경과조치) 이 규칙 시행 전의 위반행위에 대한 행정처분에 관하여는 종전의 규정을 적용하되, 그 기준이 종전보다 완화된 경우에는 별표 7의 개정규정을 적용한다.

[별표 1] 〈개정 2020. 8. 28〉

공중위생영업의 종류별 시설 및 설비기준

(제2조 관련)

Ⅰ. 일반기준

1. 공중위생영업장은 독립된 장소이거나 공중위생영업 외의 용도로 사용되는 시설 및 설비와 분리(벽이나 층 등으로 구분하는 경우를 말한다.) 또는 구획(칸막이 · 커튼 등으로 구분하는 경우를 말한다.)되어야 한다.
2. 제1호에도 불구하고 다음 각 목에 해당하는 경우에는 공중위생영업장을 별도로 분리 또는 구획하지 않아도 된다.
   가. 법 제2조제1항제5호 각 목에 해당하는 미용업을 2개 이상 함께 하는 경우(해당 미용업자의 명의로 각각 영업신고를 하거나 공동신고를 하는 경우를 포함한다)로서 각각의 영업에 필요한 시설 및 설비기준을 모두 갖추고 있으며, 각각의 시설이 선 · 줄 등으로 서로 구분될 수 있는 경우
   나. 건물위생관리업을 하는 경우로서 영업에 필요한 설비 및 장비 등을 영업장과 독립된 공간에 보관하는 경우
   다. 건물의 일부를 대상으로 숙박업을 하는 경우로서 접객대, 로비시설, 계단, 엘리베이터 및 출입구 등을 공동으로 사용하는 경우
   라. 그 밖에 별도로 분리 또는 구획하지 않아도 되는 경우로서 보건복지부장관이 인정하는 경우

Ⅱ. 개별기준

1. 숙박업

가. 숙박업(생활)은 취사시설과 환기를 위한 시설이나 창문을 설치하여야 한다. 이 경우 실내에 취사시설을 설치할 때에는 고정형 취사시설을 객실별로 설치하거나 공동 취사공간에 설치해야 한다.

나. 숙박업(생활)은 객실별로 욕실 또는 샤워실을 설치하여야 한다. 다만, 「관광진흥법 시행령」 제2조제1항제2호마목에 따른 호스텔업은 욕실 또는 샤워실을 공용으로 설치할 수 있다.

다. 건물의 일부를 대상으로 하는 숙박업은 객실 수가 30개 이상이거나 영업장의 면적이 해당 건물 연면적의 3분의 1 이상이어야 한다. 다만, 지역적 여건

등을 고려하여 특별시 · 광역시 · 특별자치시 · 도 · 특별자치도의 조례로 객실 수 및 면적 기준을 완화하여 정할 수 있다.

2. 목욕장업

가. 욕실 · 욕조 및 샤워기를 갖춘 목욕실과 탈의실, 발한실을 각각 설치하여야 한다. 다만, 법 제2조제1항제3호가목에 따른 서비스만을 제공하는 영업을 하는 경우에는 발한실을 설치하지 아니할 수 있고, 법 제2조제1항제3호나목에 따른 서비스만을 제공하는 영업을 하는 경우에는 목욕실을 설치하지 아니할 수 있으며, 「체육시설의 설치 · 이용에 관한 법률」 제10조제1항제2호에 따른 체력단련장업을 신고한 자가 이용자를 대상으로 목욕장업을 운영하는 경우에는 탈의실을 설치하지 않을 수 있다.

나. 발한실 내에 발열기(맥반석 등을 직접 가열하여 발한을 돕는 시설 등을 말한다)를 설치하는 경우에는 그 주변에 방열 및 불연소재의 안전망을 설치하여야 한다.

다. 발한실, 편의시설(이 · 미용업소, 매점, 헬스클럽장, 음식점 등 목욕장을 이용하는 사람의 편의를 증진하기 위한 시설을 말하며, 화장실은 제외한다. 이하 같다) 및 휴식실(수면실 등 목욕장을 이용하는 사람의 휴식을 도모하기 위한 시설을 말한다. 이하 같다)은 실내가 잘 보이도록 하여야 하고, 밀실 형태로 구획하여서는 아니 된다. 이 경우 편의시설 및 휴식실에 관한 사항은 해당 시설을 설치하는 경우만 해당한다.

라. 탈의실과 목욕실은 남녀 구분하여 운용하여야 한다.

마. 목욕실 · 발한실 · 탈의실 · 편의시설 및 휴식실(해당시설을 설치하는 경우만 해당한다)은 각각 별도로 구획하여야 한다.

바. 욕조수를 순환하여 여과시키는 경우에는 자동유입기에 의한 염소소독장치 또는 오존장치를 설치하여야 한다.

사. 목욕실 · 발한실 및 탈의실 외의 시설에 무인감시카메라(CCTV)를 설치할 수 있으며, 무인감시카메라를 설치하는 경우에는 반드시 그 설치여부를 이용객이 잘 알아볼 수 있게 안내문을 게시하여야 한다.

3. 이용업

가. 이용기구는 소독을 한 기구와 소독을 하지 아니한 기구를 구분하여 보관할 수 있는 용기를 비치하여야 한다.

나. 소독기 · 자외선살균기 등 이용기구를 소독하는 장비를 갖추어야 한다.

다. 영업소 안에는 별실 그 밖에 이와 유사한 시설을 설치하여서는 아니 된다.

4. 미용업

가. 미용업(일반), 미용업(손톱 · 발톱) 및 미용업(화장 · 분장)

(1) 미용기구는 소독을 한 기구와 소독을 하지 아니한 기구를 구분하여 보관할 수 있는 용기를 비치하여야 한다.

(2) 소독기 · 자외선살균기 등 미용기구를 소독하는 장비를 갖추어야 한다.

(3) 삭제 〈2020. 8. 28〉

나. 미용업(피부) 및 미용업(종합)

(1) 삭제 〈2018. 10. 5〉

(2) 미용기구는 소독을 한 기구와 소독을 하지 아니한 기구를 구분하여 보관할 수 있는 용기를 비치하여야 한다.

(3) 소독기 · 자외선살균기 등 미용기구를 소독하는 장비를 갖추어야 한다.

(4) 삭제 〈2020. 8. 28〉

(5) 삭제 〈2020. 8. 28〉

5. 세탁업

세탁용 약품을 보관할 수 있는 견고한 보관함을 설치하여야 한다. 다만, 세탁용품을 따로 보관할 수 있는 창고 등이 있는 경우에는 그러하지 아니하다.

6. 건물위생관리업

가. 건축물 바닥을 닦고 광택을 내는 지름 25cm 이상의 마루광택기를 2대 이상 비치하여야 한다.

나. 진공청소기(집수 및 집진용)를 2대 이상 비치하여야 한다.

다. 업무수행에 필요한 안전벨트 · 안전모 및 로프를 갖추어야 한다.

라. 먼지, 일산화탄소, 이산화탄소를 측정하는 측정장비를 갖추어야 한다. 다만, 「건축법」 제2조제2항에 따른 업무시설 용도의 건축물로서 연면적 3천제곱미터 미만의 건축물 또는 같은 조 같은 항에 따른 2 이상의 용도에 사용되는 건축물로서 연면적 2천제곱미터 미만의 건축물을 청소하는 경우에는 그러하지 아니하다.

[별표 2] 〈개정 2019. 12. 31〉

목욕장 욕수의 수질기준과 수질검사방법 등

(제4조 관련)

Ⅰ. 욕수의 수질기준

1. 원수

가. 색도는 5도 이하로 하여야 한다.

나. 탁도는 1NTU(Nephelometric Turbidity Unit) 이하로 하여야 한다.

다. 수소이온농도는 5.8 이상 8.6 이하로 하여야 한다.

라. 과망간산칼륨 소비량은 10mg/L 이하가 되어야 한다.

마. 총대장균군은 100mL 중에서 검출되지 아니하여야 한다.

2. 욕조수

가. 탁도는 1.6NTU(Nephelometric Turbidity Unit) 이하로 하여야 한다. 이 경우 다른 법령에 의하여 목욕장에서 사용할 수 있도록 허가받은 제품을 첨가한 때에는 당해 제품에서 발생한 탁도는 계산하지 아니한다.

나. 과망간산칼륨 소비량은 25mg/L 이하가 되어야 한다.

다. 대장균군은 1mL 중에서 1개를 초과하여 검출되지 아니하여야 한다. 이 경우 평판마다 30개 이하의 균체의 군락이 형성되었을 때는 원액을 접종한 평판의 균체의 군락을 평균하며, 기재는 반드시 1mL 중 몇 개라고 표시한다.

라. 욕조수를 순환하여 여과시키는 경우에는 다음의 구분에 따른 기준에 따라야 한다.

1) 염소소독을 실시하지 않는 경우: 레지오넬라균은 1,000CFU(균총형성단위, colony forming unit)/L를 초과해 검출되지 않아야 한다.

2) 염소소독을 실시하는 경우: 레지오넬라균은 1,000CFU/L를 초과해 검출되지 않아야 하고, 유리잔류염소(遊離殘留鹽素) 농도는 0.2mg/L 이상 0.4mg/L 이하가 되어야 한다.

3. 해수를 욕수로 하는 경우

화학적 산소 요구량 (COD)(mg/L)		수소이온농도 (pH)	총대장균군 (총대장균군수 /100mL)
원수	욕조수		
2 이하	4 이하	7.8 ~ 8.3	1,000 이하

Ⅱ. 수질검사방법 등

1. 원수의 수질검사방법은 먹는물수질공정시험방법에 의한다. 다만, 욕조수의 대장균군검사는 「환경분야 시험 · 검사 등에 관한 법률」 제6조제1항에 따라 고시된 수질오염공정시험기준의 총대장균군 - 평판집락법에 따른다.
2. 욕조수의 대장균군 또는 레지오넬라균 검사에 필요한 시료를 채취하는 경우의 채수 방법은 욕조의 대각선(욕조에 대각선이 없는 경우에는 욕조의 양쪽 끝간의 거리가 긴 지점을 연결한 선을 말한다)을 기준으로 욕수를 3등분하여 물의 표면에서 같은 양의 욕수를 채수하되, 균일하게 혼합하여 1개의 시료로 사용한다.
3. 욕수의 수질검사에 필요한 시료를 채취하는 경우 이화학 시험용은 1개의 용기에 2L 이상을 채취하여야 하고, 대장균군 시험용은 멸균된 100mL 이상의 용기에 채취하되, 채취된 시료는 10℃ 이하의 저온으로 유지하여야 하고, 6시간 이내에 검사기관의 검사실에 도착하여야 한다.
4. 1개의 용기에 욕조수의 레지오넬라균 검사에 필요한 시료를 1L 이상 채취하고 봉인하여 검사 기관으로 수송해야 한다.
5. 욕조수의 레지오넬라균 검사 방법 등은 국립환경과학원이 정하여 공고한 「환경 중 레지오넬라 표준분석법」에 따른다.
6. 욕조수의 유리잔류염소농도 검사는 검사 도구를 이용하여 도구의 사용방법에 알맞은 방법으로 검사한다.

[별표 3] 〈개정 2010. 3. 19〉

이용기구 및 미용기구의 소독기준 및 방법

(제5조 관련)

Ⅰ. 일반기준

1. 자외선소독 : 1cm^{2}당 85㎼ 이상의 자외선을 20분 이상 쬐어준다.
2. 건열멸균소독 : 100℃ 이상의 건조한 열에 20분 이상 쐬어준다.
3. 증기소독 : 100℃ 이상의 습한 열에 20분 이상 쐬어 준다.
4. 열탕소독 : 100℃ 이상의 물속에 10분 이상 끓여 준다.
5. 석탄산수소독 : 석탄산수(석탄산 3%, 물 97%의 수용액을 말한다)에 10분 이상 담가 둔다.
6. 크레졸소독 : 크레졸수(크레졸 3%, 물 97%의 수용액을 말한다)에 10분 이상 담가 둔다.
7. 에탄올소독 : 에탄올수용액(에탄올이 70%인 수용액을 말한다. 이하 이 호에서 같다)에 10분 이상 담가두거나 에탄올수용액을 머금은 면 또는 거즈로 기구의 표면을 닦아 준다.

Ⅱ. 개별기준

이용기구 및 미용기구의 종류 · 재질 및 용도에 따른 구체적인 소독기준 및 방법은 보건복지부장관이 정하여 고시한다.

[별표 4] 〈개정 2020. 8. 28〉

공중위생영업자가 준수하여야 하는 위생관리기준 등

(제7조 관련)

1. 숙박업자

가. 객실 · 침구 등의 청결

(1) 객실 · 접객대 · 로비시설 · 복도 · 계단 · 욕실 · 샤워시설 · 세면시설 및 화장실 등에는 해충이 발생하지 아니하도록 매월 1회 이상 소독을 하여야 한다. 다만, 감염병의 예방 및 관리에 관한 법령이 정하는 바에 따라 소독을

하여야 하는 업소의 경우에는 관계법령이 정하는 바에 의한다.

(2) 요 · 이불 · 베개 등 침구의 포와 수건은 숙박자 1인이 사용할 때마다 세탁하여야 하며, 수시로 일광 그 밖의 방법에 따라 건조시켜야 한다.

(3) 객실의 물은 「식품위생법」 제14조에 따라 작성 · 보급되는 식품 등의 공전에 따른 접객용 음용수 규격에 적합한 물이어야 하고, 깨끗한 용기에 담아 비치하여야 한다.

(4) 객실 · 욕실 등의 위생적인 관리를 위하여 수시로 청소하고, 청소할 때에는 그에 적합한 도구를 용도별로 구분해 사용해야 한다.

나. 욕실 등의 위생관리 및 수질관리

(1) 원수는 별표2의 Ⅰ.제1호에 따른 기준에 적합해야 한다.

(2) 숙박업소에서 사용하는 저수조는 「수도법」 등 관련 법령에 따라 소독 · 청소해야 한다.

다. 환기 및 조명

(1) 환기용 창 등은 수시로 개방하여 환기가 충분히 될 수 있도록 하여야 한다.

(2) 기계환기설비는 항상 가동될 수 있도록 하고, 수시로 가동시켜 환기가 충분히 될 수 있도록 하여야 한다.

(3) 객실 · 접객대 및 로비시설의 조명도는 75럭스(Lux) 이상이 되도록 유지하여야 하며, 복도 · 계단 · 욕실 · 샤워시설 · 세면시설 및 화장실의 조명도는 20럭스(복도 및 계단의 경우 심야에서 10럭스) 이상이 되도록 유지하여야 한다.

라. 그 밖의 준수사항

(1) 숙박영업자는 업소 내에 숙박업신고증을, 접객대에 숙박요금표를 각각 게시하여야 하며, 게시된 숙박요금을 준수하여야 한다.

(2) 숙박업(생활)의 취사시설은 「도시가스사업법」, 「액화석유가스의안전관리 및 사업법」, 「소방시설 설치 · 유지 및 안전관리에 관한 법률」 및 그 밖의 관계 법령에서 정하는 기준에 적합하게 설치 · 관리되어야 한다.

(3) 객실 주변에 호실별 또는 동별 난방을 위한 개별 난방설비를 설치하는 경우(「도시가스사업법」 등 관계 법령에 따라 안전설비를 설치하는 경우는 제외한다)에는 개별 난방설비 주변 또는 객실 내에 「화재예방, 소방시설 설치 · 유지 및 안전관리에 관한 법률」 제36조제3항에 따라 제품검사를 받은 일산화탄소 경보기를 설치해야 한다.

(4) 건물의 일부를 대상으로 숙박업을 하는 경우에는 다음을 준수해야 한다.

(가) 접객대, 로비, 입구 등에 건물의 일부를 대상으로 숙박업이 이루어지고 있다는 사실을 표시하고, 객실 입구에는 해당 객실의 운영책임자와 비상연락처를 표시해야 한다.

(나) 매년 12월 31일까지 또는 시、도지사가 정하는 시기마다 객실 수및 영업장 면적 현황을 관할 관청에 보고해야 한다.

2. 목욕장업자

가. 목욕실 등의 청결 및 수질관리

(1) 목욕실은 해충이 발생되지 아니하도록 매월 1회 이상 소독을 하여야 한다.

(2) 탈의실 · 옷장 · 목욕실 · 발한실 · 물통 · 깔판 · 휴게실 · 휴식실 · 현관 및 화장실 등은 매일 1회 이상, 배수시설 및 오수조는 수시로 청소하여야 한다.

(3) 수건 · 가운 및 대여복을 손님에게 제공할 때에는 반드시 세탁한 것을 제공하여야 한다.

(4) 빗을 비치할 경우에는 사용하지 아니한 것과 사용한 것을 각각 다른 용기에 넣어 보관하여야 하며, 사용한 빗은 소독하여야 한다.

(5) 부대설비로 좌욕기 및 훈증기 등을 설치하는 경우에는 손님 1인이 사용할 때마다 반드시 소독하여야 한다.

(6) 목욕물은 매년 1회 이상 별표 2의 Ⅱ 에 따른 수질검사를 하여야 한다. 다만, 수돗물을 사용하는 경우에는 원수에 대한 수질검사를 하지 않을 수 있다.

(7) 욕조수를 순환하여 여과시키는 경우에는 다음의 기준에 따라야 한다.

(가) 염소소독을 실시하는 경우에는 매주 1회 이상 욕조수의 온도 및 유리잔류염소 농도를 측정하고 그 결과를 기록해야 한다. 다만, 욕조수를 전부 교체한 경우에는 그 온도 및 유리잔류염소 농도를 측정하지 않고 욕조수 교체사실만 기록할 수 있다.

(나) 매년 1회 이상 제15조 각 호의 어느 하나에 해당하는 검사기관에 의뢰하여 레지오넬라균 검사를 해야 한다.

(8) 욕조수 관리에 관한 사항을 보기 쉬운 곳에 게시해야 한다.

(9) 목욕업소에서 사용하는 저수조는 「수도법」 등 관련 법령에 따른 방법으로 소독 · 청소해야 한다.

(10) 목욕장 안의 먹는 물은 「식품위생법」 제14조에 따라 작성 · 보급되는 식품 등의 공전에 따른 접객용음용수 규격에 적합한 물이어야 한다.

나. 발한실 등의 안전관리

발한실 안에는 온도계를 비치하고, 발한실 안과 밖(입구 등)에 아래에 해당하는 사람에 대한 입욕 주의사항 등에 관한 내용이 포함된 게시문을 목욕장을 이용하는 사람이 알아보기 쉬운 크기와 형태로 붙여야 한다.

(1) 감기에 걸렸거나 만 5세 미만 또는 전신 쇠약 증세의 어린이

(2) 수축기 혈압이 180mmHg 이상인 사람

(3) 백내장이 우려되거나 안면홍조증 환자

(4) 노약자 · 임산부 · 고열환자 및 중증심장병 환자

(5) 술을 마신 후 2시간 이내의 사람

(6) 출혈을 많이 한 사람

다. 조명 및 환기

(1) 발한실 · 휴게실 · 탈의실 · 접객대 · 복도 · 계단 · 현관 및 화장실 그 밖에 입욕자가 직접 이용하는 장소의 조명도는 75럭스(Lux) 이상이 유지되도록 하여야 한다.

(2) 휴식실 · 목욕실 및 세면시설의 조명도는 40럭스 이상이 유지되도록 하여야 한다.

(3) 목욕실 · 편의시설 · 휴게실 및 휴식실 등에는 실내공기를 정화할 수 있는 용량에 맞는 환풍시설 및 정화시설을 설치하거나 환기용 창을 설치하여야 한다.

라. 그 밖의 준수사항

(1) 다음에 해당되는 자를 출입시켜서는 아니 된다.

(가) 감염병환자로 인정되는 자(온천수 또는 해수를 사용하는 목욕장으로서 환자의 요양을 위한 입욕시설에서 입욕하는 경우를 제외한다)

(나) 다른 사람의 목욕에 방해가 될 우려가 있다고 인정되는 정신질환자

(다) 음주 등으로 목욕장의 정상적인 이용이 곤란하다고 인정되는 자

(2) 목욕실 및 탈의실은 만 5세 이상의 남녀를 함께 입장시켜서는 안 된다.

(3) 목욕실 · 탈의실 및 발한실에 종사하는 자는 남자목욕장의 경우에는 남자, 여자목욕장의 경우에는 여자에 한하여 종사하도록 하여야 한다. 다만, 영업시간 외에 목욕장의 시설 및 설비의 청소, 유지 또는 보수를 하는 경우에는 그러하지 아니하다.

(4) 목욕실 · 탈의실 및 발한실에 이성의 입욕보조행위를 하는 자를 두어서는 아니 된다.

(5) 영업소 안에 목욕업신고증, 접객대에 목욕요금표를 게시하여야 한다.

(6) 삭제 〈2014. 7. 1〉

(7) 법 제2조제1항제3호 나목의 규정에 의한 서비스를 제공하는 목욕장업의 영업자가 남녀공용 발한실을 운영하고자 하는 경우에는 발한복을 착용한 뒤 출입하거나 이용할 수 있게 하여야 한다.

(8) 숙박에 이용되는 침구류 등을 비치하여서는 아니된다. 다만, 이용자의 일시적 수면이나 휴식을 위한 대형 타월 및 베개 등은 비치할 수 있다.

(9) 삭제 〈2014. 7. 1〉

(10) 법 제2조제1항제3호나목의 규정에 따른 서비스를 제공하는 목욕장업으로서 24시간 영업을 하는 영업소의 경우에는 22:00시부터 05:00시까지 청소년(청소년보호법에서 정한 청소년을 말한다. 이와 같다) 출입을 제한하여야 한다. 다만, 친권자 또는 후견인이 동행하거나 친권자 또는 후견인의 출입동의서를 받은 경우, 그 밖에 친권자를 대신하여 청소년을 보호하는 자, 「초 · 중등교육법」에 따른 소속학교의 교원 또는 이에 준하여 청소년을 지도 · 감독할 수 있는 지위에 있는 자를 동반하는 경우에는 그러하지 아니하다.

(11) (10)단서에 따른 친권자 또는 후견인의 출입동의서 기재사항은 다음과 같다.

㈎ 청소년의 인적사항(성명 · 생년월일 · 주소)

㈏ 출입사유 및 출입허용 일시

㈐ 친권자 또는 후견인의 인적사항(성명 · 생년월일 · 주소 · 연락전화 · 청소년과의 관계) 및 서명

㈑ 영업자의 확인 여부

(12) 영업소의 표시는 신고된 명칭(상호) 및 영업의 종류를 표시하여야 하며 다른 업종으로 오인될 우려가 있는 표시를 하여서는 아니된다.

3. 이용업자

가. 이용기구 중 소독을 한 기구와 소독을 하지 아니한 기구는 각각 다른 용기에 넣어 보관하여야 한다.

나. 1회용 면도날은 손님 1인에 한하여 사용하여야 한다.

다. 영업장 안의 조명도는 75럭스 이상이 되도록 유지하여야 한다.

라. 영업소 내부에 이용업신고증 및 개설자의 면허증 원본을 게시하여야 한다.

마. 영업소 내부에 부가가치세, 재료비 및 봉사료 등이 포함된 요금표(이하 "최종 지불요금표" 라 한다)를 게시 또는 부착하여야 한다.

바. 마목에도 불구하고 신고한 영업장 면적이 66제곱미터 이상인 영업소의 경우 영업소 외부(출입문, 창문, 외벽면 등을 포함한다, 이하 같다)에도 손님이 보기 쉬운 곳에「옥외광고물 등 관리법」에 적합하게 최종지불요금표를 게시 또는 부착하여야 한다. 이 경우 최종지불요금표에는 일부항목(3개 이상)만을 표시할 수 있다.

사. 3가지 이상의 이용 서비스를 제공하는 경우에는 개별 이용 서비스의 최종 지불가격 및 전체 이용 서비스의 총액에 관한 내역서를 이용자에게 미리 제공하여야 한다. 이 경우 이용업자는 해당 내역서 사본을 1개월 간 보관하여야 한다.

4. 미용업자

가. 점빼기 · 귓볼뚫기 · 쌍꺼풀수술 · 문신 · 박피술 그 밖에 이와 유사한 의료행위를 하여서는 아니 된다.

나. 피부미용을 위하여 약사법 에 따른 의약품 또는「의료기기법」에 따른 의료기기를 사용하여서는 아니 된다.

다. 미용기구 중 소독을 한 기구와 소독을 하지 아니한 기구는 각각 다른 용기에 넣어 보관하여야 한다.

라. 1회용 면도날은 손님 1인에 한하여 사용하여야 한다.

마. 영업장 안의 조명도는 75럭스 이상이 되도록 유지하여야 한다.

바. 영업소 내부에 미용업 신고증 및 개설자의 면허증 원본을 게시하여야 한다.

사. 영업소 내부에 최종지불요금표를 게시 또는 부착하여야 한다.

아. 사목에도 불구하고 신고한 영업장 면적이 66제곱미터 이상인 영업소의 경우 영업소 외부에도 손님이 보기 쉬운 곳에「옥외광고물 등 관리법」에 적합하게 최종지불요금표를 게시 또는 부착하여야 한다. 이 경우 최종지불 요금표에는 일부항목(5개 이상)만을 표시할 수 있다.

자. 3가지 이상의 미용 서비스를 제공하는 경우에는 개별 미용 서비스의 최종 지불가격 및 전체 미용 서비스의 총액에 관한 내역서를 이용자에게 미리 제공하여야 한다. 이 경우 미용업자는 해당 내역서 사본을 1개월 간 보관하여야 한다.

5. 세탁업자

가. 드라이크리닝용 세탁기는 유기용제의 누출이 없도록 항상 점검하여야 하고, 사용 중에 누출되지 아니하도록 하여야 한다.

나. 세탁물에는 세탁물의 처리에 사용된 세제 · 유기용제 또는 얼룩제거 약제가 남지 아니하도록 하여야 한다.

다. 세탁업자는 업소에 보관 중인 세탁물에 좀이나 곰팡이 등이 생성되지 않도록 위생적으로 관리하여야 한다.

6. 건물위생관리업자

가. 유기용제를 사용하여 얼룩제거 작업 등을 하는 경우에는 창문을 열고 작업하는 등 증발된 가스를 흡입하지 아니하도록 하고, 화재가 발생하지 아니하도록 주의하여야 한다.

나. 종사자에 대하여 사용장비 및 약제의 취급상의 주의사항과 취급요령을 교육하고 안전사고를 예방하도록 하여야 한다.

7. 삭제 〈2011. 2. 10〉

[별표 5] 삭제 〈2016. 8. 4〉

[별표 6] 삭제 〈2016. 8. 4〉

[별표 7] 〈개정 2020. 8. 28〉

행정처분기준

(제19조 관련)

Ⅰ. 일반기준

1. 위반행위가 2 이상인 경우로서 그에 해당하는 각각의 처분기준이 다른 경우에는 그 중 중한 처분기준에 의하되, 2 이상의 처분기준이 영업정지에 해당하는 경우에는 가장 중한 정지처분기간에 나머지 각각의 정지처분기간의 2분의 1을 더하여 처분한다.
2. 행정처분을 하기 위한 절차가 진행되는 기간 중에 반복하여 같은 사항을 위반한 때에는 그 위반 횟수마다 행정처분 기준의 2분의 1씩 더하여 처분한다.
3. 위반행위의 차수에 따른 행정처분기준은 최근 1년간(「성매매알선 등 행위의 처벌에 관한 법률」 제4조를 위반하여 관계 행정기관의 장이 행정처분을 요청한 경우에는 최근 3년간) 같은 위반행위로 행정처분을 받은 경우에 이를 적용한다. 이 경우 기간의 계산은 위반행위에 대하여 행정처분을 받은 날과 그 처분 후 다시 같은 위반행위를 하여 적발된 날(수거검사에 의한 경우에는 검사결과를 처분청이 접수한 날)을 기준으로 한다.
4. 제3호에 따라 가중된 행정처분을 하는 경우 가중처분의 적용 차수는 그 위반행위 전 행정처분 차수(제3호에 따른 기간 내에 행정처분이 둘 이상 있었던 경우에는 높은 차수를 말한다)의 다음 차수로 한다.
5. 행정처분권자는 위반사항의 내용으로 보아 그 위반정도가 경미하거나 해당 위반사항에 관하여 검사로부터 기소유예의 처분을 받거나 법원으로부터 선고유예의 판결을 받은 때에는 II. 개별기준에 불구하고 그 처분기준을 다음의 구분에 따라 경감할 수 있다.
   가. 영업정지 및 면허정지의 경우에는 그 처분기준 일수의 2분의 1의 범위 안에서 경감할 수 있다.
   나. 영업장폐쇄의 경우에는 3월 이상의 영업정지처분으로 경감할 수 있다.
6. 영업정지 1월은 30일을 기준으로 하고, 행정처분기준을 가중하거나 경감하는 경우 1일 미만은 처분기준 산정에서 제외한다.

Ⅱ. 개별기준

1. 숙박업

위반행위	근거 법조문	행정처분기준			
		1차 위반	2차 위반	3차 위반	4차 이상 위반
가. 법 제3조제1항 전단에 따른 영업신고를하지 않거나 시설과 설비기준을 위반한 경우	법 제11조제1항제1호				
1) 영업신고를 하지 않은 경우		영업장 폐쇄명령			
2) 시설 및 설비기준을 위반한 경우		개선명령	영업정지 15일	영업정지 1월	영업장 폐쇄명령
나. 법 제3조제1항 후단에 따른 변경신고를 하지 않은 경우	법 제11조제1항제 2호				
1) 신고를 하지 않고 영업소의 명칭, 상호 영 제4조제1호 각 목에 따른 숙박업 업종 간 변경을 하였거나 영업장 면적 변경신고 대상임에도 신고하지 않은 경우		경고 또는 개선명령	영업정지 15일	영업정지 1월	영업장 폐쇄명령
2) 신고를 하지 않고 영업소의 소재지를 변경한 경우	법 제11조제1항제 3호	영업정지 1월	영업정지 2월	영업장 폐쇄명령	
다. 법 제3조의2제4항에 따른 지위승계신고를 하지 않은 경우	법 제11조제1항제 4호	경고	영업정지 10일	영업정지 1월	영업장 폐쇄명령
라. 법 제4조에 따른 공중위생영업자의 위생관리의무 등을 지키지 않은 경우					
1) 객실 및 침구 등의 청결을 유지하지 않거나 욕실 등의 위생관리 및 수질관리에 관한 사항을 준수하지 않은 경우		경고 또는 개선명령	영업정지 5일	영업정지 10일	영업장 폐쇄명령
2) 환기 또는 조명이 불량한 경우		개선명령	영업정지 5일	영업정지 10일	영업장 폐쇄명령
3) 업소 내에 숙박업신고증을 게시하지 않거나 접객대에 숙박요금표를 게시하지 않은 경우 또는 게시한 숙박요금과 다른 요금을 받은 경우	법 제11조제1항제 4호의2	경고 또는 개선 명령	영업정지 5일	영업정지 10일	영업장 폐쇄명령
마. 법 제5조를 위반하여 카메나라 기계장치를 설치한 경우		영업정지 3월	영업장 폐쇄명령		

위반행위	근거 법조문	행정처분기준			
		1차 위반	2차 위반	3차 위반	4차 이상 위반
바. 법 제9조에 따른 보고를 하지 않거나 거짓으로 보고한 경우 또는 관계 공무원의 출입, 검사 또는 공중위생영업 장부 또는 서류의 열람을 거부·방해하거나 기피한 경우	법 제11조제1항제6호	영업정지 10일	영업정지 20일	영업정지 1월	영업장 폐쇄명령
사. 법 제10조에 따른 개선명령을 이행하지 않은 경우	법 제11조제1항제7호	경고	영업정지 10일	영업정지 1월	영업장 폐쇄명령
아. 「성매매알선 등 행위의 처벌에 관한 법률」, 「풍속영업의 규제에 관한 법률」, 「청소년 보호법」, 「아동·청소년의 성호보에 관한 법률」 또는 「의료법」을 위반하여 관계 행정기관의장으로부터 그 사실을 통보받은 경우	법 제11조제1항제8호				
1) 업소에서 음란한 문서·도서·영화·음반·비디오물 그 밖에 물건(이하 "음란한 물건"이라 한다)을 반포·판매·대여하거나 이를 하게 하는 행위와 음란한 물건을 관람·열람하게 하는 행위 및 반포·판매·대여·관람·열람의 목적으로 음란한 물건을 진열 또는 보관한 경우		영업정지 2월	영업정지 3월	영업장 폐쇄명령	
2) 숙박자에게 성매매알선 등 행위 또는 음란행위를 하게 하거나 이를 알선 또는 제공한 경우		영업정지 3월	영업장 폐쇄명령		
3) 숙박자에게 도박 그 밖에 사행행위를 하게 한 경우		영업정지 1월	영업정지 2월	영업장 폐쇄명령	
4) 청소년에 대하여 이성혼숙을 하게 하는 등 풍기를 문란하게 하는 영업행위를 하거나 그를 목적으로 장소를 제공한 경우		영업정지 2월	영업정지 3월	영업장 폐쇄명령	

위반행위	근거 법조문	행정처분기준			
		1차 위반	2차 위반	3차 위반	4차 이상 위반
5) 무자격안마사로 하여금 안마사의 업무에 관한 행위를 하게 한 경우		영업정지 1월	영업정지 2월	영업장 폐쇄명령	
자. 영업정지처분을 받고도 그 영업정지 기간에 영업을 한 경우	법 제11조제2항	영업장 폐쇄명령			
차. 공중위생영업자가 정당한 사유 없이 6개월 이상 계속 휴업하는 경우	법 제11조제3항제1호	영업장 폐쇄명령			
카. 공중위생영업자가 「부가가치세법」 제8조에 따라 관할 세무서장에게 폐업신고를 하거나 관할 세무서장이 사업자 등록을 말소한 경우	법 제11조제3항제2호	영업장 폐쇄명령			

2. 목욕장업

위반행위	근거 법조문	행정처분기준			
		1차 위반	2차 위반	3차 위반	4차 이상 위반
가. 법 제3조제1항 전단에 따른 영업신고를 하지 않거나 시설과 설비기준을 위반한 경우	법 제11조제1항제1호				
1) 영업신고를 하지 않은 경우		영업장 폐쇄명령			
2) 시설 및 설비기준을 위반한 경우		개선명령	영업정지 15일	영업정지 1월	영업장 폐쇄명령
나. 법 제3조제1항 후단에 따른 변경신고를 하지 않은 경우	법 제11조제1항제2호				
1) 신고를 하지 않고 영업소의 명칭 및 상호 또는 영업장 면적의 3분의 1 이상을 변경한 경우		경고 또는 개선명령	영업정지 15일	영업정지 1월	영업장 폐쇄명령
2) 신고를 하지 않고 영업소의 소재지를 변경한 경우		영업정지 1월	영업정지 2월	영업장 폐쇄명령	

위반행위	근거 법조문	행정처분기준			
		1차 위반	2차 위반	3차 위반	4차 이상 위반
다. 법 제3조의2제4항에 따른 지위승계신고를 하지 않은 경우	법 제11조제1항제3호	경고	영업정지 10일	영업정지 1월	영업장 폐쇄명령
라. 법 제4조에 따른 공중위생영업자의 위생관리의무 등을 지키지 않은 경우	법 제11조제1항제4호				
1) 목욕물의 수질기준에 적합하게 목욕물을 유지하지 않은 경우		개선명령	영업정지 10일	영업정지 15일	영업장 폐쇄명령
2) 공중위생영업자가 준수하여야 하는 위생관리 기준 등을 위반한 경우					
가) 목욕실 등의 청결을 유지하지 않은 경우		경고	영업정지 5일	영업정지 10일	영업장 폐쇄명령
나) 목욕물의 수질검사를 실시하지 않은 경우		영업정지 10일	영업정지 20일	영업정지 1개월	영업장 폐쇄명령
다) 발한실의 안전관리를 하지 않은 경우 또는 조명기준을 준수하지 않은 경우		개선명령	영업정지 5일	영업정지 10일	영업장 폐쇄명령
라) 감염병환자로 인정되는 사람(온천수 또는 해수를 사용하는 목욕장으로서 환자의 요양을 위한 입욕시설에서 입욕하는 경우는 제외한다), 다른 사람의 목욕에 방해가 될 우려가 있다고 인정되는 정신질환자 또는 음주 등으로 목욕장의 정상적인 이용이 곤란하다고 인정되는 사람을 출입시킨 경우		경고	영업정지 5일	영업정지 10일	영업장 폐쇄명령
마) 목욕실 및 탈의실 내에 만 5세 이상의 남녀를 함께 입장시킨 경우		경고	영업정지 5일	영업정지 10일	영업장 폐쇄명령
바) 목욕실 · 탈의실 및 발한실에 이성의종사자를 둔 경우		영업정지 1월	영업정지 2월	영업장 폐쇄명령	
사) 목욕실 · 탈의실 및 발한실에 이성의 입욕보조자를 둔 경우		영업장 폐쇄명령			

위반행위	근거 법조문	행정처분기준			
		1차 위반	2차 위반	3차 위반	4차 이상 위반
아) 목욕장업신고증 및 목욕요금표를 게시하지 않은 경우		경고 또는 개선명령	영업정지 5일	영업정지 10일	영업장 폐쇄명령
자) 숙박을 목적으로 침구류 등을 비치한 경우		경고 또는 개선명령	영업정지 10일	영업정지 1월	영업장 폐쇄명령
차) 22:00 이후부터05:00까지 청소년을 출입시킨 때		경고	영업정지 10일	영업정지 1월	영업장 폐쇄명령
카) 신고된 명칭(상호) 및 영업 종류의 표시 외에 다른 업종으로 오인할 우려가 있는 표시를 한 때		개선명령	영업정지 1월	영업정지 3월	영업장 폐쇄명령
마. 법 제5조를 위반하여 카메라나 기계장치를 설치한 경우	법 제11조제1항제4호의2	영업정지 1월	영업정지 2월	영업장 폐쇄명령	
바. 법 제9조에 따른 보고를 하지 않거나 거짓으로 보고한 경우 또는 관계 공무원의출입, 검사 또는 공중위생영업 장부 또는 서류의 열람을 거부·방해하거나 기피한 경우	법 제11조제1항제6호	영업정지 10일	영업정지 20일	영업정지 1월	영업장 폐쇄명령
사. 법 제10조에 따른 개선명령을 이행하지 않은 경우	법 제11조제1항제7호	경고	영업정지 10일	영업정지 1월	영업장 폐쇄명령
아. 「성매매알선 등 행위의 처벌에 관한 법률」, 「풍속영업의 규제에 관한 법률」, 「청소년 보호법」, 「아동·청소년의 성보호에 관한 법률」 또는 「의료법」을 위반하여 관계 행정 기관의 장으로부터 그 사실을 통보받은 경우	법 제11조제1항제8호				
1) 손님에게 성매매알선 등 행위 또는 음란 행위를 하게 하거나 이를 알선 또는 제공한 경우		영업정지 3월	영업장 폐쇄명령		
2) 손님에게 도박 그밖에 사행행위를 하게 한 경우		영업정지 1월	영업정지 2월	영업장 폐쇄명령	
3) 음란한 물건을 관람·열람하게 하거나 진열 또는 보관한 경우		경고	영업정지 15일	영업정지 1월	영업장 폐쇄명령

위반행위	근거 법조문	행정처분기준			
		1차 위반	2차 위반	3차 위반	4차 이상 위반
4) 무자격안마사로 하여금 안마사의 업무에 관한 행위를 하게 한 경우		영업정지 1월	영업정지 2월	영업장 폐쇄명령	
자. 영업정지처분을 받고도 그 영업정지 기간에 영업을 한 경우	법 제11조제2항	영업장 폐쇄명령			
차. 공중위생영업자가 정당한 사유 없이 6개월 이상 계속 휴업하는 경우	법 제11조제3항제1호	영업장 폐쇄명령			
카. 공중위생영업자가 「부가가치세법」 제8조에 따라 관할 세무서장에게 폐업신고를 하거나 관할 세무서장이 사업자 등록을 말소한 경우	법 제11조제3항제2호	영업장 폐쇄명령			

3. 이용업

위반행위	근거 법조문	행정처분기준			
		1차 위반	2차 위반	3차 위반	4차 이상
가. 법 제3조제1항 전단에 따른 영업신고를 하지 않거나 시설과 설비기준을 위반한 경우	법 제11조제1항제1호				
1) 영업신고를 하지 않은 경우		영업장 폐쇄명령			
2) 시설 및 설비기준을 위반한 경우		개선명령	영업정지 15일	영업정지 1월	영업장 폐쇄명령
가) 이용업소 안에 별실 그 밖에 이와 유사한 시설을 설치한 경우		영업정지 1월	영업정지 2월	영업장 폐쇄명령	
나) 그 밖에 시설 및 설비가 기준에 미달한 경우		개선명령	영업정지 15일	영업정지 1월	영업장 폐쇄명령

위반행위	근거 법조문	행정처분기준			
		1차 위반	2차 위반	3차 위반	4차 이상 위반
나. 법 제3조제1항 후단에 따른 변경신고를 하지 않은 경우	법 제11조제1항제2호				
1) 신고를 하지 않고 영업소의 명칭 및 상호 또는 영업장 면적의 3분의 1 이상을 변경한 경우		경고 또는 개선명령	영업정지 15일	영업정지 1월	영업장 폐쇄명령
2) 신고를 하지 않고 영업소의 소재지를 변경한 경우		영업정지 1월	영업정지 2월	영업장 폐쇄명령	
다. 법 제3조의2제4항에 따른 지위승계신고를 하지 않은 경우	법 제11조제1항제3호	경고	영업정지 10일	영업정지 1월	영업장 폐쇄명령
라. 법 제4조에 따른 공중위생영업자의 위생관리의무등을 지키지 않은 경우	법 제11조제1항제4호				
1) 소독을 한 기구와 소독을 하지 않은 기구를 각각 다른 용기에 넣어 보관하지 아니하거나 1회용 면도날을 2인 이상의 손님에게 사용한 경우		경고	영업정지 5일	영업정지 10일	영업장 폐쇄명령
2) 이용업 신고증 및 면허증 원본을 게시하지 않거나 업소 내 조명도를 준수하지 않은 경우		경고 또는 개선명령	영업정지 5일	영업정지 10일	영업장 폐쇄명령
3) 별표 4 제3호사목전단을 위반하여 개별 이용서비스의 최종 지불가격 및 전체 이용서비스의 총액에 관한 내역서를 이용자에게 미리 제공하지 않은 경우		경고	영업정지 5일	영업정지 10일	영업정지 1월
마. 법 제5조를 위반하여 카메라나 기계장치를 설치한 경우	법 제11조제1항제4호의2	영업정지 1월	영업정지 2월	영업장 폐쇄명령	
바. 법 제7조제1항 각 호의 어느 하나에 해당하는 면허정지 및 면허 취소 사유에 해당하는 경우	법 제7조제1항				
1) 법 제6조제2항제1호부터 제4호까지에 해당하게 된 경우		면허취소			

위반행위	근거 법조문	행정처분기준			
		1차 위반	2차 위반	3차 위반	4차 이상 위반
2) 면허증을 다른 사람에게 대여한 경우		면허정지 3월	면허정지 6월	면허취소	
3) 「국가기술자격법」에 따라 이용사자격이취소된 경우		면허취소			
4) 「국가기술자격법」에 따라 자격정지처분을 받은 경우(「국가기술자격법」에 따른 자격정지처분 기간에 한정한다)		면허정지			
5) 이중으로 면허를 취득한 경우(나중에 발급받은 면허를 말한다)		면허취소			
6) 면허정지처분을 받고도 그 정지 기간 중 업무를 한 경우		면허취소			
사. 법 제8조제2항을 위반하여 영업소 외의 장소에서 이용 업무를 한 경우		영업정지 1월	영업정지 2월	영업장 폐쇄명령	
아. 법 제9조에 따른 보고를 하지 않거나 거짓으로 보고한 경우 또는 관계 공무원의 출입, 검사 또는 공중 위생영업 장부 또는 서류의 열람을 거부·방해하거나 기피한 경우	법 제11조제1항제5호 법 제11조제1항제6호	영업정지 10일	영업정지 20일	영업정지 1월	영업장 폐쇄명령
자. 법 제10조에 따른 개선명령을 이행하지 않은 경우		경고	영업정지 10일	영업정지 1월	영업장 폐쇄명령
차. 「성매매알선 등 행위의 처벌에 관한 법률」, 「풍속영업의 규제에 관한 법률」, 「청소년 보호법」, 「아동·청소년 성보호에 관한 법률」또는 「의료법」을 위반하여 관계 행정기관의장으로부터 그 사실을 통보받은 경우	법 제11조제1항제7호 법 제11조제1항제8호				
1) 손님에게 성매매알선 등 행위 또는 음란 행위를 하게 하거나 이를 알선 또는 제공한 경우					

위반행위	근거 법조문	행정처분기준			
		1차 위반	2차 위반	3차 위반	4차 이상 위반
가) 영업소		영업정지 3월	영업장 폐쇄명령		
나) 이용사		면허정지 3월	면허취소		
2) 손님에게 도박 그밖에 사행행위를 하게 한 경우		영업정지 1월	영업정지 2월	영업장 폐쇄명령	
3) 음란한 물건을 관람 · 열람하게 하거나 진열 또는 보관한 경우		경고	영업정지 15일	영업정지 1월	영업장 폐쇄명령
4) 무자격안마사로 하여금 안마사의 업무에관한 행위를 하게 한 경우		영업정지 1월	영업정지 2월	영업장 폐쇄명령	
카. 영업정지처분을 받고도 그 영업정지 기간에 영업을 한 경우	법 제11조제2항	영업장 폐쇄명령			
타. 공중위생영업자가 정당한 사유 없이 6개월 이상 계속 휴업하는 경우	법 제11조제3항제1호	영업장 폐쇄명령			
파. 공중위생영업자가 「부가가치세법」 제8조에 따라 관할 세무서장에게 폐업신고를 하거나 관할 세무서장이 사업자 등록을 말소한 경우	법 제11조제3항제2호	영업장 폐쇄명령			

4. 미용업

위반행위	근거 법조문	행정처분기준			
		1차 위반	2차 위반	3차 위반	4차 이상 위반
가. 법 제3조제1항 전단에 따른 영업신고를 하지 않거나 시설과 설비기준을 위반한 경우	법 제11조제1항제1호				
1) 영업신고를 하지 않은 경우		영업장 폐쇄명령			
2) 시설 및 설비기준을 위반한 경우		개선명령	영업정지 15일	영업정지 1월	영업장 폐쇄명령
나. 법 제3조제1항 후단에 따른 변경신고를 하지 않은 경우	법 제11조제1항제2호				

위반행위	근거 법조문	행정처분기준			
		1차 위반	2차 위반	3차 위반	4차 이상 위반
1) 신고를 하지 않고 영업소의 명칭 및 상호, 법 제2조제1항제5호 각 목에 따른 미용업 업종간 변경을 하였거나 영업장 면적의 3분의 1 이상을 변경한 경우		경고 또는 개선명령	영업정지 15일	영업정지 1월	영업장 폐쇄명령
2) 신고를 하지 않고 영업소의 소재지를 변경한 경우		영업정지 1월	영업정지 2월	영업장 폐쇄명령	
다. 법 제3조의2제4항에 따른 지위승계신고를 하지 않은 경우	법 제11조제1항 제3호	경고	영업정지 10일	영업정지 1월	영업장 폐쇄명령
라. 법 제4조에 따른 공중위생영업자의 위생관리의무등을 지키지 않은 경우	법 제11조제1항 제4호				
1) 소독을 한 기구와 소독을 하지 않은 기구를 각각 다른 용기에 넣어 보관하지 않거나 1회용 면도날을 2인 이상의 손님에게 사용한 경우		경고	영업정지 5일	영업정지 10일	영업장 폐쇄명령
2) 피부미용을 위하여 「약사법」에 따른 의약품 또는 「의료기기법」에 따른 의료기기를 사용한 경우		영업정지 2월	영업정지 3월	영업장 폐쇄명령	
3) 점빼기 · 귓볼뚫기 · 쌍꺼풀수술 · 문신 · 박피술 그 밖에 이와 유사한 의료행위를 한 경우		영업정지 2월	영업정지 3월	영업장 폐쇄명령	
4) 미용업 신고증 및 면허증 원본을 게시하지 않거나 업소 내 조명도를 준수하지 않은 경우		경고 또는 개선명령	영업정지 5일	영업정지 10일	영업장 폐쇄명령
5) 별표 4 제4호자목전단을 위반하여 개별미용서비스의 최종 지불가격 및 전체 미용서비스의 총액에 관한 내역서를 이용자에게 미리 제공하지 않은 경우		경고	영업정지 5일	영업정지 10일	영업정지 1월
마. 법 제5조를 위반하여 카메라나 기계장치를 설치한 경우	법 제11조제1항 제4호의2	영업정지 1월	영업정지 2월	영업정지 폐쇄명령	
바. 법 제7조제1항 각 호의 어느 하나에 해당하는 면허 정지 및 면허 취소 사유에 해당하는 경우	법 제7조제1항				

위반행위	근거 법조문	행정처분기준			
		1차 위반	2차 위반	3차 위반	4차 이상 위반
1) 법 제6조제2항제1호부터 제4호까지에 해당하게 된 경우		면허취소			
2) 면허증을 다른 사람에게 대여한 경우		면허정지 3월	면허정지 6월	면허취소	
3) 「국가기술자격법」에 따라 자격이 취소된 경우		면허취소			
4) 「국가기술자격법」에 따라 자격정지처분을 받은 경우(「국가기술자격법」에 따른 자격정지처분 기간에 한정한다)		면허정지			
5) 이중으로 면허를 취득한 경우(나중에 발급받은 면허를 말한다)		면허취소			
6) 면허정지처분을 받고도 그 정지 기간 중 업무를 한 경우		면허취소			
사. 법 제8조제2항을 위반하여 영업소 외의 장소에서 미용 업무를 한 경우	법 제11조제1항제5호	영업정지 1월	영업정지 2월	영업장 폐쇄명령	
아. 법 제9조에 따른 보고를 하지 않거나 거짓으로 보고한 경우 또는 관계 공무원의 출입, 검사 또는 공중위생영업 장부 또는 서류의 열람을 거부 · 방해하거나 기피한 경우	법 제11조제1항제6호	영업정지 10일	영업정지 20일	영업정지 1월	영업장 폐쇄명령
자. 법 제10조에 따른 개선명령을 이행하지 않은 경우	법 제11조제1항제7호	경고	영업정지 10일	영업정지 1월	영업장 폐쇄명령
차. 「성매매알선 등 행위의 처벌에 관한 법률」, 「풍속영업의 규제에 관한 법률」, 「청소년 보호법」, 「아동 · 청소년의 성보호에 관한 법률」 또는 「의료법」을 위반하여 관계 행정기관의장으로부터 그 사실을 통보받은 경우	법 제11조제1항제8호				
1) 손님에게 성매매알선 등 행위 또는 음란 행위를 하게 하거나 이를 알선 또는 제공한 경우					

위반행위	근거 법조문	행정처분기준			
		1차 위반	2차 위반	3차 위반	4차 이상 위반
가) 영업소		영업정지 3월	영업장 폐쇄명령		
나) 미용사		면허정지 3월	면허취소		
2) 손님에게 도박 그밖에 사행행위를 하게한 경우		영업정지 1월	영업정지 2월	영업장 폐쇄면령	
3) 음란한 물건을 관람·열람하게 하거나 진열 또는 보관한 경우		경고	영업정지 15일	영업정지 1월	영업장 폐쇄명령
4) 무자격안마사로 하여금 안마사의 업무에 관한 행위를 하게 한경우		영업정지 1월	영업정지 2월	영업장 폐쇄명령	
카. 영업정지처분을 받고도 그 영업정지 기간에 영업을 한 경우	법 제11조제2항	영업장 폐쇄명령			
타. 공중위생영업자가 정당한 사유 없이 6개월 이상 계속 휴업하는 경우	법 제11조제3항제1호	영업장 폐쇄명령			
파. 공중위생영업자가 「부가가치세법」 제8조에 따라 관할 세무서장에게 폐업신고를 하거나 관할 세무서장이 사업자 등록을 말소한 경우	법 제11조제3항제2호	영업장 폐쇄명령			

5. 세탁업

위반행위	근거 법조문	행정처분기준			
		1차 위반	2차 위반	3차 위반	4차 이상 위반
가. 법 제3조제1항 전단에 따른 영업신고를 하지 않거나 시설과 설비기준을 위반한 경우	법 제11조제1항제1호				
1) 영업신고를 하지 않은 경우		영업장 폐쇄명령			
2) 시설 및 설비기준을 위반한 경우		개선명령	영업정지 15일	영업정지 1월	영업장 폐쇄명령

위반행위	근거 법조문	행정처분기준			
		1차 위반	2차 위반	3차 위반	4차 이상 위반
나. 법 제3조제1항 후단에 따른 변경신고를 하지 않은 경우	법 제11조제1항제2호				
1) 신고를 하지 않고 영업소의 명칭 및 상호 또는 영업장 면적의 3분의 1 이상을 변경한 경우		경고 또는 개선명령	영업정지 15일	영업정지 1월	영업장 폐쇄명령
2) 신고를 하지 않고 영업소의 소재지를 변경한 경우		영업정지 1월	영업정지 2월	영업장 폐쇄명령	
다. 법 제3조의2제4항에 따른 지위승계신고를 하지 않은 경우	법 제11조제1항제3호	경고	영업정지 10일	영업정지 1월	영업장 폐쇄명령
라. 법 제4조에 따른 공중위생영업자의 위생관리의무 등을 지키지 않은 경우	법 제11조제1항제4호				
1) 세제를 사용하는 세탁용 기계의 안전관리를 위하여 밀폐형이나 용제회수기가 부착된 세탁용 기계 또는 회수 건조기가 부착된 세탁용 기계를 사용하지 아니한 경우		개선명령	영업정지 5일	영업정지 10일	영업장 폐쇄명령
2) 드라이크리닝용 세탁기의 유기용제 누출 및 세탁물에 사용된 세재 · 유기용제 또는 얼룩제거 약제가 남거나 좀이나 곰팡이 등이 생성된 경우		경고	영업정지 5일	영업정지 10일	영업장 폐쇄명령
마. 법 제5조를 위반하여 카메라나 기계장치를 설치한 경우	법 제11조제1항제4호의2	영업정지 10일	영업정지 20일	영업정지 1월	영업장 폐쇄명령
바. 법 제9조에 따른 보고를 하지 않거나 거짓으로 보고한 경우 또는 관계 공무원의 출입, 검사 또는 공중위생영업 장부 또는 서류의 열람을 거부 · 방해하거나 기피한 경우	법 제11조제1항제6호	영업정지 10일	영업정지 20일	영업정지 1월	영업장 폐쇄명령
사. 법 제10조에 따른 개선명령을 이행하지 않은 경우	법 제11조제1항제7호	경고	영업정지 10일	영업정지 1월	영업장 폐쇄명령

위반행위	근거 법조문	행정처분기준			
		1차 위반	2차 위반	3차 위반	4차 이상 위반
아. 영업정지처분을 받고도 그 영업정지 기간에 영업을 한 경우	법 제11조제2항	영업장 폐쇄명령			
자. 공중위생영업자가 정당한 사유 없이 6개월 이상 계속 휴업하는 경우	법 제11조제3항제1호	영업장 폐쇄명령			
차. 공중위생영업자가 「부가가치세법」 제8조에 따라 관할 세무서장에게 폐업신고를 하거나 관할 세무서장이 사업자 등록을 말소한 경우	법 제11조제3항제2호	영업장 폐쇄명령			

6. 건물위생관리업

위반행위	근거 법조문	행정처분기준			
		1차 위반	2차 위반	3차 위반	4차 이상
가. 법 제3조제1항 전단에 따른 영업신고를 하지 않거나 시설과 설비기준을 위반한 경우	법 제11조제1항제1호				
1) 영업신고를 하지 않은 경우		영업장 폐쇄명령			
2) 시설 및 설비기준을 위반한 경우		개선명령	영업정지 15일	영업정지 1월	영업장 폐쇄명령
나. 법 제3조제1항 후단에 따른 변경신고를 하지 않은 경우	법 제11조제1항제2호				
1) 신고를 하지 않고 영업소의 명칭 및 상호 또는 영업장 면적의 3분의 1 이상을 변경한 경우		경고 또는 개선명령	영업정지 15일	영업정지 1월	영업장 폐쇄명령
2) 신고를 하지 않고 영업소의 소재지를 변경한 경우		영업정지 1월	영업정지 2월	영업장 폐쇄명령	
다. 법 제3조의2제4항에 따른 지위승계신고를 하지 않은 경우	법 제11조제1항제3호	경고	영업정지 10일	영업정지 1월	영업장 폐쇄명령

위반행위	근거 법조문	행정처분기준			
		1차 위반	2차 위반	3차 위반	4차 이상 위반
라. 법 제4조에 따른 공중위생영업자의 위생관리의무 등을 지키지 않은 경우	법 제11조제1항제4호				
1) 유기용제를 사용하여 작업하는 경우에 지켜야 할 준수사항 및 종사자에 대한 안전사고 예방을 위한 준수사항을 위반한 경우		경고	영업정지 5일	영업정지 10일	영업장 폐쇄명령
마. 법 제9조에 따른 보고를 하지 않거나 거짓으로 보고한 경우 또는 관계 공무원의 출입, 검사 또는 공중위생영업장부 또는 서류의 열람을 거부·방해하거나 기피한 경우	법 제11조제1항제6호	영업정지 10일	영업정지 20일	영업정지 1월	영업장 폐쇄명령
바. 법 제10조에 따른 개선명령을 이행하지 않은 경우	법 제11조제1항제7호	경고	영업정지 10일	영업정지 1월	영업장 폐쇄명령
사. 영업정지처분을 받고도 그 영업정지 기간에 영업을 한 경우	법 제11조제2항	영업장 폐쇄명령			
아. 공중위생영업자가 정당한 사유 없이 6개월 이상 계속 휴업하는 경우	법 제11조제3항제1호	영업장 폐쇄명령			
자. 공중위생영업자가 「부가가치세법」 제8조에 따라 관할 세무서장에게 폐업신고를 하거나 관할 세무서장이사업자 등록을 말소한 경우	법 제11조제3항제2호	영업장 폐쇄명령			

찾아보기 (INDEX)

R

ㄱ

ㄴ

ㄷ

ㄹ

ㅁ

ㅂ

ㅅ

ㅇ

ㅈ

ㅊ

ㅋ

ㅌ

ㅍ

ㅎ

참고 문헌

"공공보건의료에 관한 법률" 법제처, 2020

"NEW 공중보건학" 임국환 외, 지구문화사, 2020

"공중보건학" 구난숙 · 김완수 외, 파워북, 2012

"공중보건학" 유병국 편저, 메디컬코리아, 2012

"공중위생관리법" 법제처, 2015

"모자보건사업안내" 보건복지부, 2009

"보건학(뉴 패러다임)" 알롱제엠아데미, 박문각, 2009

"생애주기영양학" 한정순 외, 지구문화사, 2016

"에센스 공중보건학" 김경희 외, 지구문화사, 2017

"인구 보건 환경" 권이혁 저, 서울대학교 출판부, 2004

"New피부미용사" 피부미용향장연구회, 지구문화사, 2010

"공중위생관리법" 법제처, 2019

Public Hygiene Management

공중위생 관리학 [개정 제8판]

2011년 1월 25일 초판 발행
2012년 2월 25일 개정판 발행
2013년 3월 1 일 개정 제2판 발행
2014년 2월 20일 개정 제3판 발행
2015년 2월 1 일 개정 제4판 발행
2016년 8월 1 일 개정 제5판 발행
2017년 8월 1 일 개정 제6판 발행
2019년 3월 1 일 개정 제7판 발행
2021년 2월 20일 개정 제8판 발행

저 자 권혜영 · 김선옥 · 김수미 · 김영주
박승경 · 신규옥 · 신진영 · 안경민
안진미 · 왕혜자 · 이길영 · 최성임

발행인 주 병 오 · 주 민 기

발행처 메디시인

경기도 파주시 회동길 209
파주출판문화정보산업단지
영업부 (031) 955-7566 · 7577
편집부 (031) 955-7731
FAX (031) 955-7730

값 20,000원

등록번호 2005년 2월 16일 제 406-2005-000045 호

ISBN 979-11-90839-13-6

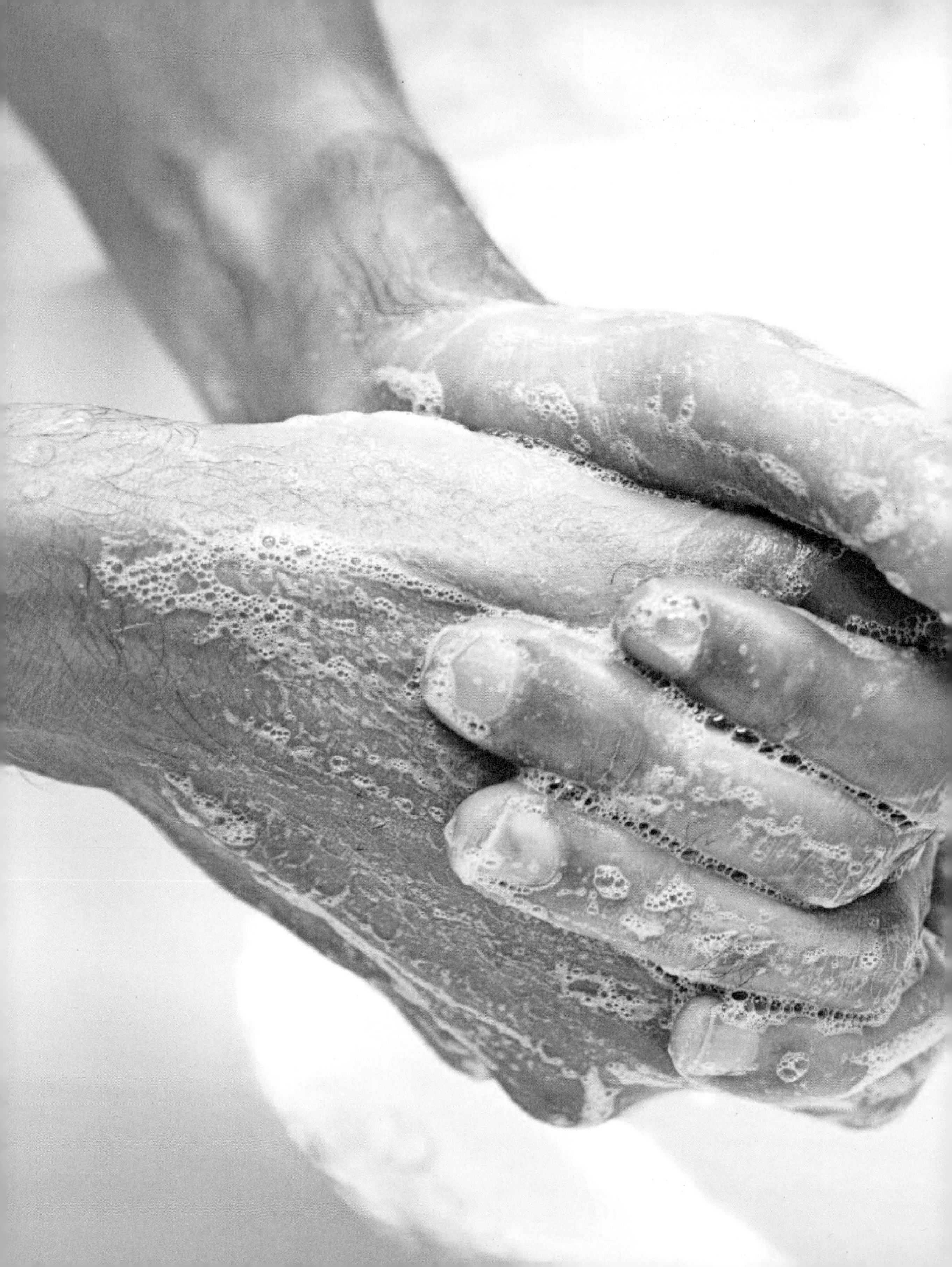